रोग निदान एवं चिकित्सा
व्यावहारिक होमियोपैथी

रोग निदान एवं चिकित्सा

व्यावहारिक होमियोपैथी

डॉ. प्रणव कुमार बनर्जी

पूर्व प्राध्यापक, होमियोपैथिक महाविद्यालय, बिलासपुर।
सदस्य, सम्पादक मंडल, 'हनीमन-दिशा' (होमियोपथी त्रैमासिक), ग्वालियर।
सम्पादक, 'जर्नल' (हिन्दी विभाग) इंडियन होमियोपैथिक ऑर्गेनाइजेशन, कोलकाता।
पूर्व राष्ट्रीय उपाध्यक्ष एवं पूर्व राष्ट्रीय प्रधान महासचिव,
इंडियन होमियोपैथिक ऑर्गेनाइजेशन।

वाणी प्रकाशन

वाणी प्रकाशन
4695, 21-ए, दरियागंज, नयी दिल्ली 110 002

शाखा
अशोक राजपथ, पटना 800 004

फ़ोनः +91 11 23273167 फ़ैक्सः +91 11 23275710

www.vaniprakashan.in
vaniprakashan@gmail.com

Rog Nidan Evam Chikitsa : Vyavharik Homeopathy
by Dr. Pranav Kumar Banerji

ISBN : 81-7055-991-X
Homeopathy

संस्करण 2002, 2012
आवृत्ति 2013

मूल्यः 250/-

न्यू कृष्णा ऑफ़सेट, दिल्ली-110093 में मुद्रित

वाणी प्रकाशन का लोगो मक़बूल फ़िदा हुसेन की कूची से

भूमिका

जिस प्रकार सफल सेना संचालन के लिए सेनापति को शत्रुपक्ष की शक्ति का आकलन करना एवं स्वयं के अस्त्रशस्त्रों के प्रयोग का पूर्ण ज्ञान रखना आवश्यक होता है, उसी प्रकार एक चिकित्सक के लिए भी यह आवश्यक होता है कि वह सफल चिकित्सा के लिए रोगों के परिसर का समुचित ज्ञान रखे एवं औषध प्रयोग की पद्धति में सिद्धहस्त हो। आवश्यकताओं की व्यापकता को ध्यान में रखते हुए इस ग्रंथ में रोगी परीक्षण की आधारभूत बातों की सरलतम विवेचना के साथ अति प्रयोजनीय तैंतीस औषधियों का परिपूर्ण वर्णन करते हुए होमियोपैथिक आवश्यकतानुसार रोग लक्षण संग्रह की विस्तृत विधियों एवं औषध प्रयोग की पद्धतियों का सरल शब्दों में वर्णन करने का प्रयास किया गया है। सामान्य जनता, छात्र अथवा व्यस्त चिकित्सक सभी इससे समान रूप से लाभान्वित हो सकेंगे।

चिकित्सा शास्त्रीय अंग्रेजी शब्दों के अनेक लोगों ने हिंदी अनुवाद किए हैं। अनेक शब्द अधिकतर अंग्रेजी शब्दों से भी कठिन माने गए। अध्येताओं की व्यवहारिक कठिनाइयों को ध्यान में रखते हुए कुछ शब्दों के लिए मैंने स्वरचित शब्द रखे हैं। जैसे Subjective Symptoms के लिए 'स्वानुभूत लक्षण' (स्व+अनुभूत), Objective Symptoms के लिए 'परानुभूत लक्षण' (पर+अनुभूत), Illusion के लिए 'मिथ्याभास', Hellucination के लिए 'भतिभ्रम', Aura के लिए 'मूर्च्छाभास', Lysis के लिए 'क्रमावतरण', Criss के लिए 'संकटावतरण', Epigastric region के लिए उदरशिखर आदि। **पाठकों को अवश्य ही इनसे व्यापक रूप में सुविधा होगी एवं हिंदी की मर्यादा बढ़ेगी।**

इस ग्रंथ के आरंभिक पृष्ठों का प्रकाशन ग्वालियर, म.प्र. से निकलने वाली त्रैमासिक पत्रिका 'हनिमन-दिशा' ने धारावाहिक रूप में अक्टूबर-नवंबर-दिसंबर 1994 के बाद

कुछ समय तक किया था। पाठकों ने इसे बहुत पसंद किया। उसी समय ग्रंथ को परिपूर्ण आकार देने का संकल्प लिया।

अब, संपूर्ण कृति एक नए कलेवर के साथ आपके हाथों में है। मैं आशा करता हूँ कि आप सबको यह कृति बहुत पसंद आएगी।

पेंड्रा-बिलासपुर

14 जून 99

डॉ. प्रणव कुमार बनर्जी

अनुक्रमणिका

अध्याय : एक

विषयारंभ

अध्याय : दो

रोगी का शारीरिक परीक्षण

अध्याय : तीन

औषध प्रयोग की कला

अध्याय : चार

आधारभूत औषधियों का सरल अध्ययन

क्रमांक प्रमुख औषधियाँ

अध्याय : एक

विषयारंभ

परिच्छेद : एक

आयुर्विज्ञान और होमियापैथी

होमियोपैथी आयुर्विज्ञान (Medicine) की एक शाखा है।

शारीर (Anatomy), शरीर क्रिया विज्ञान (Physiology) विकृति विज्ञान (Pathology), औषध प्रयोग विज्ञान (Therapeutics), विष-विज्ञान (Toxicology), चिकित्सा कानून (Medical Jurisprudence), धात्री विज्ञान (Midwifery), शल्य चिकित्सा (Surgery), स्त्री रोग विज्ञान (Gyneocology), आदि शाखाएँ मिलकर 'आयुर्विज्ञान' (Medicine) शब्द को संपूर्ण बनाती है अथवा प्रगट करती हैं। औषध प्रयोग विज्ञान (Therapeutics) में विपरीत चिकित्सा (Antipathy/Allopathy), या समचिकित्सा (Homoeopathy) या आयुर्वेद यूनानी पद्धति का औषध प्रयोग का समान रूप से समावेश है।

स्वभावतः होमियोपैथी आयुर्विज्ञान की एक शाखा है जो अन्य शाखाओं के साथ आयुर्विज्ञान शब्द को संपूर्णता प्रदान करती है। अतः होमियोपैथी अन्य शाखाओं की सहयोगी शाखा है।

पीड़ित मानवता की सेवा में मानवीय मस्तिष्क ने अब तक जो यात्रा संपूर्ण की है उसमें अनेक मतसम्मतों के पड़ाव हुए। होमियोपैथी मतादर्श को भी एक पड़ाव मानकर विचार करना प्रासंगिक होगा। तभी मानव सेवा की जिस सर्वोच्च मंजिल की ओर समूचा आयुर्विज्ञान यात्रारत है उसका सम्मान सुरक्षित रह सकना संभव है।

आम प्रचलन में अंग्रेजी शब्द 'मेडिसिन' का अर्थ 'दवा' या 'औषध' है। परंतु हमने यहाँ इस शब्द का अर्थ 'आयुर्विज्ञान' किया है। इस संबंध में ज्ञातव्य है कि 'मेडिसम' शब्द के तीन अर्थ होते हैं। यथा–

(1) आयुर्विज्ञान—इसकी व्याख्या ऊपर की जा चुकी है।

(2) दवा—जो शल्यक्रिया की सहायता के बगैर रोगारोगय अथवा स्वास्थ्य रक्षण में सहयोग करती है। जिसे पथ्यापथ्य अथवा स्वास्थ्य रक्षण के अन्य उपायों जैसे—सफाई, हवा-पानी के नियम आदि से संपुष्ट किया जाता है।

(3) वह चिकित्सा संबंधी शिक्षा प्रकिया जो रोग की जानकारी प्रदान करती है—इस प्रक्रिया में रोगों का कारण तत्व (Etiology), रोगों की गति प्रकृति (Clinical Course), तुलनात्मक निदान (Differential Diognosis), औषधीय चिकित्सा (Treatment by drugs) आदि सम्मिलित होते हैं।

यहाँ यह ध्यान रखना होगा कि इस परिच्छेद में 'आयुर्विज्ञान' शब्द का 'मेडिसन' शब्द के अर्थ में प्रयोग व्यापक अर्थ में ही किया गया है।

परिच्छेद : दो

होमियोपैथी का जन्म

बिना वेदना के प्रसव नहीं होता। आयुर्विज्ञान के विभिन्न क्षेंत्रों में जो कुछ आज तक आविष्कृत हुए उनके पीछे हमेशा ही कुछ उन लोगों की हार्दिक वेदना कारणीभूत रही है जो पीड़ित मानवता की सेवा में इतिहास को व्यापकता दे जाना चाहते थे। होमियोपैथी डॉ. हैनिमन की वेदनाओं का प्रतिफल है।

होमियोपैथी के जनक जर्मनी के क्रिश्चियन फ्रेडरिक सैमुयल हैनिमन (10 अप्रैल 1755-2 जुलाई 1843) एलोपैथी की एम.डी. उपाधिधारी ख्यातनाम चिकित्सक थे। एलोपैथिक दवाओं की विषाक्तता से दुःखी होकर उन्होंने एक ऐसी औषध-प्रयोग पद्धति खोज निकाली जो विषाक्तता रहित थी, प्रकृति के नियमों पर आश्रित थी और अल्पतम मात्रा में प्रयुक्त होकर पूर्ण आरोग्य प्रदान करने में सक्षम थी। यही पद्धति **होमियोपैथी** कहलाई।

होमियोपैथी को समझने सीखने के लिए डॉ. हैनिमन का 'आर्गेमन' सबसे पहले पढ़ना चाहिए। यह ग्रंथ लगभग सभी भाषाओं में उपलब्ध है।

'आर्गेनन' में उन आधारभूत बातों का सांगोपांग वर्णन है जो प्रकृति के आरोग्य संबंधी नियम व्यक्त करते हैं। बहुव्यापी चेचक कई लोगों में मोतियाबिंद अथवा अंडकोषों का सूजन उत्पन्न कर देता है और आश्चर्य, मोतियाबिंद अथवा अण्डकोष के सूजन से पीड़ित व्यक्ति चेचक होने पर अपने आप मोतियाबिंद अथवा अंडकोष के सूजन से आरोग्य हो जाता है। आखिर ऐसा क्यों ? **क्योंकि प्रकृति जिस शक्ति से जो रोग उत्पन्न करती है उसी शक्ति से उस रोग को दूर कर देती है।**

दवाओं में भी, चाहे वे वनौषधि हो या खनिज या जंतुविष या रोगविष प्रकृति की यही शक्ति परिपूर्णता से विद्यमान होती है। स्वभावतः स्वस्थ शरीर में दवा को

विष की मात्रा में सेवन करने पर जो रोग लक्षण उत्पन्न होते हैं, उस प्रकार के रोग लक्षणों वाली बीमारी को वही दवा आरोग्य करती है। स्वस्थ शरीर में कुनैन का सेवन करो तो कंप ज्वर के लक्षण उत्पन्न होते हैं और कुनैन कंप ज्वर को आरोग्य कर देता है। स्वस्थ शरीर में संखिया प्रचंड जलन, छटपटाहट और गरम प्रयोग से आराम के लक्षण उत्पन्न करता है। यदि कोई रोगी—जैसे हैजा में—प्रचंड दाह, छटपटाहट और गरम प्रयोग से आराम के लक्षणों के साथ आता है तो संखिया या आर्सेनिक समुचित रूप से प्रयुक्त होने पर उसे बिना सैलाइन या अन्य झंझटों के अल्पावधि में ठीक कर देता है।

समान से समान की चिकितसा। 'होमो' शब्द से 'होमियोपैथी' शब्द की रचना हुई। 'होमो' अर्थात् समान। तदनुसार होमियोपैथी का अर्थ **'सम चिकित्सा पद्धति'**।

सूखे घास के ढेर को जलाने के लिए कितनी आग चाहिए ? **एक चिनगारी** काफी होती है। जीवन के चिंतनों को बदल देने के लिए **दो शब्द काफी होते हैं।** शब्द की तौल कितनी ? तदनुसार रोगारोग्य के लिए आवश्यक नहीं कि रोगी के पेट को अस्पताल का छोटा-सा स्टोर रूम बना दिया जाए। होमियोपैथी में, इसीलिए सूक्ष्म मात्रा से चिकित्सा की परिपाटी है।

अब आंखों से न दिखने वाले कीटाणु बड़ी-बड़ी बीमारियाँ पैदा कर सकते हैं, तो सूक्ष्म मात्रा की दवाएँ बड़ी बीमारियों को क्यों नहीं दूर कर सकती है ? शुद्ध तर्कों से सत्य प्राप्त होता है।

परिच्छेद : तीन

चिकित्सा दायित्वों का परिसर

बीमारियों की व्यापकता दस-बीस रोगों में समाप्त नहीं होती। **यह संभव है कि बिना** समुचित चिकित्सा शास्त्रीय अध्ययन के भी कुछ लोगों द्वारा कुछ रोगी केवल मेटेरिया मेडिका के ज्ञान के आधार पर ठीक कर दिए जावें। पर चिकित्सा कार्य के विस्तृत दायित्वों का निर्वाह करने के लिए वैज्ञानिक ढंग पर रोगों की जानकारी भी चिकित्सक के पास होने की आवश्यकता है। तदनुसार आयुर्विज्ञान की सभी शाखाओं का अध्ययन उसकी **संभव समग्रता** में किए जाने पर ही होमियोपैथी कर सकने की वास्तविक योग्यता हासिल हो पाती है।

अतः सफल होमियोपैथी कर सकने के लिए अकेले मेटेरिया मेडिका की निर्भरता त्यागनी होगी। परंतु यह भी ध्यान रखना होगा कि जो **व्यक्ति निष्ठावान धार्मिक** व्यक्ति की तरह प्रतिदिन मेटेरिया मेडिका नहीं पढ़ता **वह व्यक्ति अन्य विषयों में** पारंगत होने पर भी सफलता से कभी भी होमियोपैथी नहीं कर सकता।

सफल होमियोपैथी के लिए यह आवश्यक है कि चिकित्सक आयुर्विज्ञान की

समस्त शाखाओं की आधारभूत जानकारी रखने के साथ-साथ होमियोपैथी मेटेरिया मेडिका में भी सिद्धहस्त हो।

परिच्छेद : चार

रोगी की चिकित्सा, रोग की नहीं :

होमियोपैथी के जनक डॉ. हैनिमन ने कहा—"रोगी की चिकित्सा कीजिए, रोग की नहीं।"

यह एक उलझनपूर्ण वकतव्य है। क्या इस कथन का तात्पर्य यह नहीं माना जा सकता कि चिकित्सा काल में रोग की ओर कोई ध्यान ही न दिया जाए?

मुझे एक रोगिणी की चिकित्सा का अवसर मिला। वह शासकीय तीस बिस्तरों वाले अस्पताल से मेरे पास लाई गई थी। उसके बाएँ उदर गहवर में एक बड़ा-सा पत्थर की तरह ट्यूगर था। मैंने उस रोगिणी के ट्यूमर की ओर कोई ध्यान नहीं दिया। मुझे तीन लक्षण मिले—

(1) पति को कई वर्ष पूर्व गर्मी की शिकायत हुई थी।

(2) ट्यूमर के कारण पेट में भयानक दर्द था जो कि सूर्यास्त से सूर्योदय तक बढ़ता था।

(2) पर्यायक्रम से जाड़ा या गरमी लगने की शिकायत थी। मैंने उसे लक्षणों की इस समग्रता पर दो घंटों के अंतर से मर्कसाल 200 की दो खुराकें दी। पंद्रह दिनों में उसका ट्यूमर पूरी तरह गायब हो गया।

इस प्रकार के रोगारोग्य के बाद यह सोचा जाना उचित हो सकता है कि रोग की ओर ध्यान न देने पर भी चल सकता है। परंतु जैसे धर्मशास्त्र में अद्वैत तक की गति के लिए भी विग्रह का आश्रय आवश्यक माना गया है उसी तरह रोगों को जाने बगैर रोगी के प्रति दायित्वों का संवहन या रोगी का वास्तविक उपचार संभव नहीं हो पाता। तदनुसार मानना होगा कि डॉ. हैनिमन के कथन का व्यापक अभिप्राय यह है कि चिकित्सक चिकित्सालय में रोगी के प्रति पूर्ण उत्तरदायित्वपूर्ण रहे और उसका सामग्रिक अध्ययन करके ही उसका उपचार करें। 'सामग्रिक अध्ययन' शब्दों का अर्थ गूढ़ है।

किसी भी रोगी के कष्टों के दो स्तर होते हैं—

(1) वह, जो केवल रोगी स्वयं बतला सकता है, दूसरा नहीं जान सकता। जैसे—सूई की चुभन जैसा दर्द होना, जलन होना आदि।

(2) वह, जो केवल अन्य व्यक्ति (चिकित्सक) जान सकता है, रोगी स्वयं नहीं बतला सकता। जैसे—शरीर के विभिन्न अवयवों में विकार आना। अथवा रक्त, मूत्रादि के विकार, आदि अथवा रोगी की आँख का रंग-रूप आदि।

रोगी के कष्टों के इन दो स्तरों की दृष्टिगत रखते हुए, स्वाभाविक रूप से रोगी के लक्षणों को दो श्रेणियों में बाँटा गया है। यथा–

(1) स्वानुभूत (स्व+अनुभूत) लक्षण समूह (Subjective Symptoms) याने वह लक्षण समूह जो केवल रोगी द्वारा ही व्यक्त होता है।

(2) परानुभूत (पर+अनुभूत) लक्षण समूह (Objective Symptoms) याने वह लक्षण समूह जो रोगी दूवारा नहीं अपितु केवल अन्य जनों (अथवा चिकित्सक) द्वारा ही जाना जा सकता है।

स्वानुभूत एवं परानुभूत लक्षण समूहों का सम्मिलित अध्ययन ही रोगों का सामग्रिक अध्ययन कहलाएगा।

तदनुसार, रोगी के समस्त स्वानुभूत तथा परानुभूत लक्षणों का पूर्ण अध्ययन करके ही रोगी को चिकित्सा प्रदान करनी चाहिए। यही डॉ. हैनिमन के इस कथन का वास्तविक अभिप्राय हैं कि रोग की नहीं, रोगी की चिकित्सा की जावे।

यहाँ यह प्रश्न उठना स्वाभाविक है किस बिंदु से स्वानुभूत एवं परानुभूत लक्षण संग्रह का कार्य आंरभ किया जावे। हम इसका उत्तर क्रम से देंगे।

परिच्छेद : पाँच

सबसे पहला काम

रोगी हाथ में लेते हुए सबसे पहला जो काम करने की आवश्यकता होती है, वह है–रोगी का नाम, उम्र, पता व्यवसाय, लिंग, विवाहित-अविवाहित होने की जानकारी तथा चिकित्साधीन होने की तिथि लिख लेना।

इसकी सबसे बड़ी आवश्यकता चिकित्सक के रिकार्ड अथवा अदालती कानूनों के अंतर्गत हुआ करती है। अदालती मांग होने पर यह बतलाए जाने की आवश्यकता हो सकती है कि जिस रोगी की चिकित्सा की गई उसका नाम क्या था ? उसकी उम्र क्या थी ? पता, व्यवसाय क्या थे ? उसका लिंग क्या थी ? अथवा रोगी अविवाहित था या विवाहित।

उम्र से रोग का फलानुमान (Prognosis) भी समझ में आता है। जैसे रोगी बच्चा हो और उसे ब्रांको न्यूमोनिया हो जाए तो फलानुमानों के अनुसार परिणाम बुरा हो सकता है। उम्र से औषधीय मात्रा का भी निर्धारण किया जाता है।

व्यवसाय शरीर को नाना प्रकार से प्रभावित करता है। खदानों की नमी में काम आने वाले कई बार श्वास कष्ट से पीड़ित हो जाते हैं। गद्दी में बैठे-बैठे काम करने वालों के लिए नक्स वोमिका का चयन आवश्यक हो सकता है, आदि।

जीवन को नियंत्रित करने में यौन भावों अथवा काम भावों का महत्त्वपूर्ण स्थान

होता है। रोगी विवाहित है या अविवाहित इस जानकारी के आधार पर उसके यौन अभ्यासों के लक्षण आवश्यकतानुसार प्राप्त किए जा सकते हैं। वयस्क अविवाहितों को यौन भावों के दमन के कारण शारीरिक-मानसिक विकार होने पर कोनियम जैसी दवा की आवश्यकता होती है। हस्तमैथुन आदि से दुर्बल हुए तरुणों को एसिड फास, स्टेफिसेग्रिया जैसी दवाओं का प्रयोजन होता है। यथेच्छ यौनाचार के अभ्यासी विवाहितों में एसिडफास, एवेना आदि के लक्षण प्रगट हो सकते हैं।

स्वभावतः व्यवसाय अथवा विवाहित-अविवाहित होने की जानकारी का चिकित्सा कालीन महत्त्व किस प्रकार है यह स्पष्ट होता है।

परिच्छेद : छह

रोगी को बोलने दें

प्रकृति लक्षणों की भाषा में रोगों को व्यक्त करती है। होमियोपैथी चिकित्सा में सफलता के लिए अधिकाधिक लक्षण चाहिए और उनका गहराई से अध्ययन।

होमियोपैथिक चिकित्सक को सर्वाधिक उपयोगी लक्षण रोगी के स्वानुभूत लक्षणों की अभिव्यक्ति के अवसर पर ही प्राप्त हो सकते हैं।

स्वभावतः रोगी का नाम-गाँव प्राप्त कर लेने के बाद एक छोटे से प्रश्न से स्वानुभूत लक्षण संग्रह की यात्रारंभ करें—"कहिए आपको क्या कष्ट है ?" इसके उत्तर में रोगी जो कुछ भी कहे उसे ध्यानपूर्वक सुनें एवं यथोचित रूप में लिख लेवें। लिख लेने की परिपाटी अच्छी होती है। इससे विस्मरण नहीं होता। चिकित्सा कार्य करते हुए कई बार प्रायः ऐसे भी अवसर आते हैं जब रोगी बोलने की स्थिति में नहीं रहता। तब उसके पास बैठकर उसके उन लक्षणों से रास्ता निकालना पड़ता है जो प्रकृति अपने ढंग पर बोलती रहती है। जैसे, संपूर्ण शरीर ठंडा होने पर भी रोगी द्वारा शरीर के आवरणों को झटक कर फेंक देना, आँखों का शिवनेत्र हो जाना, बार-बार तकिये से लुढ़क जाना आदि।

उस कहावत को स्मरण रखना उपयोगी होगा कि अच्छा चिकित्सक वही होता है जो रोगी को भरपूर बोलने देता है।

परिच्छेद : सात

रोगी की वर्तमान तकलीफें

प्रत्येक रोगी चिकित्सक के पास किसी न किसी **प्रकार का कष्ट लेकर ही पहुँचता है। वह अपने उन कष्टों की ही चिकित्सा चाहता है। स्वभावतः** "कहिए, आपको क्या कष्ट है ?" जैसे प्रश्न के बाद जब रोगी अपने कष्टों को व्यक्त करने लगे

तो उसके विद्यमान कष्टों के विवरणों को 'वर्तमान तकलीफें' का शीर्षक देकर एकत्रित कर लेना चाहिए।

रोगी को धीरज के साथ सुना जाना आवश्यक है। रोगी की बातें धीरज और सहानुभूति से सुननेवाला चिकित्सक रोगी का विश्वास प्राप्त कर लेता है। अपने को व्यक्त करने का अवसर पाकर रोगी भी तनावों से मुक्त हो जाता है और बिना औषधियों के ही काफी हल्का महसूस करने लगता है।

एक होमियोपैथिक चिकित्सक को रोगी द्वारा अपने कष्टों का वर्णन करते समय ही सर्वाधिक निर्णायक औषधीय लक्षण भी प्राप्त होते हैं। अतः रोगी को अभिव्यक्ति का भरपूर अवसर दिया जाना उचित होता है।

यदि रोगी स्वयं होकर बतलाता है तो ठीक, अन्यथा प्रश्न पूछते हुए निम्नांकित बातों की सावधानीपूर्वक जानकारी ले लेनी चाहिए—

(अ) **वर्तमान तकलीफें कितने दिनों से है ?** अर्थात रोगभोग की अवधि।

(आ) **तकलीफों के आरंभ होने का कोई इतिहास, यदि हो।**

यह एक अत्यंत महत्त्वपूर्ण शीर्षक है।

बरसात के पानी में भीग कर या जमीन की सीड़ (Dampness) से प्रभावित होकर अनेक बच्चे पोलियो ग्रस्त हो जाते हैं। रोग आरंभ के इस इतिहास पर कि नमी से बीमारी की शुरुआत हुई, रसटाक्स के प्रयोग से असंख्य पोलियो रोगी ठीक किए गए हैं।

एक बच्चे ने पहली बार लगातार लंबे समय तक टी.वी. देखकर अचानक दृष्टि शक्ति खो दी। आँखों पर पड़ने वाले दबाव के इतिहास पर उसे आर्निका 200 देकर सुला दिया गया। इसी से उसकी दृष्टि शक्ति ठीक हो गई।

रोगारंभ के इतिहास का होमियोपैथी चिकित्सा में क्या महत्त्व है इन उदाहरणों से स्पष्ट है।

(इ) **वर्तमान तकलीफों के ह्रास-वृद्धि का समय तथा परिस्थितियाँ किस प्रकार है,**

एक शिक्षक के दोनों हाथों में पंद्रह वर्षों से एक्जिमा की शिकायत था। ठीक आधी रात को (समय) भयानक खुजली उभरती थी। और हाथों को गरम जल में डुबाकर रखने पर (परिस्थिति) आराम मिलता था। चूँकि आर्सेनिक आधी रात को कष्टों की वृद्धि उत्पन्न करता है एवं इस औषध में उपशम गरम प्रयोग से होता है, इसलिए आर्सेनिक 1000 की दो खुराकें दो घंटों से दी गई। वे इन दो खुराकों से एक माह के अंत तक पंद्रह वर्षों के एक्जिमा से मुक्त हो गए।

एक किसान को गर्मी हो गई थी। इधर-उधर भटक कर दूसरे सप्ताह मेरे पास पहुँचा। जननेन्द्रिय में एक इंच लंबा घाव था। भारी जलन। आधी रात में वृद्धि। गरम जल में धोने पर आराम लगता था। आर्सेनिक 200 एक खुराक दी

गई। एक सप्ताह खत्म होते-होते पूरी तरह ठीक हो गया।

एक बालक को कई दिनों से ठीक 3 बजे सायंकाल जाड़ा लगकर बुखार आता था। विज्वरावस्था में अर्थात बुखार न रहने की हालत में चिनिनम सल्फ 200 की एक खुराक से ठीक हो गया।

स्वभावतः ह्रास-वृद्धि की जानकारी का महत्त्व बहुत अधिक है।

कुछ रोगी अनुभूति के स्तर पर उष्णता अधिक अनुभव करते हैं और कुछ रोगी ठंडक। तभी कई रोगी गरमी में भी स्वेटर पहने नजर आते हैं, कई रोगी भीषण ठंड में भी बिना कपड़ों के अविचलित।

होमियोपैथी में रोगियों की इन विशेषताओं को काफी महत्त्व दिया गया है। **जो रोगी भीतर से उष्णता का अधिक अनुभव करते हैं उन्हें उष्ण रोगी** (Hot patient) और जो भीतर से शीत अनुभव करते हैं उन्हें शीत रोगी (Chilly patient) कहा जाता है।

शीत-उष्णता के प्रति रोगी की जो स्वाभाविक स्थिति है उसकी ह्रास-वृद्धि के अंतर्गत ही अध्ययन होना उचित है।

परिच्छेद : आठ

रोगी का व्यक्तिगत इतिहास

निम्नांकित संदर्भों में रोगी के व्यक्तिगत इतिहास की जानकारी ली जानी चाहिए–

(अ/1) **निवास स्थान की स्थिति**--रोगी दलदली, जंगली या सघन बसे स्थान में तो नहीं रहता ?

(अ/2) **रोगी के निवास के आस-पास की सफाई की स्थिति**–क्योंकि अनेक संक्रामक रोगों का आधारभूत कारण सफाई की कमी रहना है। अतीत में न्यू आरलिंस मैम्फिस आदि स्थानों पर फैले पीत ज्वर की रोकथाम सफाई की उचित व्यवस्था द्वारा की गई थी।

(अ/3) **रोगी को प्राप्त प्रकाश की स्थिति**–सूर्यप्रकाश असंख्य घातक कीटाणुओं का प्रबल विनाशक होता है। फिर, सूर्य प्रकाश शरीर की परिपुष्टि में अहम भूमिका अदा करता है। त्वचा के 6-डिहाइड्रोकोलेस्ट्राल को सूर्य किरणों की परा बैंगनी किरणें विटामिन-डी में तुरंत परिवर्तित करके रक्त को उसकी सम्पूर्ति करती है, आदि।

(अ/4) **रोगी को प्राप्त वायु तथा पेयजल की स्थिति**–एक व्यक्ति को औसतन एक घंटे में 3000 घन फुट शुद्ध हवा चाहिए। वैज्ञानिक दृष्टि से एक व्यक्ति को 10x10x10 फुट वाले कमरे के क्षेत्रफल की आवश्यकता होती है, जहाँ एक हजार घनफुट हवा रहती है। इसमें पहले ही 0.4 घनफुट कार्बन डायआक्साइड विद्यमान रहती है। आरोग्य की दृष्टि से इसकी मात्रा 0.6 घनफुट से अधिक नहीं होनी चाहिए।

जबकि एक व्यक्ति प्रत्येक बीस मिनट में 0.2 घनफुट कार्बनडायआक्साइड का उत्सर्जन करता है। तदनुसार कमरे की बनावट इस तरह होनी चाहिए कि दूषित हवा लगातार शुद्ध होती रहे। क्या तदनुसार रोगी को शुद्ध हवा मिल पाती है ? (भारत में पड़नेवाली गर्मी की वजह से हवाओं का संचालन तीव्र हुआ करता है। इस कारण 500 घनफुट स्थान स्वास्थ्य सम्मत माना गया है)

हैजा, आमातिसार, आंत्रिक ज्वर आदि अनेक रोगों में दूषित पेयजल करणीभूत होता है। तदनुसार, इस जानकारी का अपने ढंग पर महत्त्व हुआ करता है कि रोगी को प्राप्त पेयजल की व्यवस्था किस प्रकार की है।

(अ/5) खान-पान, व्यायाम तथा नींद के मामले में रोगी की आदतों की स्थिति–वह संतुलित आहार तो प्राप्त करता है ? वह अति-अल्प परिश्रम अथवा अति परिश्रम का आदि तो नहीं हैं ? वह पूरी नींद तो प्राप्त करता है ? नशा तो नहीं करता ?

उचित भोजन लेने वाले व्यक्ति की मांसपेशियाँ साधारण आकृति वाली, मेद बहुलताहीन कड़ापन युक्त होती है। इनका वजन 'विक्रोर्ड फार्मूला' के अनुसार उचित अनुपात में हुआ करता है। यह फार्मूला इस प्रकार है–

$$\text{भार किलो में} = \frac{\text{ऊँचाई (सेमी)} \times \text{वक्ष की परिधि (सेमी)}}{280}$$

असंतुलित भोजन करने वाले या तो शुष्कता के शिकार हो जाते हैं अथवा त्वचान्तर्गत रहने वाले मेद (चर्बी) की बहुलता से मोटे हो जाते हैं।

सृष्टि के रचनाविधान में प्रत्येक क्रिया (Action) के साथ प्रतिक्रिया (Reaction) जोड़कर रखी गई है। स्वभावतः मादक द्रव्य सेवन के प्राथमिक रूप में कुछ उत्तेजना तो मिलती है पर प्रतिक्रिया में अवसाद आ जाता है–क्रमशः बीमारियाँ उत्पन्न हो जाती हैं। जो लोग नशा करते हैं वे हर बार नशे की प्राथमिक क्रिया की उत्तेजना प्राप्त करने के लिए बार-बार नशा करते हैं। रोगी नशा तो नहीं करता ?

गलत समय पर किया गया व्यायाम–जैसे भोजन के तुरंत बाद या लगातार भूखा रहने के बाद अनिष्टकारी होता है। अति व्यायाम भी आयु कम करने वाला होता हैं वजन उठाने की चेष्टा से कई लोग रक्तोत्काश से पीड़ित हो जाते हैं। स्वाभाविक रूप से जानकारी लेनी होगी कि रोगी का व्यायाम से किस प्रकार का संबंध रहा है।

प्रत्येक व्यक्ति को पर्याप्त नींद आवश्यक होती है। औसत युवा को भरपूर परिश्रम के बाद आठ घंटों की नींद चाहिए। नींद के समय शरीर अपनी क्षतिपूर्ति कर लेता है। क्या रोगी भरपूर नींद ले लेता है ? प्रकृति ने कामकाज के लिए दिन बनाया। कुछ लोग रात्रि का उपयोग दिन की तरह करते हैं और आगे चलकर बीमार

रहने लगते हैं। स्वभावतः चिकित्सक के दायित्वों के अंतर्गत नींद की जानकारी लेने की आवश्यकता है।

यदि रोगी के निवास की स्थिति या प्रकाश व्यवस्था, पेयजल की स्थिति आदि की गड़बड़ी हो तो चिकित्सक को इस दिशा में समुचित रूप से रोगी को निर्देशित करना होगा अथवा अन्य समयोचित व्यवस्था करनी होगी।

(अ/6) रोगी के पूर्व रोगों की जानकारी–रोगी के वर्तमान कष्टों के पूर्व रोगी को सिर, आँख, नाक, कान, गला, वक्ष, उदर, जननेन्द्रिय, ग्रंथि, त्वचा, जोड़ आदि से संबंधित अथवा अन्य प्रकार के जो भी विशेष रोग हुए हों उसकी जानकारी प्राप्त करनी होगी। इन रोगों की चिकित्सा संबंधी जानकारी जहाँ तक संभव हो, प्राप्त करनी चाहिए।

एक रोगी जोड़ों या गांठों के सूजन से दुर्दशाग्रस्त हो गया था। पूर्व रोगों का इतिहास लेने पर ज्ञात हुआ कि उसे पूर्व में, कुछ वर्ष पूर्व, सुजाक (Gonorrhea) की बीमारी हुई थी। इस इतिहास के आधार पर उसे मेडोरिनम सी. एम. पंद्रह दिनों के अंतर में देने पर वह तीसरी खुराक के बाद पूरी तरह आरोग्य हो गया। पिछले 20 वर्षों से कार्यक्षम रूप में अभी भी जीवित है।

विश्वविख्यात डॉ. केंट ने एक मरणासन्न रोगी को एब्रोटिनम देकर बचाया। इस इतिहास के आधार पर कि उसे पहले गांठों में सूजन की शिकायत थी एवं उसमें बाह्य उपचार से कथित आरोग्य के बाद हृदय पर रोगक्रमण हो गया था।

स्वभावतः पूर्व रोगों के इतिहास की प्रयोजनीयता अपने ढंग की होती है।

(अ/7) चर्म रोग तथा यौन रोग का इतिहास–इस बात की विशेष रूप से जानकारी ले लेने की आवश्यकता है कि रोगी को कभी चर्मरोग हुए अथवा नहीं और यदि हुए तो क्या उसकी मल्हम चिकित्सा हुई है ? इसी तरह यौन रोगों तथा उसकी चिकित्सा की भी समुचित जानकारी ले लेनी चाहिए।

डॉ. हैनिमेन की खोजों के अनुसार (पढ़ें–उनके द्वारा लिखित 'आर्गेनन' एवं 'क्रानिक डिजीजेज') चर्मरोगों की मल्हम चिकित्सा से अनेक बीमारियाँ उत्पन्न होती है। जिस प्रकार मलमूत्र द्वारों से शरीर के अनावश्यक द्रव्यों को प्रकृति हमेशा निकालती रहती है उसी प्रकार प्रकृति शरीर के महत्त्वपूर्ण अवयवों को सुरक्षित रखने के लिए कुछ विषाक्त द्रव्यों को त्वचा के असंख्य रोमकूपों के जरिए भी बाहर निकालकर त्वचा के ऊपर स्थिर कर देती है। मल्हम चिकित्सा से रोमकूपों से ये त्वचारोग के रूप में विकसित विषाक्त द्रव्य भीतर परिचालित होते हैं एवं जिस महत्त्वपूर्ण अवयव में स्थिर होने का अवसर पाते हैं उसे क्रमशः बीमार बना देते हैं। प्रायः अधिकांश दमा रोगियों में त्वचा रोग मल्हम द्वारा दबाए जाने का इतिहास प्राप्त होता है। जब तक इस दिशा में कार्य करने में सक्षम औषधियों का प्रयोग नहीं होता, रोग आराम नहीं हो पाता। सल्फर या ग्रेफाइटिस जैसी दवाएँ मुख्यतः इन

परिस्थितियों में कारगर होती है।

डॉ. नैश ने एक बार एक रोगिणी को सल्फर 200 की एक खुराक खिलाकर ठीक किया। वह कठिन प्रकार के पेट दर्द से लंबे समय से पीड़ित थी। उसे बहुत पहले चर्मरोगों के लिए बाह्य उपचार प्रदान किया गया था। पहले उसे पेट दर्द के लिए डॉ. नैश ने काफी दवाई दीं पर सब विफल हो गईं।

डॉ. गर्नसी ने मोटी ताजी स्त्रियों को रसस्रावी एक्जिमा की मल्हम चिकित्सा के बाद होने वाले गर्भाशय कैंसर में ग्रैफाइटिस देकर आरोग्य करने में सफलता अर्जित की।

यौन रोगों–सूजाक तथा उपदंश (Gonorrhea & Syphilis) में समुचित चिकित्सा न होने पर आगे चलकर अनेक प्रकार की बीमारियाँ उत्पन्न हो जाती है। कई बार वंश में भी असर आता है। इन बीमारियों में, जब तक एंटीसाइकोटिक एवं एंटीसिफिलिटिक दवाएँ नहीं दी जाती, ये बीमारियाँ ठीक नहीं हो पाती। स्वभावतः रोगी के पूर्वातिहास में इन बीमारियों की विशेष रूप से जानकारी लिए जाने का महत्त्व हुआ करता है।

एक रोगी को लगातार तीन वर्षों से हर बरसात में मलेरिया की शिकायत हो जाती थी। मधुमेह भी था। कोई सात-आठ वर्ष पूर्व सुजाक के लिए इंजेक्शन चिकित्सा हुई थी। सूजाक के इतिहास पर निर्भर करते हुए–क्योंकि सूजाक विष शरीर के धातु को जलीय धातु (Hydrogenoid consititution) में परिवर्तित कर देता है और इसी कारण बरसात में रोग वृद्धि हुआ करती है, मैंने लंबे अंतर पर थूजा 1000 एवं प्रति 4 घंटे से नेट्रम सल्फ 6x खिलाना आरंभ किया। कुछ सप्ताहों बाद ही उसकी धातु परिवर्तित होने लगी। लंबी चिकित्सा के बाद अब कई वर्षों से मधुमेह की शिकायत गायब हो गई। बरसात भी असहनीय नहीं रही।

टेबिस डारसेलिस (Tabes Dorsalis) एक दुरारोग्य बीमारी मानी गई है। इसमें रोगी के चलने की स्वाभाविक शक्ति समाप्त हो जाती है। नपुंसकता आ जाती है एवं आगे चलकर अंधत्व। पर अंधत्व के आने के साथ-साथ गतिशक्ति ठीक हो जाती है। मेरे चिकित्सक जीवन के प्रारंभिक दिनों में, जब मेरे पास अनुभवों की खास कमी थी किंतु उत्साह भरपूर था, मैंने एक सात वर्षों से इस रोग से पीड़ित एक चालीस वर्षीय आदिवासी को आरोग्य देने का आश्वासन दे दिया। उसे दस वर्ष पूर्व गर्मी (Syphilis) हुई थी, जिसकी चिकित्सा देहाती जड़ी-बूटियों से हुई। मेरे हक में केवल इतना ही इतिहास था। मैंने उसे हर पंद्रह दिन में सिफिलिनम 1000 की एक खुराक व प्रति 4 घंटे से कैलिफास 6x तीन ग्रेन मात्रा में खिलाना आरंभ किया। लगभग छः माहों तक उसे कोई परिवर्तन नहीं हुआ। सातवें महिने में उसके दबे हुए उपदंश का घाव बाहर निकल आया और उसके स्वस्थ होने की प्रक्रिया तेजी से प्रारंभ हो गई। घाव के नाम मैंने उसे अलग से कोई दवा नहीं दी।

साढ़े आठ माह में वह एक स्वस्थ व्यक्ति की तरह चलने लगा। घाव निकलने के बाद मैंने सिफिलिनम बंद कर दी थी। घाव भी क्रमशः ठीक हो गया।

मैंने दो उन्माद रोगियों की चिकित्सा की। दोनों ही हर तरह का नशा करने के आदि थे एवं दोनों को ही सूजाक-गर्मी की बीमारियाँ हो चुकी थी। पहले रोगी को तीन माह से नींद नहीं आ रही थी। मैंने एक को एंटिसाइकोटिक-एंटिसिफिलिटिक दवा थूजा 200 की दो मात्राएँ 2 घंटों के अंतर से दी। उसे जल्दी ही भरपूर नींद आई और वह उन्माद के लक्षणों से मुक्त हो गया।

दूसरे रोगी को ग्वालियर में 20 बार 'शॉक' लग चुके थे एवं वह एक कठिन रोगी था। उसे मैंने थूजा 200 की 2 खुराकें 26.2.87 को 2 धंटों से दी। दिनांक 24.4.87 को वह एक नए व्यक्ति के रूप में आया। उसे पचहत्तर प्रतिशत लाभ था। दिनांक 24.4.87 उसे थूजा 2 घंटों के अंतर से 1000 के शक्ति में दी गई। वह 21.2.89 तक चिकित्साधीन रहा। उसे 4.9.88 को थूजा दस हजार दो शक्ति क्रम में एक खुराक एवं 1.11.88 को कार्सिनोसिन 1000 की एक खुराक दी गई क्योंकि उसकी माँ की कैंसर से मृत्यु हो चुकी थी। चिकित्सा यही समाप्त कर दी गई। वह पूरी तरह ठीक हो चुका था।

(अ/8) टीकों का इतिहास–एलोपैथिक चिकित्सा पद्धति में, जो कि बहुत प्रचारित है प्रतिषेधक या प्रतिरोधक (Preventive) चिकित्सा में टीकों (Vaccinations) का बहुत अधिक महत्त्व माना जाता है। होमियोपैथी-आयुर्वेदिक पद्धति में भी प्रतिबेधक चिकित्सा है। तदनुरूप इन पद्धतियों में भी अपने-अपने ढंग पर प्रतिषेधक चिकित्सा दी जाती है।

चूंकि एलोपैथिक चिकित्सा पद्धति को व्यापक शासकीय सहयोग प्राप्त है, इसलिए इस पद्धति की टीका पद्धति गाँव-गाँव, शहर-शहर में प्रचारित है। इस टीका पद्धति के अवश्य ही कुछ गुण हैं, परंतु अवगुण भी अनेक हैं। टीकों के बार-बार लिए जाने पर, खराब होने पर अथवा अनावश्यक प्रयोग होने पर अनेक गंभीर बीमारियाँ उत्पन्न हो जाती हैं। कई बार टीका लेने के साथ-साथ, विशेषतः उसकी खराब होने की स्थिति में, टीका लेने वाले की तत्काल मौत भी हो जाती है।

प्रतिषेधक चिकित्सा में एलोपैथिक टीकों पर, जर्मनी के डॉ. लुत्से, एम. डी. ने निम्नांकित टिप्पणी की थी। "यह उस अनदेखी नदी में पुल बाँधने की तरह है, जिसके ओर-छोर-गहराई के संबंध में कोई स्पष्ट जानकारी नहीं, यहाँ तक कि यह भी नहीं जानते कि उसमें पुल की आवश्यकता भी है।"

आज कल चेचक के टीके नहीं लगाए जाते। परंतु कुछ वर्षों पूर्व यह व्यापक रूप में प्रचलित रहा था। यह नियम था कि जिस व्यक्ति को चेचक निकल चुका हो उसे चेचक का टीका न लगाया जाएँ। परंतु वैक्सिनेटरों की गलती से अनेक ऐसे लोगों को टीके लगते रहे हैं जिन्हें चेचक की बीमारी हो चुकी थी। इससे कई

बीमारियाँ नए-नए रूपों में लोगों को भोगनी पड़ती रही हैं। टीकों के इतिहास में यह विशेष रूप से जानने की जरूरत है कि क्या चेचक निकलने के बाद भी टीके प्रतिषेधक रूप में लगाए गए ?

मानव शरीर कभी भी विजातीय द्रव्यों को स्वीकार नहीं करता। कांटा चुभने पर वह विजातीय द्रव्य (Foreign body) शरीर द्वारा पकाकर निकाल दिया जाता है। तदनुरूप ही टीके पकते हैं। टीकों का न पकना इस बात का द्योतक है कि रोगी शरीर की जीवनी शक्ति (Vital force) कमजोर होने के कारण टीका विष रोगी शरीर में समाहित हो गया। टीका विष शरीर में समाहित रहने पर अनेक रोग उत्पन्न होते हैं। जानकारी प्राप्त करनी चाहिए, टीके लगने पर पके अथवा नहीं ?

कई चिकित्सकों ने दावा किया है कि बी.सी.जी. लगने के बाद बच्चे कमजोर हो जाते हैं एवं उनकी गर्दनों की गांठे फूल जाती है। तदनुसार आवश्यकतानुसार बी.सी.जी. का इतिहास पूछकर प्राप्त करें। कुछ विज्ञ चिकित्सकों का अभिमत है कि टीकों के विष से प्रभावित माता-पिता के बच्चों को टीकों का दोषघ्न दवा देकर ही ठीक किया जा सकता है। इस दिशा में भी आवश्यकतानुसार प्रश्न करना चाहिए। होमियोपैथी में टीकों के दोषों को दूर करने वाली सर्वप्रथम दवा थूजा है। तत्पश्चात साइलीसिया, सल्फर या केलिम्युर जैसी दवाएँ आती हैं।

टीका संबंधी प्रश्नों की उपयोगिता को हम कुछ उदाहरणों से समझें।

एक युवती—उम्र लगभग 25 वर्ष—कई वर्षों से हाथों के कंपन रोग से पीड़ित थी। बड़े-बड़े अस्पतालों में लगातार चिकित्सा होने पर भी ठीक नहीं हुई। मैंने, उनके व्यक्तिगत इतिहास में कई बार चेचक के टीकों के न पकने का इतिहास प्राप्त किया। तदनुसार, थूजा 200 दो खुराकें दो घंटे से दी गई। एक सप्ताह के भीतर वह पूरी तरह ठीक हो गई।

एक 35 वर्षीया महिला-कालरी के एक मैनेजर की पत्नी—दिखने में अत्यधिक सुंदर थी पर चेचक के असंख्य दागों से चेहरा भरा हुआ। प्रचंड ऋतुशूल की चिकित्सा में विफल होकर मेरे पास आई।

इतिहास लेने पर ज्ञात हुआ कि चेचक के आक्रमण से भयभीत होने के कारण जब भी वैक्सिनेटर आता था—हर साल-छः माह में वह चेचक के टीके जरूर ले लेती थी जो कि कभी नहीं पके।

उसे थूजा सी. एम एक खुराक दी गई। एक माह में वह स्वस्थ हो गई। ऋतुशूल का कष्ट कम हो गया।

एक 6 वर्ष के बालक को बायीं जाँघ में कथित श्वेतकुष्ठ (Leucoderma) का एक बड़ा-सा दाग हो गया था। उसे लगभग प्रतिवर्ष चेचक के टीके लगे। पहली बार का टीका पका, पर अन्य सभी बिना पके बैठ गए। उसे थूजा 10 हजार की केवल एक खुराक दी गई। दाग एक माह के अंत तक पूरी तरह समाप्त हो गया।

एक 33 वर्षीय विज्ञान शिक्षक को मानसिक चिकित्सा की आवश्यकता हुई। उन्हें अनिद्रा थी एवं बीच-बीच में चाहे जब, छाती में विकल करने वाले झटके लगते थे। सभी प्रकार के जाँच पड़तालों के अनुसार वे स्वस्थ थे। पर वे अपने ढंग पर बैचेन रहा करते थे। उन्हें बचपन में चेचक निकली थी। पर बाद के वर्षों में नियमित चेचक के टीके लगते रहे।

मैंने उन्हें दिनांक 10.10.73 को थूजा 1000 की एक खुराक एवं दिनांक 5.11.73 को थूजा 10 हजार की एक खुराक दवा दी। वे इसी से पूरी तरह स्वस्थ हो गए। उन्होंने बतलाया कि दवा की प्रथम खुराक लेने के दो घंटों के भीतर ही औषधीय क्रिया की असाधारणता का अनुभव किया। (सभी रोगी विवरण लेखक की रोगी विवरणी से दिए गए।)

परिच्छेद : नौ

रोगी का पारिवारिक इतिहास

रोगी का पारिवारिक इतिहास प्राप्त करने का अपना महत्त्व हुआ करता है। वैसे कई चिकित्सक इसकी ओर परिपूर्णता से ध्यान नहीं देते। यह उनकी त्रुटि है।

रोगी के पारिवारिक इतिहास में संतानों, भाई-बहनों, माता-पिता, चाचा-मामा, बुआ-मौसी, आजा-आजी तथा नाना-नानी को हुए धातुगत रोगों यथा—वात, मधुमेह, इस्नोफीलिया, दमा, यक्ष्मा, कैंसर, पागलपन, मिरगी, कुष्ट आदि की जानकारी लेनी चाहिए। तीन तरह की परिस्थितियाँ हो सकती हैं।

1. रोग हुआ और आराम हो गया।
2. रोग हुआ और चल रहा है।
3. रोग हुआ और रोगी की मृत्यु हो गई।

रोगातिहास के मामले में तीनों तरह की जानकारी संग्रह करनी चाहिए। लगभग सभी जटिल रोगों में जिनकी गति लंबे समय तक रोगी को कष्ट पहुँचाती है, पारिवारिक रोगों का एक अपने ढंग का संबंध होता है।

“जिस परिवार में यक्ष्मा, टी.वी. होती है उस परिवार में मिरगी, पागलपन, दमा, कैंसर, वात, मधुमेह जैसी अनेक जटिल बीमारियाँ अवश्य मिलती है। ये सभी बीमारियाँ रोगी को लंबे समय तक तंग करती हैं। टी.बी. और कैंसर में रोग विकास का धीमापन, ऊतकों का विनाश अथवा रोग की अंतिम परिणति तक पहुँचने का कालखंड लगभग समान होता है। दूसरी ओर, अनेक मामलों में टी.बी. आरोग्य होकर पागलपन विकसित होता है अथवा पागलपन आरोग्य होकर टी.बी. विकसित होता है। अनेक दमा रोगी जटिल चर्मरोगों की मल्हम चिकित्सा के बाद ही चर्मरोगों का विष दबकर दमा पीड़ित होते हैं और ऐसा भी देखा जाता है कि दमा रोगी की

आरोग्य अवस्था में चर्मरोग निकल आते हैं। इन संपूर्ण संबंध सूत्रों की विवेचना करने पर यह आभास आसानी से होने लगता है कि सभी जटिल बीमारियों में केवल एक अदृश्य बीज है जो रोगी विशेष में विभिन्न नामों का आश्रय लेकर शाखा-प्रशाखाओं में पल्लवित होता हैं" (डॉ. गर्नसी)। होमियोपैथी के जनक डॉ. हैनिमन ने इस अदृश्य बीज को बहुत अधिक महत्त्व प्रदान किया और इसे 'सोरा' (Psora) नाम प्रदान किया। एक अनुवादक ने इसे 'पापज विष' कहा। परंतु उसे 'आदिविष' या 'आधारभूत रोग विष' कहना शायद सर्वाधिक उपयोगी होगा। एडिनबरा में प्रशिक्षित विख्यात एलोपैथिक चिकित्सक डॉ. यूनान ने, जिन्हें अपनी जीवितावस्था में ही भारतीय होमियोपैथी की अंतिम अदालत होने का सम्मान प्राप्त हुआ, इस 'सोरा' या 'आदिविष' को डॉ. हैनिमन की कीर्ति का सबसे बड़ा स्मारक कहा। 'सोरा' या 'आदिविष' से सूजाक एवं/या उपदंश विष का मिलन होने पर रोग अपनी संपूर्ण जटिलताओं में विकसित होकर सामने आता है।

होमियापैथी के भंडार में अनेकानेक औषधियाँ ऐसी हैं जो पारिवारिक दोषों को दूर करने में सक्षम हैं। बहुत सी औषधियाँ रोगविषों से ही बनाई गई है और उनका प्रयोग पारिवारिक इतिहास पर अनेकांश में निर्भर हुआ करता है।

पारिवारिक इतिहास के आधार पर औषध प्रयोग की परंपरा को स्पष्ट करने के लिए कुछ प्रासंगिक उदाहरण प्रस्तुत हैं–

एक 18-19 वर्ष की अविवाहित युवती भयानक ऋतुशूल (Dysmeneorhea) से पीड़ित थी। उसके पिता को जननेन्द्रिय का कैंसर था। कैंसर के इतिहास पर निर्भर करते हुए उसे दो खुराक कैंसर विष से तैयार दवा कारसिनोसिन 200 एक-एक सप्ताह के अंतर पर दी गई। तीन माह तक वह ऋतुकालीन वेदना से मुक्त रही। इसके बाद जानकारी नहीं मिली।

एक पाँच वर्षीय बालक श्वास कष्ट से पीड़ित था। वंश में टी.बी. की शिकायत का इतिहास मिलने पर रौसिलिनम 200 तक खुराक खिलाई गई। पाँच वर्षों तक ठीक रहा। बाद की जानकारी नहीं है।

मुहांसे–परिवार में कैंसर की जानकारी मिलने पर कारसिनोसिन 200 एवं 1000 लंबे अंतर पर देने से ठीक हो गए।

एक मधुमेह के रोगी को, जो इस रोग से 6 माहों से पीड़ित था, कारसिनोसिन 1000 की दो खुराकें दो घंटों के अंतर से दी गई। क्योंकि उसके वंश में कई लोग कैंसर पीड़ित रह चुके थे। इन्हीं दो खुराकों से वह अल्पावधि में पूरी तरह ठीक हो गया।

एक तेरह वर्ष की लड़की जिसका शारीरिक विकास उम्र के अनुसार नहीं था एवं नौ या दस वर्ष की प्रतीत होती थी, एक सप्ताह से अजीबो-गरीब रक्तस्राव से पीड़ित थी। मध्यरात्रि के आसपास, जब वह गहरी नींद में होती, उसके दांतों

से खून रिसना प्रारंभ होता था। सूर्योदय के पूर्व वह रक्तस्राव अपने आप बंद हो जाता था। रोगिणी के जन्म के पूर्व पिता को गर्मी हुई थी। सिफिलिनम 1000 एक खुराक ने उसे दुरुस्त कर दिया। (सभी रोगी विवरण लेखक के रोगी विवरणी में से।)

परिच्छेद : दस

रोगी के मानसिक लक्षण

होमियोपैथिक 'ड्रग प्रुविंग' (Drug Proving) में शारीरिक लक्षणों के साथ मानसिक लक्षणों का भी संकलन किया जाता है। मेटेरिया मेडिकाओं में मानसिक लक्षण सबसे पहले लिखे जाते हैं। इससे होमियोपैथी में मानसिक लक्षणों की महत्ता प्रकट होती है।

शिशु दाँत निकलने के समय नाना प्रकार से पीड़ित हो, परंतु यदि वह जिद्दी हो, दी गई चीजें फेंक देता हो, गोद में लेकर घूमने पर ही चुप रहता हो, तो उसे उसकी मानसिक स्थिति के आधार पर एक खुराक कैमोमिला 200 दे दिया जाए तो वह सामान्य हो जाता है।

रोगिणी प्रसव पीड़ा से बेहाल हो सबको अनाप-शनाप बोलती हो चिकित्सक को भी भला-बुरा कहती हो उसे कैमोमिला 200 की एक खुराक सामान्य बना देती है, सुख प्रसव हो जाता है।

होमियोपैथी चिकित्सा में मानसिक लक्षणों की भारी कीमत होती है।

एक सत्रह वर्षीया अविवाहिता रोगिणी उन्माद हो गई थी। सात माहों से माहवारी बंद थी। दीवार कूदकर भाग जाती थी। औषधालय में लायी जाने पर निरीक्षण के लिए एक ओर बिठाल दिया। वह निरंतरता से बक-बक करती रही, कविता पाठ करती रही, गाती रही। **बकवादीपन** का ध्यान करके स्ट्रैमोनियम 30 प्रति चार घंटे से देने का निर्देश दिया। अल्पावधि में असर आया। एक माह बाद 200 शक्ति की एक-दो खुराकें दी। वह पूरी तरह ठीक हो गई। माहवारी खुल गई। तीन वर्ष बाद विवाह हुआ। (लेखक)

ये उदाहरण मानसिक लक्षणों की उपयोगिता दर्शाने के लिए दिए गए। होमियोपैथिक साहित्य मानसिक लक्षणों की उपयोगिता व्यक्त करने असंख्य उदाहरणों से भरा पड़ा है।

मन है इसलिए मानव। बिना मन न मनुष्य जीवित रह सकता है, न रोगी। मन ही वह आइना है जहाँ मनुष्य प्रतिक्षण प्रतिबिंबित होता रहता है।

बातचीत, व्यवहार, पोशाक, संकल्प, श्रद्धा, सहनशीलता, उग्रता, नम्रता, भीरूता, संशय, साहस, कलह, काम, क्रोध, लोभ, अहं, ईर्ष्या, संदेह, आवेश, धर्मभाव, लज्जा, घृणा, तनाव, स्मृति आदि में अकेले मानव मन की क्रियात्मकता ही विभिन्न रूपों

में अभिव्यक्त होती है। जो होमियोपैथिक चिकित्सक इनकी विशेषताओं को हृदयंगम कर लेता है, वह ज्यादा से ज्यादा सफल होता है। उसके हाथों अधिकाधिक जटिल रोगी आरोग्य हो जाते हैं।

स्वाभाविक रूप से, रोगी के मानसिक लक्षणों के संग्रह का दुरूह कार्य हाथ मे लेते हुए सबसे पहले देखना होगा रोगी अपने को किस रूप में प्रस्तुत कर रहा है। होश में है या बेहोश ? स्थिर है या अस्थिर ? उग्र है या उदासीन ? प्रसन्न है या दुःखी ? भयभीत है या बकवादी ? आदि।

नैदानिक पद्धतियों या रोगी परीक्षण शास्त्र (Clinical Methods) में डॉ. हेनरी हेड की एक योजना पढ़ाई जाती है जिसके अनुसार मानसिक लक्षणों के संग्रह का कार्य आगे बढ़ाना चाहिए। उनकी योजना निम्नानुसार है–

1. सामान्य स्थिति (General Condition) देखें–इसके अंतर्गत वस्त्र, व्यवहार, बुद्धि, नशा आदि का अध्ययन करें।

2. संवेदना (Sensory) देखें–दृष्टि, गंध, स्वाद की स्थिति देखें।

मिथ्याभास (Illusion) या मतिभ्रम (Hellucination) की विद्यमानता का अवलोकन करें। मिथ्याभास (Illusion) में वास्तविकता का भ्रगपूर्ग वर्णन होता है। जैसे–रस्सी को सर्प समझना। मतिभ्रम (Hellucination) में कुछ न होने पर भी इसका आभास होता है। जैसे आकृतियाँ देखना अथवा स्वर सुनना आदि।

3. आवेग (Emotion) देखें–भावनाओं में अतिरंजन हो तो उसका अवलोकन करें। तदनुसार देखें कि क्या रोगी चिल्लाता है। गाता है ? तनावग्रस्त है ? रोता है ? लंबी साँसें भरता है ? भीरू है ? आत्महत्या प्रवण है ? आदि।

4. स्मृति शक्ति (Memory) देखें–क्या बोलने जाकर तारतम्य खो देता है ? तात्कालिक बातें भूल जाता है ? बचपन की बातें याद रहती है ? समय अथवा स्थान संबंधी विस्मृति हो जाती है ? आदि।

होमियोपैथिक चिकित्सा के प्रयोजनों में डॉ. हेनरी की योजना के आधार पर मानसिक लक्षणों के संग्रह में आगे बढ़ा जा सकता है। परंतु ध्यान रखना होगा कि होमियोपैथिक सफलताओं के लिए कुछ अन्य बिंदुओं पर भी ध्यान रखना बहुत प्रयोजनीय होता है। जैसे–

1. मानसिक लक्षणों की ह्रास-वृद्धि का समय।

2. मानसिक लक्षणों की ह्रास-वृद्धि की परिस्थितियाँ।

एक रोगी उदर के वायु संचय से पीड़ित था। वायु निकलने पर आराम आता था। सायंकाल चार बजे से आठ के बीच मानसिक उग्रता बढ़ जाती थी। सामने वाले को मार देने की इच्छा होती थी। लाइकोपोडियम 200 की एक खुराक ने रोगी को सामान्य बना दिया। (लेखक)

होमियोपैथिक चिकित्सा पद्धति आयुर्विज्ञान की एक शाखा मात्र है एवं उसकी

अन्य शाखाओं पर निर्भरता उतनी ही है जितनी अन्य शाखाओं की एक-दूसरे पर। परंतु होमियोपैथी की जो अपनी विशेषताएँ हैं, वह केवल उसकी अपनी है। इसी विशेषता के कारण यह कहा गया है कि होमियोपैथी मानसिक रोगियों को अन्य पद्धतियों की तुलना में अधिक संख्या में अच्छा करती है।

स्वाभाविक रूप में, होमियोपैथिक चिकित्सकों को मानसिक लक्षणों की मेटिरिया मेडिका में विशेषता हासिल होने की आवश्यकता सामने आती है।

परिच्छेद : ग्यारह

रोगी का प्रथम दर्शन

जिस समय रोगी पहली बार चिकित्सक के सामने आता है अथवा प्रस्तुत किया जाता है वह क्षण स्वानुभूत लक्षणों की दृष्टि से अथवा होमियोपैथी की दृष्टि से बहुत महत्त्वपूर्ण होता है।

रोगी की आकृति अथवा उसका अपना प्रस्तुतीकरण एक कुशल तथा जागरुक चिकित्सक को औषध चयन का कार्य सरल बना देने में असाधारण रूप में सहयोग करते हैं।

मान लिया जाए ट्यूमर की चिकित्सा के लिए एक भारी भरकम मोटी देह वाला व्यक्ति औषधालय में प्रवेश करता हैं। उसे देखते ही चिकित्सक के सामने केल्केरिया कार्ब और ग्रेफाइटिस नामक दवाओं के चित्र आ जावेंगे। यदि वह यह कहता है कि उसके हाथ-पाँव ठंडे रहते हैं, पसीना खूब निकलता है तो उसकी धातु कैल्केरिया कार्ब की होगी। अतः कैल्केरिया कार्ब देने पर उसके पसीने की स्थिति दुरुस्त हो जावेगी। हाथ-पाँवों का ठंडापन दूर होगा और ट्यूमर भी गायब हो जावेगा—भले ही वह ट्यूमर किसी प्रकार का हो।

स्वाभाविक रूप में, रोगी का प्रथम दर्शन अपने आप में एक असाधारण महत्त्व का विषय हुआ करता है। रोगी का प्रथम दर्शन चिकित्सक को रोग निर्णय (Diagnosis) संबंधी महत्त्वपूर्ण अनुमान भी देते हैं। जैसे—

1. आँखों की बेचैनी यक्ष्मा का सहयोगी हो सकता है।

2. आँखों का शिवनेत्र जैसी अधखुला होना जीवनी शक्ति के पतनावस्था की निशानी हो सकती है। ऐसा प्रायः हैजा या आंत्रिक ज्वर (Typhoid) की अंतिम अवस्था में प्राप्त होती है।

3. आँखों की निचली पलकों का प्रातःकालीन सूजन वृक्कशोध (Bright's Disease) या कठिन प्रकार की खाँसी में संभव होता है।

4. आँखों के नीचे कालिमा पाचन शक्ति की विशेष गड़बड़ी या नींद का अभाव होने पर होती है। माहवारी के दिनों में महिलाओं की आँखों की यह क़ालिमा

प्राकृतिक रूप में रह सकती है।

5. नाक का बीच में दबा हुआ होना जन्मजात उपदंश (Congenital Syphilis) की निशानी हो सकती है। नाक का अगला हिस्सा लाल रहना नियमित मद्यपान अथवा हृदय के द्विकपाट प्रसारण (Mitral regurgitation) में संभव है। नाक की दीवारों का अस्वाभाविक संकोचन व प्रसारण अवरोधित श्वसन (Obstruction to respiration) के कारण हो सकता है।

6. आठों की पांडुता (Paleness) हरित्पांड या अन्य प्रकार की रक्ताल्पता में संभव हो सकती हैं। नीलांग (cyanosis) हृदय रोगों के कारण संभव है। फेफड़ों की कोशिकाएँ (Capillaries) पीड़ित होने पर प्राणवायु (Oxygen) का आशोषण कम होकर भी यह हो सकता है।

7. गर्दन के पीछे हंसिया के आकार में कंधों को आकृति देने वाली ट्रेपजियस (Trapegius) पेशी के ऊपरी हिस्सों में, त्वचा के नीचे ग्रंथियों की वृद्धि उपदंश (Syphihs) के कारण हो सकती है। कान के नीचे की ग्रंथियों का सूजन कानों में पीवयुक्त प्रवाह की ओर इंगित करता है। टी.बी. ग्रंथियाँ कर्णमूल से वक्षोस्थि (Sternum) तक जाने वली 'स्टार्नो मेस्टायड' (Sterno-mastoid) नामक पेशी के बगल में सांकल जैसी जुड़ी हुई (In long chain) प्राप्त हुआ करती है।

8. श्वास-प्रश्वास की शांत आवाजें तेज या घरघराहट में बदली हुई हो तो श्वासपथों में अवरोध सूचित होता है। तालु में (In soft palate) पक्षाघात होने पर मुख्य एवं वक्ष के बीच वायु गमनागमन की स्वाभाविकता अवरुद्ध होकर घर्राटे की आवाज (Snoring) निकलती है। मृत्यु के समय श्वास प्रश्वास की आवाजें गंभीर थकावट के साथ घरघराहटयुक्त हो जाती है।

9. यक्ष्मा के प्रारंभ में खांसी सूखी, जल्दी-जल्दी आने वाली, तीव्र एवं संक्षिप्त प्रकार की होती है। यक्षमा की विकसित अवस्था में कफ या बलगम अधिक निकलने लगता है, एवं खांसी ढीली या आक्षेपयुक्त हो जाती है। खाँसते-खांसते वमन भी हो जाता है। कुकुरखाँसी (whooping cough) में साधारण सर्दी के लक्षणों से रोगारंभ होकर विशिष्ट समयांतर से खांसी के तीव्र दौरे आते हैं एवं अंत में 'हूप' जैसी एक विशेष प्रकार की आवाज होती है। इसमें खाँसते-खाँसते वमन होने का लक्षण है। प्लूरिसी तथा न्यूमोनिया में सूखी खाँसी बार-बार आती है। और छाती में दर्द होता है। दर्द से बचने के लिए, रोगी खाँसी को रोकने का प्रयत्न करता है। मूर्च्छावायु ग्रस्त (Hysteric) स्त्रियाँ जोर से खांसती हैं ताकि आस पास के लोगों का ध्यानाकर्षण हो सके। पैरों के पंजों एवं एड़ी में सूजन आने का एक महत्त्वपूर्ण कारण श्वसन संस्था या हृदय की बीमारियाँ हैं जिनमें शिराओं (Veins) पर उल्टा दबाव पड़ता है। शिरांओ में स्थानीय अवरोध (Obstruction) होने पर सूजन वहीं दिखता है जहाँ रक्त का लौटना प्रतिरोधित होता है। यकृत सिरोसिस (Liver cirrhosis) से उत्पन्न

शोध इसका एक उत्तम उदाहरण है।

रोगी के प्रथम दर्शन को परिपूर्णता प्रदान करने के लिए रोगी के सिर से पैर तक सावधानीपूर्वक ध्यान देना होगा।

निम्नांकित विशेषताओं को हमेशा दृष्टिपथ में रखना वांछनीय है–

(1) रोगी में एक करवट लेटने की प्रवृत्ति यक्ष्मा की उस हालत में मिलती है जब फेफड़े में गड्ढे (Cavity) हो गए हो। वैसे स्वस्थ मनुष्य अपनी रुचि के अनुसार करवट लेटा करते हैं।

(2) जल पूर्ण प्लुरिसी (pleurisy with effusion) में जल भरा फेफड़ा विस्तृत श्वसन के अनुपयुक्त रहता है। अतः रोगी जल भरे फेफड़े को दबाकर सोता है।

(3) आम आदमी तकिये का उपयोग सुविधा के लिए करता है। पर उच्च ताप का रोगी बेहोश या अतिशय निर्बल रोगी तकिये का ध्यान नहीं रख पाता। सिर तकिए के बाहर लुढ़क जाता है।

(4) हृदय रोग, फुस्फुस रोग एवं वृक्क रोग (In troubles of heart, lungs & Kidneys) पीड़ित व्यक्ति तकिये के सहारे छाती उठाकर ही लेटने में समर्थ होते हैं।

(5) उदरशूल तथा ऋतुशूल में बैचेनी रहती है। मूत्र पथरी (Renal stone) या पत्ति पत्थरी (Gall stone) के दर्द में रोगी बेचैनी से स्थिति बदलता हुआ छटपटाता है।

(6) मस्तिष्क झिल्ली प्रवाह (Maningitis) में रोगी की गर्दन पीछे मुड़ी हुई रहती है।

(7) मस्तिष्क संबंधी रक्त स्राव (Cerebral Haemorrhage) में नेत्र तथा सिर एक ओर घूमा रहता है।

(8) जलशीर्ष रोग (Hydrocephalus) में सिर शरीर की अपेक्षा अधिक बड़ा हो जाता हैं। माथा आगे की ओर निकला तथा नेत्र भीतर धंसे होते हैं।

(9) मस्तिष्क में अर्बुद (Tumor) होने पर या गलग्रंथि (Thyroid gland) के अतिस्रावी होने पर आँखें बड़ी व बाहर निकली हुई होती है।

(10) शरीर में जलीयांश कम हो जाने पर जैसा कि हैजा में अक्सर होता है जलन्यूनता (Dehydration) होकर नेत्र अंदर धंस जाते हैं। यक्ष्मा में भी ऐसा ही होता है।

(11) उच्चरक्त चाप (Hypertension) में, पुराने वृक्क रोग (Chronic diseases of kidneys) में या कुकुरखांसी (whooping congh) में कभी-कभी आँखों में रक्तस्राव दृष्टिगोचर होता है।

(12) रक्ताल्पता (Anemia) में गालों की स्वाभाविक लालिमा घट जाती है। कामला रोग (Jaundic) में मुख की त्वचा पीली तथा आँख की पुतलियाँ हल्दी जैसी पीली हो जाती है।

(13) चेचक (small pox) छोटी माता (Chicken pox) तथा खसरा (Measles) नामक बीमारियों में शरीर में दाने निकलते हैं। चेचक के दानों मसूर जैसे बड़े छोटी माता के दाने चेचक जैसे ही बड़े, किंतु उजले मोती जैसे द्रवयुक्त एवं खसरा के दाने सरसों के दानों जैसे।

(14) मधुमेह (Diabetes) के रोगी को अनेक मुख वाला फोड़ा होता है जिसे विषव्रण (Carbuncle) कहते हैं।

(15) श्वेतकुष्ठ (Leucoderma) में त्वचा में सफेद रंग के दाग पड़ जाते हैं। कुष्ठ रोग (Leprosy) में त्वचा पर संवेदनाहीन चकत्ते उत्पन्न होते हैं।

(16) संधिवात (Rheumatism) एवं राजयक्ष्मा (Pthisis) में पसीना निकला करता है। राजयक्ष्मा का पसीना रात्रि में बढ़ता है।

(17) धनुष्टंकार (Tetanus) में शरीर धनुषाकार एवं चेहरा विकृत हास्ययुक्त (Risus Sardomeus) हो जाता है।

(18) अजीर्ण रोग में रोगी में हिचकी रह सकती है। परंतु रोग की गंभीर अवस्था हिचकी (Hiccough) प्राणांत के पूर्व का घातक लक्षण के रूप में विकसित होती है।

रोगी प्रथम दर्शन पर, जब उसका विशेष अवलोकन किया जा रहा हो, उसके शारीरिक तापक्रम की ओर भी ध्यान देना चाहिए। त्वचा पर हथेली स्पर्श करने पर तापक्रम का ज्ञान होता है। यह देखना चाहिए कि उसके शरीर का तापक्रम किस स्थान पर किस प्रकार है। क्या उसका सिर गरम है और शरीर ठंडा ? (यह आर्निका का लक्षण है) क्या उसके हाथ पैर घातक रूप से ठंडे हैं ? (कैम्फर या वेरेट्रम एल्बम की जरूरत हो सकती है।) क्या शरीर इतना गरम है कि स्पर्श के बाद हथेली जलने लगती है ? (बैलाडोना का लक्षण है।) **त्वचा स्पर्श करके ताप की प्रकृति जानी जाती है।**

शरीर में पसीना निकला हो तो शारीरिक तापक्रम का ठीक-ठीक ज्ञान नहीं हो पाता। **सही शारीरिक तापक्रम के लिए थर्मामीटर से जानकारी लेनी पड़ती है। किंतु थर्मामीटर से तापक्रम की प्रकृति का ज्ञान नहीं हो पाता।**

युवाओं का तापक्रम मुख या बगल में, बच्चों का तापक्रम उरूसंधि (याने पेट व जांघों का संयोग स्थल) (Groin) में अथवा मलद्वार में (थर्मामीटर को मलद्वार में प्रविष्ट कराकर) लिया जाना चाहिए। उरूसंधि या बगल का तापक्रम मुख या मलद्वार के तापक्रम से आधा डिग्री (फेरनहिट) कम होता है। वृद्धों का तापक्रम बगल में लेना चाहिए क्योंकि उनके मुख का तापक्रम बगल से कम रहता है।

थर्मामीटर से तापक्रम निर्धारित समयों पर लेना चाहिए। आम हालतों में दिन में दो बार लेना काफी होता है। परंतु तीव्र ज्वरावस्था में अथवा जब ज्वर में अधिक

उतार-चढ़ाव होता रहता है, तापक्रम बार-बार लेना चाहिए।

स्वस्थ शरीर में सायंकालीन शारीरिक तापक्रम प्रातःकालीन तापक्रम की तुलना में एक से दो डिग्री फेरनहिट का अधिक अंतर प्रदर्शित करता है। बच्चों का तापक्रम लगभग आधा डिग्री फेरनहिट ही अधिक हुआ करता है।

तापक्रम संबंधी निम्न आधारभूत बातों को हमेशा याद रखना चाहिए।

(1)	सामान्य तापक्रम (normal Temperature)	36.6°-37.2° सेंटीग्रेड या 98°-99° फेरनहीट	को कहते हैं
(2)	असामान्य तापक्रम (Sub normal Temperature)	36.6° सेंटीग्रेट या 98° फेरनहीट	से कम को कहते हैं
(3)	हिमांग या निपात या पतनावस्था तापक्रम (Collapse)	35.5° सेंटीग्रेड या 96° फेरनहिट	से कम को कहते हैं
(4)	ज्वरीय तापक्रम (Febrile Temperature) या Pyrexia	37.2° सेंटीग्रेड या 99° फेरनहीट	से अधिक को कहते हैं
(5)	तीव्र ज्वर (Hyperpyrexia)	40.8° सेंटीग्रेड या 105.5° फेरनहीट	अथवा उससे भी उच्च तापक्रम को कहते हैं

तीव्र गति से तापक्रगम बढ़ने पर रोगी को शीतानुभूति होती हैं क्योंकि इस नई स्थिति के लिए आंतरिक व्यवस्था तैयार नहीं रहती। कंपकंपी इसी समय होती है।

सेंटीग्रेड तापक्रम को फेरनहीट में बदलने के लिए सेंटीग्रेड तापक्रम की संख्या को नौ से गुणा कर पाँच से भाग देना चाहिए। प्राप्त फल में 32 जोड़ने पर फेरनहीट तापक्रम की संख्या प्राप्त होगी। उदाहरण—मान लिया सेंटीग्रेड तापक्रम 40° है।

तो,

40x9 = 360

360÷5 = 72

72+32 = 104

अर्थात 40 सेंटीग्रेट = 104 है।

फेरनहीट तापक्रम को सेंटीग्रेड में बदलने के लिए उल्टी रीति अपनानी पड़ती

है। यथा फेरनहीट तापक्रम की संख्या से 32 घटाएँ। फिर 5 से गुणा करें। प्राप्त फल को 9 से भाग देवें।

उदाहरण–

मान लीजिए फेरनहीट तापक्रम 104° है।

104-32 = 72

72x5 = 360

360÷9 = 40 सेंटीग्रेड = 140 फेरनहीट

ज्वर के उतार-चढ़ाव को दृष्टिगत रखते हुए ज्वर को तीन प्रमुख भागों में विभाजित किया गया है। यथा–

(1) अविराम ज्वर (Continued Fever)–वह ज्वर जिसमें ज्वरीय तापक्रम 24 घंटों में लगभग एक समान सा रहता है और 1° से 1.5° से अधिक नहीं घटता तथा सामान्य भी नहीं होता, अविराम ज्वर कहलाता है।

(2) स्वल्पविराम ज्वर (Remittent-fever)–वह ज्वर जिसमें 24 घंटों में से 2° फैरनहीट अथवा उससे अधिक उतार-चढ़ाव तो होता है किंतु सामान्य नहीं होता, स्वल्पविराम ज्वर कहलाता है। इस ज्वर में सायंकालीन ज्वर सुबह की तुलना में कुछ अधिक हुआ करता है। (यक्ष्मा में तापक्रम सुबह से अधिक एवं संध्या के समय कम रहा करता है।

(3) सविराम ज्वर (Intermittent Fever)–वह ज्वर जिसमें 24 घंटों में केवल कुछ घंटों तक ही ज्वरीय तापक्रम रहा करता है एवं बाद में सामान्य (Normal) हो जाता है, सविराम ज्वर कहलाता है।

सविराम ज्वर को अध्ययन की दृष्टि से निम्न उपभागों में विभाजित किया जाता है। यथा–

(अ) दैनिक ज्वर (Quotidian)–इसमें ज्वर प्रतिदिन आता है।

(ब) तिजारी (Tertian)–इसमें ज्वर एक दिन छोड़कर आता है।

(स) चौथिया ज्वर (Quartan)–इसमें ज्वर दो दिनों के अंतर से आता है।

ज्वर की तीन स्थितियाँ (Stages) होती हैं।

यथा–प्रारंभ (Initial) विकास (Development), तथा विराम (Terminal)

ज्वर अचानक उतरने पर संकटावतरण (Crisis) कहलाता है। न्यूमोनिया में इसी प्रक्रिया से ज्वर उतरता है। इस प्रक्रिया से ज्वर उतरते समय रोगी को निपात की (Collapse) स्थिति आ जाती है।

ज्वर धीरे-धीरे उतरने पर क्रमावतरण (Lysis) कहलाता है। आंत्रिक ज्वर (Typhoid) इसी प्रक्रिया से उतरता है।

साधारण स्थिति में 1° फैरनहीट तापक्रम बढ़ने के साथ-साथ 10 बार नाडी

का स्पंदन बढ़ता है। परंतु आंत्रिक ज्वर (Typhoid) में ताप एवं नाड़ी का यह संबंध बिगड़ जाता है।

आंत्रिक ज्वर में प्रथम पाँच-छह दिनों तक तापक्रम कुछ विशेषता युक्त होती है। सुबह की तुलना में सायंकालीन ज्वर 2° फैरनहीट बढ़ता है और प्रति सुबह विगत सुबह की तुलना में तापक्रम 1° फैरनहीट बढ़ जाता है।

यथा–

	सुबह	शाम
पहला दिन	98.5° फैरनहीट	100.5° फैरनहीट
दूसरा दिन	99.5° फैरनहीट	101.5° फैरनहीट
तीसरा दिन	100.5° फैरनहीट	102.5° फैरनहीट
चौथा दिन	101.5° फैरनहीट	103.5° फैरनहीट
पाँचवाँ दिन	102.5° फैरनहीट	104.5° फैरनहीट
छठवाँ दिन	103.5° फैरनहीट	105.5° फैरनहीट

दूसरे सप्ताह के प्रारंभ से आंत्रिक ज्वर की यह नियमबद्धता नष्ट हो जाती है।

परिच्छेद : बारह

रोगी से विशेष प्रश्न

रोगी द्वारा अपने कष्टों के संबंध में प्राथमिक जानकारी दे देने के बाद, जबकि रोगी का व्यक्तिगत तथा पारिवारिक इतिहास लेकर मानसिक लक्षण भी प्राप्त कर लिया गया हो, चिकित्सक को अपने अध्ययन को परिपूर्णता प्रदान करने के लिए उससे उसकी नाड़ी प्रणाली, रक्ताभिसरण प्रणाली, चयापचय प्रणाली, श्वसन प्रणाली, उत्सर्जन प्रणाली आदि से संबंधित बचे हुए विशेष परिप्रश्न अथवा पूछताछ (Interrogation) करना चाहिए।

रोगी के शारीरिक परीक्षण (Physical Examination) में क्रमानुसार 'दर्शन' याने आँखों से देखना (Inspection) 'स्पर्शन' यानि छूकर देखना (Palpation), 'आघातन' याने ठोककर देखना (Percussion) एवं 'आकर्णन' याने स्टेथोस्कोप से सुनना (Auscultation) आदि पद्धतियों का विस्तृत वर्णन नैदानिक पद्धतियों अथवा रोगी परीक्षण शास्त्र (Clinial Methods) में प्राप्त होता है। इन पद्धतियों का व्यापक उपयोग के लिए शारीर (Anatomy) विशेषतः किस हिस्से में कौन-सा अवयव है इसकी जानकारी आवश्यक हुआ करती है।

शारीरिक परीक्षण के अवसर पर ही रोगी से विशेष प्रश्न किए जाने को उचित माना गया है।

यह अच्छी तरह ध्यान में रखना आवश्यक है कि बचे हुए विशेष प्रश्नों को करते हुए ऐसा प्रश्न करना अनुपयोगी हुआ करता है जो रोगी द्वारा पहले ही व्यक्त

व उत्तरित हो चुका हो। उदाहरण—यदि रोगी ने पहले ही कहा है कि उसके मुख का स्वाद नीम जैसा कड़ुवा है तो पाचन प्रणाली संबंधी विशेष प्रश्नों में मुख के स्वाद के संबंध में प्रश्न नहीं करना चाहिए। पुनरावृत्ति से रोगी थकता है एवं मन में चिकित्सक की कुशलता के प्रति संदेह उत्पन्न हो सकता है।

रोगी शरीर की विभिन्न प्रणालियों से संबंधित विशेष परिप्रश्न का स्वरूप निम्नानुसार होगा—

(अ) पाचन प्रणाली से संबंधित विशेष प्रश्न

रोगी की भूख कैसी है ? अत्यल्प या अत्यधिक ? कितनी-कितनी देर में और किस प्रकार की मात्रा में भोजन किया जाता है ? क्या रोगी में किसी खाद्य विशेष के प्रति रुचि अधिक है ? क्या ऐसी भी कोई वस्तु है जो भोज्य होकर भी उसे अप्रिय लगता है ? रोगी के मुख का स्वाद कैसा रहता है ? मीठा, नमकीन या कड़ुवा आदि। क्या किसी समय विशेष में स्वाद में तब्दीली आ जाती है ? रोगी की प्यास कैसी है ? दिन भर वह किस मात्रा में जल पीता है ? पेयजल में उसे उष्ण, कुनकुना, शीतल या बर्फीला ठंडा किस प्रकार का जल अच्छा लगता है ? रोगी को मुख, गला, अन्न नली, जठर, आंत आदि में किसी प्रकार की अनुभूति-जलन या ठंडक तो नहीं होती ? अगर हाँ तो खाने-पीने से उसका संबंध ? रोगी को वमन तो नहीं होता ? वमन में निकले हुए द्रव्य का रंगरूप कैसा होता है ? वह मुख को खट्टा या कड़ुवा तो नहीं कर देता ? किन-किन परिस्थितियों में या समय में रोगी की पाचन प्रणाली संबंधी तकलीफें बढ़ती या घटती हैं ?

(आ) रक्ताभिसरण प्रणाली से संबंधित विशेष प्रश्न

क्या रोगी को श्वास कष्ट (या श्वासकृच्छता) (Dyspnea) होता है ? क्या श्वास कष्ट का कोई निर्धारित समय रहता है ? श्वास कष्ट के समय रोगी की क्या स्थिति रहती है ? बिछौने पर उठ बैठता है या बिछौने पर किसी विशेष स्थिति में पड़ा रहता है ? या चलता फिरता रहता है ? आदि।

हृदग्र भाग (Precordial region) वक्ष का सम्मुख हिस्सा जहाँ हृदय रहता है—में दर्द तो नहीं उठता ? दर्द की प्रकृति, स्थान तथा उसके घटने-बढ़ने का समय ?

क्या रोगी को धड़कन (Palpitation) महसूस होती है ? अगर हाँ, तो श्रम करने या भोजन करने से उसका संबंध ? क्या धड़कन की आवाज रोगी को अपने कानों तक सुनाई देती है ?

क्या चक्कर (Giddiness) महसूस होता है ? किस समय एवं किस स्थिति में ? क्या शारीरिक-मानसिक श्रम से थकावट होती है ?

पैरों में सूजन तो नहीं होती ? क्या नाक से रक्तस्राव होता है ? क्या खाँसी

आती है ? क्या परिवार में मिरगी या हृदय संबंधी बीमारियों का इतिहास है ?

(इ) श्वसन प्रणाली से संबंधित विशेष प्रश्न

क्या रोगी को खाँसी आती है ? खाँसी का आम समय क्या है ? खाँसी के दो दौरों के बीच कितना अंतर रहता है ? क्या खाँसी सूखी रहती है ? कया खाँसते समय दर्द होता हैं ? यदि हाँ, तो किस स्थान पर एवं खाँसी की प्रकृति किस प्रकार रहती है ? सूई चुभने जैसी या अन्य किसी प्रकार की ? अगर कफ निकलता है तो उसका रंग कैसा होता है ? सफेद, पीला या अन्य प्रकार ? उसका स्वरूप ? पत्थर के टुकड़े जैसा, तार जैसे लटकने वाला, या साबुन के झाग जैसा ? मुख से निष्कासित होते समय कफ का स्वाद किस प्रकार लगता है ? कडुवा, नमकीन या मीठा दुर्गन्धयुक्त आदि। क्या खाँसी के साथ वमन भी हो जाता है ? क्या खाँसी के बाद रोगी में दुर्बलता क्रमशः बढ़ती चली जाती है ? क्या परिवार में यक्षमा (Tuberculosis) या न्यूमोनिया जैसी बीमारियों का इतिहास हैं ? क्या रोगी को पूर्व में फेफड़े से संबंधित कोई बीमारी हुई ? जैसे ब्रांकाइटिस, या न्यूमोनिया ? क्या उन बीमारियों के बार-बार होने का इतिहास है ? रोगी का व्यवसाय क्या है ? (कई व्यवसाय बड़ी बीमारियों के लिए भूमि तैयार करने में सक्षम है) क्या रोगी को श्वास कष्ट या श्वास कृच्छता (Dyspnea) की तकलीफ है ? **श्वास-कष्ट अथवा अन्य कष्टों की ह्रास-वृद्धि का समय क्या होता है ? अथवा ह्रास-वृद्धि की परिस्थितियाँ क्या होती हैं** ? रोगी कौन सी करवट लेटा रहता है ? क्या उसे किसी विशेष करवट सोने में असुविधा होती है ?

(ई) नाड़ी प्रणाली से संबंधित विशेष प्रश्न

क्या रोगी परिवार में मानसिक बीमारियों का इतिहास है ? क्या परिवार के किसी सदस्य को कभी लासक (St. Virus Dance) पक्षाघात (Paralysis) या दौरा (Fits) की शिकायत हुई है ?

रोगी क्या कार्य करता है ? वह ऐसा कोई कार्य तो नहीं करता जिससे क्रमिक विषाक्तता संभव है जैसे, शंखिया, पारा आदि के संसर्ग से संभव है ? वह नशा तो नहीं करता ? क्या उसे कभी उपदंश (Syphilis) हुआ ?

क्या रोगी को कभी कान बहने की शिकायत हुई ? यदि हाँ, तो क्या चिकित्सा हुई थी ? (मस्तिष्क संबंधी बीमारियों में यह महत्त्वपूर्ण सवाल होगा।)

रोगी में दौरों का इतिहास होने पर निम्नलिखित विशेष प्रश्न आवश्यक होते हैं—

प्रथम दौरा किस उम्र में हुआ था ? क्या कोई पूर्ववर्ती कारण रहा है ? प्रथम दौरा संबंधी समस्त संभव जानकारियों का संकलन करना चाहिए। बाद के दौरों में क्या कुछ विशेषताएँ विकसित हुई ? कितने समय के अंतर से दौरे आते हैं ? ये

दौरे कितनी देर तक स्थिर होते हैं ? क्या इन दौरों का पूर्णिमा या अमावस्या से भी कोई संबंध रहता है ? क्या नींद की हालत में भी ये दौरे आते हैं ? क्या इनके साथ आक्षेप या अकड़न (Spasm) रहा करते है ? मिरगी के आकस्मिक दौरों के पूर्व विशेष प्रकार की सुरसुरी रोगी को अनुभूत होती है जिसे मूर्छाभास (Aura) कहा जाता है । क्या रोगी को दौरों (Fits) के पूर्व मूर्छाभास (Aura) महसूस होता है ? इसकी अनुभूति शरीर के किस हिस्से में होती है ? अथवा उसकी प्रकृति किस प्रकार की है ? क्या दौरों के समय रोगी के दाँत लग जाते हैं ? क्या मल-मूत्र निकल आते हैं ? दौरा के बाद के लक्षण किस प्रकार के होते हैं ? नींद, पक्षाघात, सिरदर्द आदि में कोई तकलीफ हो जाती है क्या ? क्या आगे-पीछे रोगी में किसी प्रकार मानसिक गड़बड़ी उत्पन्न हो जाती है।

रोगी के पक्षाघात की शिकायत करने पर उसके वृक्क एवं हृदय रोगों के संबंध में ध्यान देना होगा। (रक्ताभिसरण एवं उत्सर्जन संस्था देखें।)

क्या रोगी दाहिने हाथ का उपयोग अधिक करता है ? क्या रोगी बाएँ हाथ का अधिक उपयोग करता है ? (इस विषय का महत्त्व इस तरह है कि दाहिने हाथ का अधिक उपयोग करने वाले का मस्तिष्क बाईं ओर रहता है एवं बाएँ हाथ का अधिक उपयोग करने वाले का मस्तिष्क दाहिनी ओर। इन प्रश्नों से रोगी के मस्तिष्क की जानकारी प्राप्त होती है।

रोगी की स्मरण शक्ति कैसी है ?

रोगी को नींद कैसी रहती है ?

क्या रोगी भावुक (Emotinal) है और फलतः मामूली बातों से, हँसना, या रोना या क्रोधित होना प्रारंभ कर देता है ? क्या रोगी को देखने-सुनने-सूँघने के मामलों में किसी प्रकार की अस्वाभाविकता है ? यदि हाँ, तो किस प्रकार ?

क्या रोगी ठीक ढंग से बोल लेता है ?

क्या रोगी में कंपन की शिकायत है ?

क्या रोगी ठीक ढंग से चल-फिर लेता है ?

क्या रोगी अन्य सभी कार्य ठीक ढंग से संपन्न करने में समर्थ है ?

क्या रोगी को स्नायु की दुर्बलता महसूस होती है ?

क्या रोगी को कभी पक्षाघात की शिकायत थी ?

ताप, भार, वेदना एवं स्पर्श संबंधी अनुभूति रोगी में किस प्रकार है ?

रोगी की पोषण शक्ति (Trophic Functions) कैसी है ? अर्थात शारीरिक विकास (Growth), निर्वहन (Maintanance) एवं पुनर्निर्माण की स्थिति किस प्रकार है ? स्नायु शीर्णता (Atrophy of musales), सड़न (Gangrene) नखों की विकृति, बालों का झड़ना आदि अव्यवस्थित पोषण शक्ति के द्योतक होते हैं। रोगी शरीर में, तदनुसार पोषण शक्ति का अध्ययन करना चाहिए।

(ए) उत्सर्जन प्रणाली संबंधी विशेष प्रश्न

क्या आरक्त ज्वर (Searlet fever), टांसिल प्रदाह या पुराने वृक्क प्रदाह का इतिहास है ? क्या कटि प्रांत में कभी ऐसे दर्द की शिकायत रही है तो जानु संधि या अंडकोषों की ओर बढ़ता रहा है ? क्या सिर दर्द, वमन, चक्कर, पक्षाघात, श्वास कष्ट या दृष्टिहीनता की शिकायत रही है ?

क्या चेहरे में सूजन रहता है ? क्या वह सुबह बढ़ता है ? क्या एड़ी के पास भी सूजन रहा करता है ? मल कैसा रहता है ?

मूत्र की मात्रा या प्रकृति किस प्रकार है ? मूत्र में जलन, तलछट आदि।

(ऐ) त्वचा संबंधी विशेष प्रश्न

क्या रोगी को त्वचा संबंधी कोई कष्ट है ? अगर कोई उद्भेद (Eruption) है तो वह किस स्थान पर है और कब से हैं ? इसका रंग रूप कैसा है ? क्या वह त्वचा पर हमेशा बना रहता है ? या विशेष खान-पान या पहराव से घटता-बढ़ता है ? क्या उसमें खुजली होती है ? एवं जलन या झुनझुनी भी महसूस होती है ? या वह सर्वथा संवेदनाहीन है ? क्या रोगी को कभी उपदंश या प्रमेह हुआ ? क्या ये बीमारियाँ उसके परिवार में और किसी को थी ? क्या रोगी को वर्तमान उद्भेद किसी बीमारी की चिकित्सा के बाद हुआ ? यदि हाँ, तो उस चिकित्सा का अधिकतम संभव विवरण प्राप्त करना चाहिए। क्या रोगी रासायनिक या अन्य उत्तेजक द्रव्यों के संस्पर्श में रहता रहा है ? ताप या ठंडक की क्या प्रतिक्रिया होती है ? क्या त्वचा रोगी की बाह्य चिकित्सा से अन्य रोग उत्पन्न हो जाते हैं ? क्या उद्भेद से रक्त निकलता है ? स्राव की प्रकृति कैसी रहती है ? पतला, गाढ़ा, दुर्गन्धयुक्त, सफेद या पीला आदि ? उद्भेद से जो भी कष्ट होते हैं–खुजली, जलन या स्राव आदि किस समय बढ़ते हैं और किस प्रकार घटते हैं ?

(ओ) संचरन प्रणाली संबंधी विशेष प्रश्न

क्या रोगी में वात, मूत्रेन्द्रिय के स्राव, यक्ष्मा या उपदंश का इतिहास है ? क्या इसके संधियों में दर्द है ? क्या दर्द स्थान भी बदलता है ?

उसके कष्ट चौबीस घंटों में कब सर्वाधिक बढ़ते हैं या घटते हैं ? अमावस्या, पूर्णिमा अथवा ऋतुओं का उसके कष्टों पर क्या प्रभाव पड़ता है ? दबाव, गरम या ठंडक पहुँचाने से रोगी के कष्टों की क्या स्थिति होती है ?

विभिन्न प्रणालियों से संबंधित विशेष प्रश्न समाप्त करके रोगी का यथा आवश्यक परीक्षण करना चाहिए। बाद में लक्षणों की समग्रता पर औषधों का चयन करें।

इतना कर लेने पर होमियापैथी कभी निराश नहीं करेगी।

परिच्छेद : तेरह

स्वानुभूत लक्षण : उपक्रमों का सार संक्षेप

अब तक के पृष्ठों में स्वानुभूत लक्षणों की सम्प्राप्ति के लिए समस्त आधारभूत उपक्रमों का ब्योरेवार वर्णन किया गया।

इन सारे उपक्रमों का सार संक्षेप निम्नानुसार होगा–

1. सबसे पहले रोगी का नाम, पता, उम्र, व्यवसाय आदि लिखें।
2. 'कहिए क्या कष्ट है' ? इस प्रश्न से रोगी से स्वानुभूत लक्षण प्राप्त करने की यात्रा का आरंभ करें।
3. उसका व्यक्तिगत इतिहास लें।
4. उसका पारिवारिक इतिहास लें।
5. उसके मानसिक लक्षणों का अध्ययन करें।
6. रोगी के प्रथम दर्शन से प्राप्त विशेष लक्षणों का संकलन करें।
7. रोगी की विभिन्न प्रणालियों रो संबंधित विशेष प्रश्न करके बची-खुची आवश्यकताएँ पूर्ण करें।

इसके बाद ही रोगी का शारीरिक परीक्षण करते हुए परानुभूत लक्षण प्राप्त करने की औपचारिकताएँ पूर्ण करनी चाहिए एवं दवाएँ लिखनी चाहिए।

अध्याय : दो

रोगी का शारीरिक परीक्षण

परिच्छेद : एक

परानुभूत लक्षणों की ओर

अब हम उन प्रारंभिक जानकारियों की ओर बढ़ेंगे जो रोगी के परानुभूत लक्षणों (objective symptoms) को प्राप्त करने में सहायता प्रदान करते हैं।

रोगी के परानुभूत लक्षणों (Objective Symptoms) को व्यवस्थित रूप में प्राप्त करने के लिए शरीर के विभिन्न प्रणालियों–यथा–पाचन प्रणाली, रक्ताभिसरण प्रणाली, श्वसन प्रणाली–आदि का वैज्ञानिक ढंग से अध्ययन-परीक्षण आवश्यक होता है। जो शास्त्र रोग निदान (Diagnosis) अर्थात रोग निर्णय के लिए शरीर के विभिन्न प्रणालियों के अध्ययन परीक्षण की वैज्ञानिक विधि बतलाता है वह **नैदानिक विधि शास्त्र या रोगी परीक्षण शास्त्र** (Clinical Methods) कहलाता है। रोग निर्णय की क्षमताओं के व्यापक विकास के लिए नैदानिक विधि शास्त्र (Clinical methods) की अनेक पुस्तकें बाजार में उपलब्ध हैं। रोगी परीक्षण की पूर्ण पद्धतियों के लिए उन्हीं का अध्ययन किया जाना उचित है। यहाँ हम सार-संक्षेप की विवेचना करेंगे।

कई बार होमियोपैथी में रोग निर्णय के अभाव में भी लक्षणानुसार दवा देकर आरोग्य संपादित करना संभव होता हैं परंतु इससे उत्साहित होकर रोगी परीक्षण की उपेक्षा करना अनेक प्रकार से अलाभकारी होता है। इस संबंध में हम प्रथम अध्याय में भी प्रकाश डाल चुके हैं।

पाचन प्रणाली, श्वसन प्रणाली एवं रक्ताभिसरण प्रणाली के परीक्षण में निम्नांकित पाँच शीर्षकों में परीक्षण को व्यवस्थित किया जाता है। यथा–

(1) शारीर (Anatomy) का अध्ययन करना।

(2) दर्शन (Inspection) से (अर्थात देखकर) परिणाम प्राप्त करना।

(3) स्पर्शन (Palpation) से (अर्थात स्पर्श) परिणाम प्राप्त करना।

(4) आघातन (Per cussion) से (अर्थात ठोककर) परिणाम प्राप्त करना।

(5) आकर्णन (Auscultation) अर्थात् 'आकर्णन यंत्र'; या 'श्रवणी' (Stethoscope) या 'परिश्रावक' या 'आला' द्वारा परिणाम प्राप्त करना।

स्नायु प्रणाली के परीक्षण में शारीर अध्ययन के साथ आज्ञा तथा संवेदना पथों की स्थिति देखी जाती है। साथ ही, करोटीय (Cranial) स्नायुओं की स्थिति के साथ-साथ परावर्तित क्रियाओं (Reflex) का भी अध्ययन किया जाता है। संचरन प्रणाली एंव त्वचा परीक्षण में मुख्यतः दर्शन (Inspection) का सहारा लिया जाता है।

उत्सर्जन प्रणाली में दर्शन के साथ-साथ प्रयोगशाला विधियों का सहारा लिया जाता है।

परिच्छेद : दूसरा

पाचन प्रणाली का परीक्षण

(अ) शारीर (Anatomy)—भोजन का पाचन जिस मार्ग से होता है, उसे अन्न मार्ग कहते हैं। अन्नमार्ग एक लचीली, लंबी व पोली नली है जो मुँह से आरंभ होकर छाती तथा उदर के भागों से होती हुई गुदाद्वार (Anus) में समाप्त होती है। यह अन्न मार्ग कहीं संकरा व कहीं चौड़ा होता है। इसके निम्न भाग हैं—

(1) मुख (Mouth)

(2) ग्रसनिका (Pharynx)

(3) अन्ननलिका (Oesophagus)

(4) जठर (Stomach) या आमाशय

(5) क्षुद्रांत्र (Small Intestine)

(6) वृहदांत्र (Large Intestine)

(7) गुदा (Anus)

इसके अतिरिक्त लारोत्पादक पिंड (Salivary glands) यकृत (Liver) क्लोम ग्रंथि (Pancreas) आदि भी पाचन प्रणाली में सम्मिलित है और यें सभी पाचन प्रणाली में महत्त्वपूर्ण हिस्सेदारी रखते हैं।

चबाया हुआ भोजन अन्न नलिका द्वारा जठर में उतरता है। जठर में विभिन्न पाचक रसों के सहयोग से खाए-पीए पदार्थों का पाचन होता है। इसके बाद वह क्षुद्रांत्र में जाता है। क्षुद्रांत 26 फीट लंबी होती है। क्षुद्रांत्र में भोजन का यकृत से निकले पित्त एवं क्लोम ग्रंथि के क्लोमरस से संपर्क होता है। यहाँ पचित-भोज्य पदार्थ का रस क्षुद्रांत्र की पतली दीवारों से शोषित होकर रक्त में समाहित होकर शरीर का पोषण करता है। रसपोषण के बाद बचा भाग क्षुद्रांत्र से वृहदांत्र में पहुँचता

चित्र क्रमांक 1
कंठ से कमर तक–सन्मुखांश

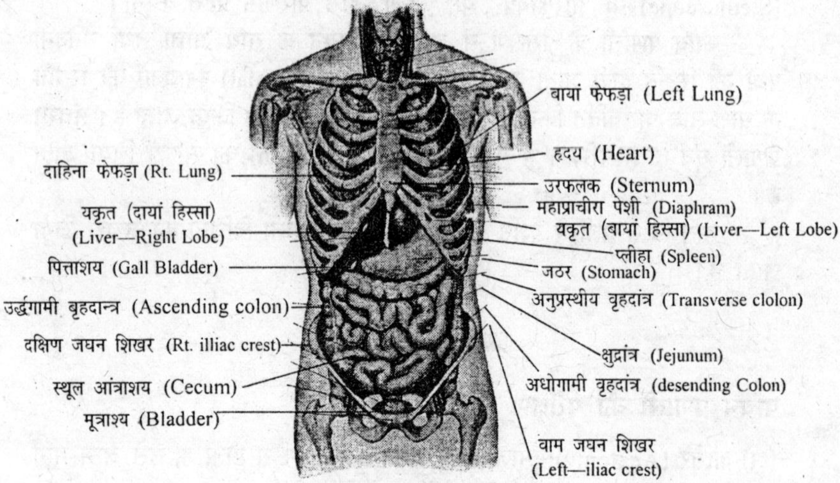

चित्र क्रमांक 2
कंठ से कमर तक–पश्चातांश

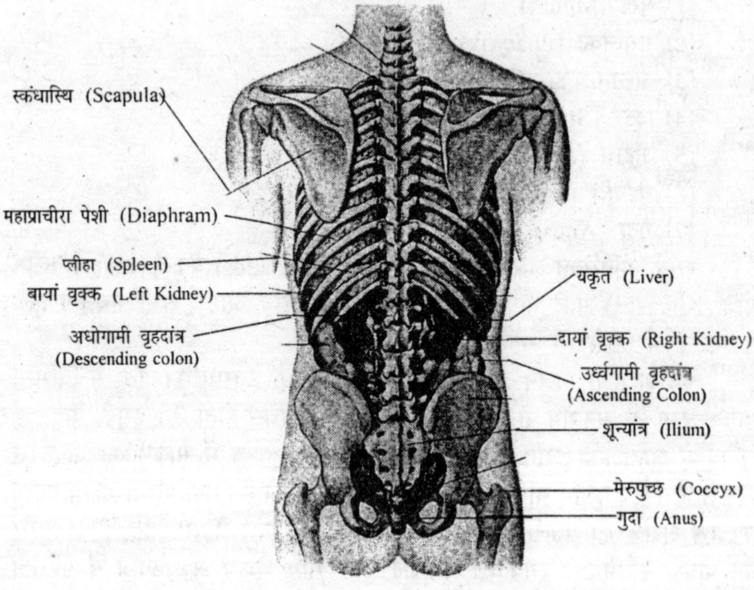

है। वृहदांत्र में बचे भाग का जलीय अंश शोषित हो जाता है। अंत में भोजन में लिया गया पदार्थ मल रूप से गुदा मार्ग से बाहर आता है।

(1) मुख का परीक्षण

पर्याप्त प्राकृतिक अथवा अप्राकृति प्रकाश में मुख का परीक्षण किया जाता है। क्रमशः ओठ, दांत, जीभ देखते हैं।

ओंठ का रंग–हृदय रोगों में जब क्षतिपूर्ति अवरोधित हो या फुस्फुस की पीड़ित कोशिकाओं के कारण ओषजन के आशोषण की कमी हो, ओंठ नीले पड़ जाते हैं। नीलांग (Cyanosis)। रक्ताल्पता या आंत्रिक विकारों में ओठों में शुष्कता आ जाती है। फुस्फुस प्रदाह (Pneumonia) में ओठों में परिसर्प (Harpes) नामक बीमारी प्राप्त हो सकती है। उपदंश (Syhhilis) के रोगियों में ओठों के कोने फटे-फटे रह सकते हैं।

दांतों की स्थिति–युवावस्था में स्थायी दाँत 32 होते हैं। पूयदन्त (Pyorrhea) नामक बीमारी में दाँतों की जड़ से मवाद निकलता है। जन्मगत उपदंश के कारण दाँत चोटी (Crown) के पास अर्धचंद्राकार हो जाते हैं। इन्हें 'हचिन्सन दंत' (Hutchinson's Teeth) कहा जाता है। ऊपर के जबड़े में, मध्यकर्तनकों, जिनकी संख्या दो होती है, में उपर्युक्त लक्षण प्रगट होते हैं। हचिन्सन दंतों का स्वाभाविक रंग भी नष्ट हो जाता है। ये दाँत कुछ दूरी पर और खूंटी के आकार के हो जाते हैं। जड़ें पतली हो जाती हैं। मसूड़ा या दंतवेष्ट (Gum) को दबाने पर पूयदंत रोग में मवाद निकलता है। रक्त निकलने पर विटामिन सी की कमी सूचित होती है। सीसाविष से दूषित होने पर (Lead Poisoning) मसूड़ों या दन्तवेष्टों में गहरी नीली धारी पड़ जाती है।

जिह्वा (Tongue)–परीक्षण के लिए रोगी से जीभ बाहर निकालने को कहना चाहिए। पक्षाघात की स्थिति में जिह्वा पक्षाघात की दिशा में मुड़ जाती है। आसन्न पक्षाघात की स्थिति में; जैसे आंत्रिक ज्वर की बढ़ी हुई हालत में, रोगी जीभ नहीं निकाल पाता–वह दांतों में अटक जाती है।

स्नायविक दुर्बलता में जीभ में कंपन होता है। गलगंड (Ex-opthalmic Goitre) रोग में भी जीभ में कंपन रहता है।

रक्त की कमी में जीभ सफेद हो जाती है। अंकुश कृमि (Hook Worm) रोग में जीभ में काले धब्बे पड़ जाते हैं एवं वह स्याहीसोख की तरह शुष्क खुरदरी हो जाती है। कोष्ठबद्धता में जीभ सफेद पपड़ीयुक्त होती है। वैसे दुग्धपान से भी जीभ में सफेदी रहना संभव है। पित्ताशय की अनियमितता में जीभ में पीली लेप चढ़ जाती है। (धूम्रपान एवं मदिरा सेवन से भी जीभ मैली रह सकती है। यह भी संभव है कि कई बीमारियों की हालतों में जीभ साफ रहे।) अजीर्ण की अवस्था में

जीभ प्रायः मलावृत्त रहती है।

जिह्वांकुर (Papillae) : यह स्वाभाविक है कि जीभ पर जिह्वांकुर रहे। विटामिन 'बी' की कमी से जीभ चिकनी हो जाती है और जिह्वांकुर लुप्त हो जाते हैं। कुकुरखाँसी (Whooping congh) में कई बार जीभ के नीचे छोटा घाव हो जाता है। अनेक रोगियों में, जिह्वार्वुद (Renula) होती है जो जीभ के नीचे तरल द्रवयुक्त मासांकुर होती है।

ग्रसनिका (Pharynx) का परीक्षण

जिह्वादावक (Tongue depressor) से जीभ को दबाकर क्रमशः तालु (Palate) गलतोरणिका (Fauces) दोनों ओर की तालुमूल ग्रंथि (Tonsils) तथा ग्रसनिका (Pharnyx) की परीक्षा करते हैं।

मूर्च्छावायुग्रस्त (Hysteric) रोगियों में तालु एवं गलतोरणिका प्रायः चेतनाशून्य मिलती है।

तालु का रंग पीला होना कामला (Jaundice) का द्योतक होता है। खसरा (Measles) में प्रारंभ से ही तालु में लाल धब्बे उभर आते हैं। रोहिणी या घटसर्प (Diptheria) में एक तरह की श्वेत झिल्ली गलतोरणिका, तालु आदि को आच्छादित करके श्वासावरोध की स्थिति उत्पन्न करती हैं। ग्रसनिका पर स्वाभाविक स्थिति में, साबूदाने जैसी गुटिकाएँ रहा करती हैं। कणिकामय ग्रसनिका शोध (Granular pharyngitis) में ये गुटिकाएँ बहुत बढ़ जाया करती है।।

मुख या ग्रसनिकापरीक्षा काल में श्वास-प्रश्वास में दुर्गन्ध प्राप्त हो तो मुख तथा नाक से अलग-अलग श्वास प्रश्वास की जाँच करनी होती है। नाक से दुर्गन्ध आने पर दुर्गंध का कारण नाक के भीतर माना जाना चाहिए। मुख से दुर्गंध आने की स्थिति में वह पूयदंत (Pyorrhea) मसूड़ों के घाव या टांसिलों के प्रदाह आदि के कारण होना संभव मानना चाहिए। यदि नाक एवं मुख दोनों ही स्थानों से श्वास प्रश्वास में दुर्गंध प्राप्त होता है तो बीमारी अन्यत्र होती है। फुस्फुस के सड़न (Gangrene of Lungs) वायुनली प्रसारण (Bronchictiasis) आदि में दोनों स्थानों से दुर्गंध प्राप्त हो सकती है।

मूत्रविकार की स्थिति में मुख से मूत्र की सी गंध प्राप्त होगी। मधुमेह में, मुख से मधुर गंध प्राप्त हो सकती है। तारपीन के तेल अफीम आदि औषधों के सेवन के बाद श्वास प्रश्वास में इन द्रव्यों की गंध मिलना संभव होता है।

अन्ननलिका (Oesophagus) का परीक्षण

अन्ननलिका, जिसकी लंबाई 9'' से 10'' तक होती है, की परीक्षा के लिए क्ष-रश्मि (x-ray) तथा अन्य यंत्रों की आवश्यकता होती है।

रोगी द्वारा निगलने में कष्ट होने पर क्ष-रश्मि (x-ray) द्वारा अपारदर्शी द्रव (Radio opague emulsion) पिलाकर निष्कर्ष प्राप्त करना प्रयोजनीय होता है। रोगी की अन्ननलिका में आमाशय नलिका (Stomach Tube) डालकर भी परीक्षा की जाती है। **निगलने के कष्ट में अनेक बार कैंसर की संभावना होती है।**

(आ) उदर परीक्षण की आवश्यक बातें

जठर (Stomach), क्षुद्रांत्र (Small Intestine) वृहदांत्र (Large Intestine) यकृत (Liver), क्लोम (Pancreas) आदि महत्त्वपूर्ण अवयव उदर गह्वर (Abdominal Cavity) में आते हैं।

इनका यथोचित अध्ययन के लिए संपूर्ण उदर गह्वर को नौ खंडों में विभाजित कर लिया जाता है। यथा–

(1) दसवीं पर्शुकाओं के नीचे से (Lowest Points of 10th Costal Cartilages) एक अनुप्रस्थ रेखा याने आड़ी रेखा (Transverse line) खींचते हैं।

(२) दोनों ओर की कोख की अस्थिशिखरों याने जघन चूडाओं को (Most prominent points of each iliac crest) जोड़ती हुई एक रेखा खींचते हैं।

(३) नाभि के दोनों ओर अर्धचंद्र रेखाओं (Linea Semileunaris) को, जो कि उरुसंधि बंधन (Inguinal Ligament) के मध्यबिंदु को स्पर्श करती है; खींचते हैं। अर्धचंद्र रेखाएँ नाभि के दोनों ओर 3" की दूरी पर 6वीं पसली से नीचे की ओर चलती है। इससे उदर के नौ खंड प्राप्त होते हैं। ये निम्नानुसार हैं–

उदर विभाजन का चित्र (क्रमांक 1)

1. दक्षिणोदर शिखर (Right Hypocondriac region)
2. मध्योदर शिखर (Epigastric region)
3. वामोदर शिखर (Left. Hypocondriac region)
4. दक्षिण कटि क्षेत्र (Right Lumbar Region)
5. नाभीय क्षेत्र (Umbilical region)
6. वाम कटिक्षेत्र (Left. Lumbar region)
7. दक्षिण जघन क्षेत्र (Right. Iliac region)
8. तलोदर क्षेत्र (Hypogastric region)
9. वाम जघन क्षेत्र (Left. Iliac region)

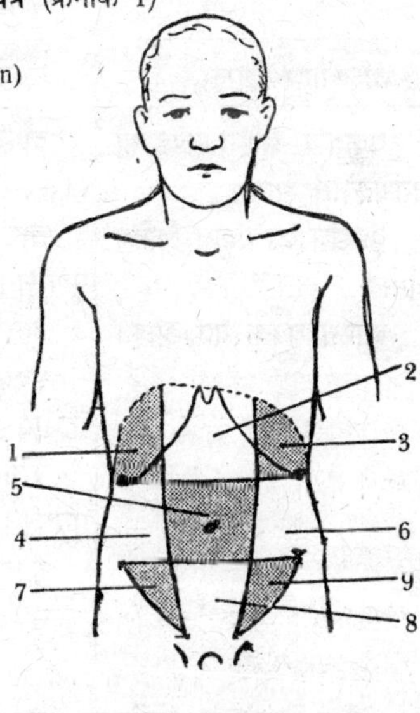

प्राप्त उदरखंडों का नामाकरण निम्नानुसार है। चित्र क्रमांक 2 देखें–

(अ) दाहिनी ओर
1. ऊपर–दक्षिणोदर शिखर (Rt Hypocondriac region)
4. मध्य–दक्षिण कटि क्षेत्र (Rt Lumbar Region)
7. नीचे–दक्षिण जघन क्षेत्र (Rt. Iliac region)

(आ) मध्य भाग में
2. ऊपर–मध्योदर शिखर (Epigastric region)
5. मध्य–नाभीय क्षेत्र (Umbilical region)
8. नीचे–तलोदर क्षेत्र (Hypogastric region)

(इ) बायीं ओर
3. ऊपर–वामोदर शिखर (Lt. Hypocondriac region)
6. मध्य–वाम कटिक्षेत्र (Lt. Lumbar region)
9. नीचे–वाम जघन क्षेत्र (Lt. Iliac region)

दवीं चर्शुकाओं को जोड़ने वाली अनुप्रस्थ रेखा
अर्ध चंद्र रेखा
अर्धचंद्र रेखा
जघन चूडाओं को जोड़नेवाली रेखा
उरु संधि बंधन का मध्य बिंदु
उरुसंधि बंधन का मध्यबिंदु

उदर के समस्त खंडों में आने वाले भीतरी अवयवों की सूची निम्नानुसार है

दक्षिणोदर शिखर	मध्योदर शिखर	बामोदर शिखर
यकृत के दाहिने खण्ड का अधिकतम भाग। वृहदांत्र का यकृत क्षेत्रीय घुमाव दाहिने वृक्क का अंश।	दाहिने यकृत खण्ड का अंश। बायें यकृतखण्ड का पूर्णांश। पित्तशय। जठर का अंश पक्वाशय का प्रथम एवं द्वितीय भाग क्लोम तथा प्लीहा का पूर्वांश। वृक्कों के अंश। उपवृक्क ग्रंथियां।	यकृत के वाम खण्ड का अंश। (कभी कभी) जठर का अंश। क्लोमपुच्छ एवं प्लीहा का द्वारों साहित। अधिकतम भाग। वाम वृक्क का अंश।

दक्षिण कटि क्षेत्र	नाभी क्षेत्र	वाम कटि क्षेत्र
दाहिने वृक्क का अंश। उर्ध्वगामी वृहदांत्र। कभी कभी क्षुद्रात्र का निम्नांश।	दाहिने वुक्क का अंश एवं कभी कभी दोनों वृक्क वृहदांत्र का अनुप्रस्थीय अधिकतम भाग। पक्वाशय का तीसरा भाग शून्यांश एवं क्षुद्रांत्र के चक्र (coils of jejunum and ilium)	वाम वृक्क का अंश। (कभी-कभी)। अधोगामी वृहदांत्र। शून्यांत्र का भाग।
दक्षिण जघन क्षेत्र	तलोदर क्षेत्र	वाम जघन क्षेत्र
क्षुद्रांत्र का अंतिम छोर। स्थूल आंत्राशय (Ceeum) एवं आंत्रपुच्छ (Appendix)	क्षुद्रांत्रके चक्र। गुदामार्ग का ऊपरी हिस्सा तथा द्विवक्र नल (Upper part of rectum and sigmoid loop) बालकों में मूत्राशय। (प्रसारित होने पर बड़ों का मूत्राशय भी) सगर्भ	शून्यांत्र एवं क्षुद्रांत्र के चक्र। द्विवक्र मेहराव (Sigonoid Flexur)

उदर परीक्षण के समय रोगी को, जिसका मूत्राशय खाली रहना आवश्यक है, पीठ के बल लिटाकर पर्याप्त प्रकाश में उदर के कपड़े हटाकर परीक्षण करते हैं।

उदर का दर्शन (Inspection of Abdomen)

उदर के आकार में वृद्धि छः कारणों से संभव होता है। यथा–

1. वसा (Fat)
2. द्रव (Fluid)
3. वायु (Flatus)
4. अर्बुद (Tumour)
5. मल (Faeces)
6. भ्रूण (Foetus)

मस्तिष्क झिल्ली प्रदाह (Maningits) रोग में उदर नॉव की तरह अंदर दब जाता है। श्वास पटल (Diapnram) के ठीक नीचे वाले अंगों में श्वसन क्रिया के

समय उतार-चढ़ाव होता है। उदरावरण प्रदाह (Peritonitis) में उदर प्राचीर (Adominal wall) स्थित रहती है एवं श्वसन क्रिया के समय उसमें कोई गति दृष्टिगोचर नहीं होती।

घातक या मारात्मक रोगों में त्वचा पर परिणामी ग्रंथियाँ (secondary nodules) उभर आती है। सर्वांग शोध (anasarca) में उदर की त्वचा पर भी शोध हो जाता है।

आंत्रवृद्धि (Hernia) एवं जलोदर (Ascites) में नाभि बाहर की ओर निकल आती है। इससे वह फूली हुई दिखने लगती है। घातक बीमारियों में नाभि भीतर की ओर दब जाती है।

हृदय के दाहिने क्षेपक कोष्ठ के वृद्धि होने पर मध्योदर शिखर क्षेत्र में स्पंदन प्राप्त हो सकता है। महाधामनिक स्पंदन (Aortic pulsation) प्रायः स्नायविक प्रकृति वाले रोगियों, विशेष रूप से स्त्रियों में प्राप्त होता है।

कभी-कभी आंतों की परिसरण लहरें (Paristaltic waves) उदर प्राचीर में दृष्टिगोचर होती हैं। पुराने अंत्रावरोध (Chronic Intestinal Obstruction) में या प्रसारित जठर (Dialated Stomach) की स्थिति में ये अधिक सुस्पष्ट दिखती है।

उदर का स्पर्शन (Palpation of abdomen)

घुटने मोड़ लेने हेतु कहना चाहिए; क्योंकि घुटने मोड़ लेने पर उदर की पेशियाँ ढीली पड़ जाती हैं। रोगी को मुँह से श्वास प्रश्वास लेते रहना चाहिए। अब, चिकित्सक को जिसकी हथेली ठंडी न हो, अपनी हथेली रोगी के उदर की पेशियों पर रखते हुए, क्षण भर रुककर, ताकि हथेली उदर की पेशियों के ठीक-ठीक स्पर्श में आ जाए स्पर्शन क्रिया संपादित करनी चाहिए। अंगुलियाँ भीतर की ओर न घुसे। उदर के प्रत्येक खंड का क्रमानुसार स्पर्शन किया जाता है। जिस खंड का स्पर्शन करना हो, उस खंड के विपरीत कोण (diagonally opposite) से उसका आरंभ करना चाहिए। सामान्य स्पर्शन एक ही हाथ से करना चाहिए। किंतु वृक्क या पलीहा का स्पर्शन करते समय दूसरे हाथ को पीछे की ओर इस तरह रखना एवं दबाना पड़ता है कि ये अवयव कुछ ऊपर की ओर आ जावे। जब रोगी श्वास छोड़ता है, उस समय उसकी उदर पेशियाँ नीचे की ओर दबती हैं। इस समय, जबकि पेशियाँ दबती हैं, चिकित्सक की अंगुलियाँ धीरे-धीरे पेशियों के साथ-साथ नीचे की ओर दबती हुई स्पर्शन करे। इस प्रकार, आसानी से उदर की गहराईयों में रहनेवाले अवयवों का परीक्षण संभव हो जाता है।

सामान्यतः स्पर्शन में उदर की पेशियाँ लचीली मिलनी चाहिए, अभ्या से स्वाभाविक लचीलेपन का अनुभव संभव होता है। रोगजन्य स्थिति में पेशियाँ तनी हुई होती हैं एवं उनमें प्रतिरोध (Resistance) प्राप्त होता है। उदाहरण प्रदाह

(Deritonitis) रोग में स्थानीय (Local) प्रदाह की स्थिति में स्थानीय प्रतिरोध मिलता है अन्यथा विस्तृत प्रतिरोध प्राप्त होगा।

सामान्य स्पर्शन वेदनाहीन होनी चाहिए। अगर दर्द होता है तो उसका स्थान व उसके क्षेत्र का विस्तार समझ लेना आवश्यक होता है।

स्पर्शन क्रिया में अर्बुद (Tumons) का आभास होने पर उसका स्थान, आकार, संगठन व स्थिति (उदर प्राचीर में है या उदर गहवर में) की जानकारी प्राप्त करनी चाहिए। यह भी देखना जरूरी है कि अर्बुद के भीतर द्रव की उपस्थिति का अनुभव होता है या नहीं यकृत, प्लीहा, जठर आदि स्थानों के अर्बुद श्वास-प्रश्वास के साथ-साथ ऊपर नीचे होते हैं। अर्बुद की चलायमान प्रकृति कहलाती है।

यकृत की घातक बीमारियों में नाभि भीतर दब जाती है, जिसे नाभि का अंतरामरण (Infiltration) कहा जाता है। स्पर्शन द्वारा देखना चाहिए कि नाभि का अंतराभरण है या नहीं। यह रोग निदान की दृष्टि से अत्यंत महत्त्वपूर्ण होता है।

उदर का आघातन (Percussion of abdomen)

अब, स्पर्शन के अनुमानों को ठोस रूप देने के लिए आघातन की क्रिया का सहारा लिया जाता है। बाएँ हाथ की मध्यमा अंगुली को परीक्षा स्थान पर सपाट रखकर उसे दाहिने हाथ की मध्यमा अंगुली से ठोंकते हुए आघातन क्रिया संपन्न की जाती है। इस क्रिया का उद्देश्य आघातन से प्राप्त ध्वनियों का संग्रह करना है जिसका अध्ययन उदरस्थ अवयवों की स्थिति के संबंध में महत्त्वपूर्ण जानकारी प्रदान करता है।

स्वाभाविक अवस्थाओं में उदर के तीन स्थान (1) यकृत (2) प्लीहा एवं (3) मूत्र से पूर्ण मूत्राशय–आघातन के समय मंदध्वनि (Dull sound) प्रदान करते हैं। अन्य सब स्थानों में खोखली आवाज (Resonance) मिला करती है।

जलोदर (Dropsy) की स्थिति में रोगी को चित्त लिटाकर नाभि के दोनों ओर क्रमशः आघातन क्रिया संपन्न करनी चाहिए। जिस पार्श्व में मंद ध्वनि मिलती है उस स्थान का ध्यान रखकर रोगी को इस ढंग से लिटाना चाहिए ताकि मंद ध्वनि वाला क्षेत्र ऊपर आ जाए। इस स्थिति में, जलोदर रोग होने पर उदर में भरा हुआ तरल ऊपर से नीचे आ जावेगा और मंदध्वनि वाले स्थान में जो कि अब ऊपर हो गया है, हवा भर जायेगी। अब इस मंदध्वनि वाले क्षेत्र में आघातन करने पर खोखली आवाज (Resonancc) मिलेगी। मंदध्वनि के इस प्रकार परिवर्तित होने को अस्थिर मंदध्वनि (Shifting dullness) कहा जाता है।

उदर का आकर्णन (Auscultation of abdomen)

साधारणतः उदर परीक्षा में आकर्णन क्रिया का विशेष महत्त्व नहीं होता। तथापि

आकर्णन यंत्र या श्रवण यंत्र (Stethoscope) से अन्ननलिका (Oesophagas) संबंधी महत्त्वपूर्ण जानकारियाँ प्राप्त की जा सकती है। अगर रोगी को जल पीने के लिए कहा जाए एवं उसके जल पीते समय आकर्णन यंत्र को उसके मध्योदर शिखर (Epigastric region) पर रखा जावे, तो दो प्रकार की ध्वनियाँ प्राप्त होती हैं। एक–जब जल ग्रसनिका (Pharynx) पार करता है। और, दो–जब जल जठर के हार्दिक समाकुंचक (Cardiac Sphincter) से गुजरता है। इन दोनों ध्वनियों में से 5 से 10 सैकेंडों का व्यवधान होता है। इस व्यवधान में वृद्धि अन्न नलिका के रुकावट होने की सूचना देती है। सामान्य स्थिति में आंतों में श्रवणी के जरिए गुड़गुड़ाने की आवाज मिलती है।

आकर्णन यंत्र से उदर में बढ़े हुए भ्रूण का हृदय स्पंदन भी प्राप्त किया जा सकता है। **अगर भ्रूण स्वाभाविक स्थिति में है** (In normal Presentation) तो उसके हृदय का स्पंदन नाभि और वाम जघन शिखर (Left anterior Superior Spine) तक के स्थान के मध्य बिंदु पर प्राप्त होगा।

उदरावरण प्रदाह (Peritonitis) में आकर्णन यंत्र या श्रवणी में कोई भी ध्वनि प्राप्त नहीं होती।

अंत्रावरोध (Intestinal obstruction) की प्रारंभावस्था में अवरोध दूर करने के लिए आंतों की परिसरण लहरों (Paristalsis) में वृद्धि हो जाती है। इस स्थिति में इन लहरों की ध्वनि आकर्णन यंत्र में सुनाई पड़ती है। जब अवरोध दूर नहीं होता तब परिसरण लहरों (Paristalsis) के बढ़े हुए कार्यों से आंत थककर पक्षाघात ग्रस्त हो जाते हैं। रोगी के लिए यह एक भयानक अवस्था होती है। इस अवस्था को निस्तब्धोदर (Silent abdomen) कहा जाता है। इस अवस्था में आकर्णन यंत्र से कोई ध्वनि प्राप्त नहीं हो पाती।

(ब) यकृत (Liver) की परीक्षा

यकृत का अधिकांश भाग दक्षिणोदर शिखर में रहता है। उसका वामखंड उदरशिखर में वक्षोस्थि की बाईं ओर 2" दूर तक के स्थान तक आता है। ऊपर की ओर उसका विस्तार दक्षिण स्तनवृंत (Nipple) तक एवं नीचे दाहिनी ओर की 9वीं उपपर्शुका (Cartilage) एवं बाईं ओर की 8वीं उपपर्शुका तक होता है। शरीर की मध्यरेखा में अग्रपत्र (xiphoid) एवं नाभि के मध्यबिंदु से थोड़ा ऊपर इसका विस्तार है।

यकृत का दर्शन (Inspection of Liver)

विशेष महत्त्व का नहीं होता। तथापि सूजन, स्पंदन आदि के लिए उस पर ध्यान देना चाहिए। यकृत की वृद्धि हो जाने पर श्वास-प्रश्वास के साथ-साथ बढ़े हुए भाग का उतार-चढ़ाव स्पष्ट रूप से दृष्टिगोचर होता है।

यकृत का स्पर्शन (Palpation of Liver)

सबसे पहले यकृत की निचली सतह का स्पर्श करना चाहिए। सामान्य हालतों में यकृत की निचली सतह का स्पर्शन संभव नहीं होता। स्पर्शन की विधि यह है कि रोगी को चित्त लिटाकर उसके पैर मोड़ दिए जावें। अब उसकी बायीं ओर खड़ा होकर बाईं हथेली को दक्षिण जघन खात (Rt. Iliac fossa) से क्रमशः ऊपर की ओर स्पर्श करते चले। रोगी गहरी श्वास लेता रहे। यकृत की निचली सतह का स्पर्श होगा।

दूसरी विधि यह भी हो सकती है कि रोगी को पूर्ववत लिटाकर दाहिनी ओर ही खड़ा होकर दक्षिण जघन क्षेत्र से धीरे-धीरे दबाते हुए स्पर्शन क्रिया संपन्न करें।

स्पर्शन क्रिया में यकृत का स्पर्श होने पर यह देखना आवश्यक है कि उसकी निचली सीमा कैसी है। चिकनी है या मोटी ? धारदार है या गांठयुक्त ? उदर शिखर में भी यकृत का स्पर्शन करना चाहिए। यदि स्पर्शन काल में कहीं वेदना होती है तो उस स्थान का विशेष ध्यान रखना होगा।

रक्ताधिक्यज हृदयपात (Congestive Heart Failure), कर्कट रोग (Cancer), फोड़ा (Abscess), रक्तगत रोग (Blood disease) या उपदंश (Syphilis) आदि में यकृत की वृद्धि हो जाती है। यकृत सिरोसिस (Cirrhosis Liver) अथवा पित्त पथरी आदि रोगों में यकृत सिकुड़ता है। **यकृत में कर्कटरोग या फोड़ा आदि होने पर प्रदाहजन्य वेदना बहुत अधिक होतीहै। मलेरिया, कालाआजार आदि रोगों में यकृत वृद्धि होने पर भी वेदना अनुपस्थित होती है।**

यकृत का अघातन (Percussion of the Liver)

आघातन द्वारा यकृत की सीमा का पता लगाया जाता है। ऊपर की ओर यकृत के सामने फुस्फुस आता है। अतः साधारण आघातन द्वारा यहाँ यकृत सीमा का पता लगना कठिन होता है। यहाँ गहरा आघातन करना होता है। ऊपर की ओर आघातन क्रिया दूसरी पसली के पास से प्रारंभ करना अच्छा है। क्योंकि यहाँ से फुस्फुस की प्रतिध्वनि स्पष्ट रूप से प्राप्त होगी एवं यकृत सीमा प्रारंभ होते ही प्रतिध्वनि का अंतर आसानी से समझा जा सकेगा।

यकृत के सामने के भागों का आघातन रोगी को चित्त लिटाकर एवं पीछे के भागों का आघातन रोगी को बिठालकर अथवा खड़ा करके करना होता है।

यकृत सीमा में परिवर्तन तीन परिस्थितियों में संभव होता है–

(1) अर्बुद (Tumour), फुस्फुसावरण शोथ (Wet-pleurisy) या पूयोरस (Emphysema) के कारण स्थानापसारण (Displacement) के कारण।

(2) रोगजन्य विवृद्धि (Enlargement) के कारण।

(3) रोगजन्य संकोचन (Diminution) के कारण।

पित्ताशय (Gall bladder) की परीक्षा

सामान्य अथवा स्वाभाविक स्थितियों में पित्ताशय का स्पर्शन संभव नहीं होता। पत्थरी के कारण अथवा अन्य कारणों से वृद्धि प्राप्त होने पर कभी-कभी 9वीं पसली की उपास्थि (Cartilage) के पीछे स्पर्श में आता है। क्योंकि इस अवस्था में, जबकि वह बढ़ा हुआ होता है, श्वास प्रश्वास के साथ-साथ ऊपर नीचे होता रहता है। रोगी को झुकाकर बैठा लेने के बाद उसके पीछे दाहिनी ओर खड़ा होकर पित्ताशय का स्पर्शन करना चाहिए। वेदना रहने पर रोगी को श्वसन में कष्ट होगा। अंगुली छूने पर दर्द होगा।

प्लीहा (Spleen) की परीक्षा

शारीर (Anatomy)—प्लीहा वामोदर शिखर में स्थित होती है। 9वीं, 10वीं तथा 11वीं पसली के पीछे रहती है। ऊपर की ओर बाईं ओर के फुस्फुस से ढंकी रहती है। अन्यत्र जठर तथा आंत्र (Stomach & Intestine) द्वारा घिरी रहती है।

दर्शन (Inspection)

प्लीहा बढ़ जाने पर एक अर्बुद की तरह दिखाई देगी जिसका श्वास-प्रश्वास के साथ-साथ उतार-चढ़ाव होगा।

स्पर्शन (Palpation)

रोगी को चित्त लिटाकर चिकित्सक को बाईं ओर खड़ा होकर परीक्षण करना होता है। हथेली को उदर से सटाकर नीचे से ऊपर की ओर अंगुलियों को थोड़ा दबाते हुए क्रमशः 10वीं पसली तक लाना पड़ता है। प्लीहा बढ़ी हुई हो तो हाथ को आसानी से अनुभव होगा। प्लीहा का किनारा साधारण स्थिति में धारदार व चिकना (Sharp and smooth) होता है। रोगों की हालतों में किनारों की स्वाभाविकता खो जाती है। बच्चों की बालास्थि विकृति (Rickets) रोग में अथवा बाएँ फेफड़े के आवरण या फुस्फुसावरण में जल संचय होने पर (In wet pleurisy) प्लीहा बढ़कर नीचे खिसक आती है। यक्ष्मा (Tuberculosis) आंत्रिक ज्वर (Typhoid) एवं मलेरिया में प्लीहा के आकार में वास्तविक वृद्धि हो जाती है।

आघातन (Peression)—प्लीहा क्षेत्र का आघातन पूर्ण मंद ध्वनि (Absolute dullness) प्रदान करता है। प्लीहा नीचे आ जाने पर पूर्ण मंद ध्वनि का क्षेत्र नीचे तक विस्तृत मिलेगा।

वृक्को (Kidneys) की परीक्षा

दाहिना वृक्क (Right Kidney) आंशिक रूप में दक्षिण कटि क्षेत्र, दक्षिणोदर शिखर एवं उदर शिखर में रहता है। दाहिने वृक्क का अंतिम भाग नाभि से 1'' एवं वाम वृक्क का निम्नांश नाभि से 1½" ऊपर रहता है।

दर्शन (Inspection) तथा आघातन (Percussion) से वृक्कों का परीक्षण संभव नहीं होता।

रोगी के उदर में बहुत चर्बी न हो तो स्पर्शन कई बार संभव हो जाता है।

स्पर्शन के लिए रोगी को चित्त लिटाकर पैरों को मोड़कर कंधे को तकिये पर उठा देना चाहिए। दाहिने वृक्क की परीक्षा दाएं हाथ से एवं बाएँ वृक्क की परीक्षा बाएँ हाथ से करनी होती है। जिस हाथ से स्पर्शन करते हैं उसे अंतिम पसली के पास उदर प्राचीर पर रखकर दूसरे हाथ से पीठ की ओर से अंतिम पसली के क्षेत्र में ऊपर की ओर दबाव देते हैं। वृक्क बढ़ा हुआ हो तो इस प्रकार के परीक्षण से स्पर्शन में आता है।

आंतों का परीक्षण (Examination of Intestines)

शारीर (Anatomy)–क्षुद्रांत्र (अथवा छोटी आंतें) मुख्यतः नाभीय क्षेत्र एवं तलोदर क्षेत्र में होता है। दक्षिण जघन क्षेत्र में वृहदांत्र अथवा बड़ी आंतों से इसका मिलन स्थल होता है। यह मिलन स्थल स्थूल आंत्राशय (Caecum) कहलाता है। यदि दाहिने जघन शिखर (Anterior superior Iliac spine) से एक रेखा नाभि तक खींची जाए तो जघन शिखर से 1½" से 2" की दूरी पर जो बिंदु प्राप्त होगा वह आंत्रपुच्छ (Appendix) का स्थान होगा। इस बिंदु को 'मैक बर्नी का स्थान' (Mc Burney's point) कहा जाता है। **अपेंडिसाइटिस नामक बीमारी में 'मैक बर्नी' का स्थान दर्दयुक्त अवश्य होता है।**

दर्शन तथा स्पर्शन (Inspection & Palpation) आम पद्धति से यह संपन्न करना होता है।

आघातन (Percussion)–वायु संचय (Tympanitis) या आंत्रिक पक्षाघात (Intestinal paralysis) रोग में आघातन से 'बढ़ी हुई प्रतिध्वनि' (Hyper resonance) प्राप्त होता है।

आकर्णन (Auscultation)–सामान्य स्थिति में श्रवणी या आकर्णनयंत्र (Stethoscope) से आंत्र में गुड़गुड़ाने की आवाज मिलती है। निस्तब्धो दर (Silent abdomen) में यह ध्वनि प्राप्त नहीं होती।

गुदा का परीक्षण (Rectal Examination)

रोगी को बाईं करवट लिटाकर उसकी दाहिनी जांघ व घुटने को मोड़कर नितंबपेशियों को फैलाते हुए अंगुली से अंगुलिकंचुक (Finger Stall) पहनकर अंगुलि से अथवा 'प्राक्टोस्कोप' नामक यंत्र से जांच की जाती है। जांच के पूर्व वेसलीन से अंगुलिकंचुक अथवा प्राकटोस्कोप को चिकना बना लेना होता है। इसके बाद अंगुलि को अथवा प्राक्टोस्कोप (Proctoscope) को गुदा के भीतर डालते हैं। अंगुलि के ऊपर-नीचे घुमाकर देखने पर पुरुषों की उभरी हुई मूत्राशय ग्रंथि (Prostate gland) एवं स्त्रियों में गर्भाशय ग्रीवा (Cervix uteri) स्पर्शलभ्य होता है। श्लेष्मिक झिल्लियों (Mucus Membranes) के घाव या अर्बुद (Tumour) या रक्त जमे बवासीर के मस्से स्पर्शित होते हैं।

पाचन संस्था के अन्य विशेषज्ञतापूर्ण परीक्षण

निम्नांकित परीक्षण आम है–

(1) वमन तथा मल का प्रयोगशाला परीक्षण।

(2) क्ष-रश्मि द्वारा 'बेरियम मील', 'बेरियम स्वालो', 'बेरियम फालो थ्रू', 'बेरियम एनिया' आदि का परीक्षण। इन बातों में 'बेरियम सल्फेट' का घोल निगलने देकर विभिन्न स्थिति व समयों में क्ष-रश्मि (x-ray) अध्ययन संपन्न किया जाता है।

(3) यकृत कार्य परीक्षण (Liver Function Test) ताकि यकृत की क्रियाशीलता के व्यवधानों को जाना जा सके।

(4) अल्ट्रासाउंड तथा सी.टी. स्कैन

(5) बायोप्सी (Biopsy) द्वारा कोष परीक्षा आदि।

परिच्छेद : तीसरा

रक्ताभिसरण प्रणाली का परीक्षण

(अ) रक्ताभिसरण संस्था का शारीर (Anatomy)

हृदय तथा रक्तवाहिनियाँ–ये दो भाग मिलकर रक्तामिसरण संस्था को संपूर्णता प्रदान करते हैं।

हृदय अनैच्छिक मांसपेशियों का बना एक ऐसा खोखला यंत्र है जिसके भीतर चार कोष्ठ या कोठे हैं। इन खोखले कोठों के भीतर से रक्त का आवागमन होता है। दो कोष्ठ क्रमशः बाहर से आए शुद्ध-अशुद्ध रक्त लेने के लिए काम करते हैं और दो कोष्ठ क्रमशः शुद्ध-अशुद्ध रक्त भीतर से बाहर भेजने के लिए कार्य करते हैं। जिन कोष्ठों से रक्त भीतर आता है, उन्हें ग्राहक कोष्ठ (Auricle) एवं जिन

चित्र क्रमांक 5

हृदय (Heart)

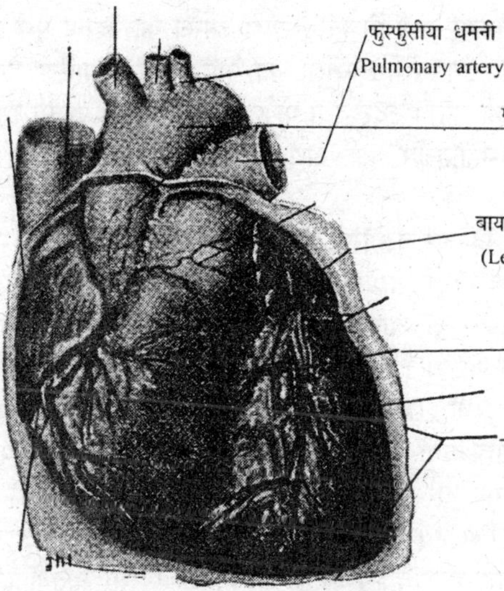

कोष्ठों से रक्त बाहर जाता है उन्हें क्षपेक (Ventricle) कोष्ठ कहा जाता है। कोष्ठों के रक्त प्रवाह को नियंत्रित करने के लिए ग्राहक-क्षेपक कोष्ठों को अलग करने के मार्गों पर कुछ द्वार बने हैं जिन्हें क्रमशः महाधमनी कपाट (Aortic valve) फुस्फुसिया धमनी कपाट (Pulmonary valve) द्वि कपाट (Mitral Valve) एवं त्रिकपाट (Tricuspid Valve) कहा जाता है। हृदय में अशुद्ध रक्त लानेवाली रक्तवाहिनियों को शिरा (Veins) एवं हृदय से शुद्ध रक्त ले जाने वाली रक्त वाहिनियों को धमनी (Artery) कहा जाता है।

वक्ष गहवर में (In thoracic Cavity) दो फेफड़ों के बीच, किंचित बाईं ओर झुका हुआ-सा, हृदय (Heart) का अवस्थान होता है। इसका चौड़ा भाग ऊपर रहता है एवं 'तलदेश' (Base) कहलाता है। संकरा भाग नीचे रहता है एवं 'शिखर' (Apex) कहलाता है। हृदय बंद मुट्ठी के आकार का अवयव है। सामने से देखने पर, सामने के हिस्से में, हृदय का दायाँ ग्राहक कोष्ठ (Right Auricle) तथा बायाँ क्षेत्रक कोष्ठ (Left ventricle) ही मुख्यतः मिलता है। केवल बाएँ क्षेपक (Left ventricle) का कुछ हिस्सा बाईं ओर मिलता है।

हृदय को ढांकने वाला वक्ष का सम्मुख भाग हृदग्र (हृद्+अग्र अर्थात हृदय

का सामने वाला) देश (precordial region) कहलाता है।

पसलियाँ या पर्शुकाएँ (Ribs) वक्ष के मध्य भाग में कंठ से उदर तक फैले जिस अस्थि खंड से मिलते हैं वह वक्षोस्थि या उरफलक (Sternum) कहलाता है। वस्थास्थि से पर्शुकाएँ जहाँ मिलती हैं वहाँ अस्थि का स्वरूप पूर्ण अस्थि सदृश्य नहीं होता। स्वभावतः इन संयोग स्थलों की अस्थि को 'उपास्थि' अथवा 'तरुणास्थि' (Cartilage) कहा गया। उदर तथा फेफड़ों के बीच उन्हें अलग रखनेवाली एक पेशी होती है। जिसे महाप्राचीर पेशी अथवा वक्षोदर मध्यस्थ पेशी (Diaphram) कहते हैं।

हृदय का विस्तार वक्षोस्थि अथवा उरफलक के दाहिनी ओर तीसरी से सातवीं पर्शुका तथा वक्षोस्थि के संयोग स्थल तक (यह दाहिना ग्राहक कोष्ठ का अंश होता है) एक टेढ़ी लकीर के आकार में वक्षोस्थि से 1'' की दूरी लेकर होता है। ऊपर दूसरी पर्शुक तरुणास्थि (2nd costal cartilage) से नीचे महाप्राचीरा पेशी अथवा वक्षोदर मध्यस्थ पेशी (Diaphram) तक हृदय तक विस्तार रहता है। दूसरी पर्शुक तरुणास्थि के नीचे बायाँ ग्राहक कोष्ठ का अंश होता है। बाईं ओर चुचुक (Nipple) चौथे पर्शुक तरुणास्थि और पर्शुक (Rib) से संयोग स्थल के ठीक बाहर रहता है। इसके नीचे हत् शिखर (Apex of heart) का स्थान होता है। हृदय का फैलाव बाईं ओर इस क्षेत्र तक होता है। हृदय के सामने का हिस्सा सातवीं दाहिनी पर्शुका तथा वक्षोस्थि के संयोग स्थल से हतशिखर तक–हृदय के सम्मुख भाग का सबसे बड़ा हिस्सा मुख्यतः दाहिने क्षेपक कोष्ठ से घिरा रहता है। बायाँ क्षेपक कोष्ठ एक आधा इंच चौड़ी पट्टी के रूप में बाईं ओर हृदय की सीमारेखा जैसे बनकर स्थित होता है। संक्षेप में, **ऊपर की दूसरी पर्शुका से नीचे महाप्राचीरा पेशी तक एवं वक्षोस्थि के दाहिने 1'' आगे टेढ़ी लकीर के रूप में तीसरी से सातवीं पर्शुका वक्षोस्थि संयोग स्थलों तक एवं बायी ओर हृतशिखर तक हृदय का विस्तार होता है।**

अध्ययन को सुगम बनाने के लिए निम्नांकित काल्पनिक रेखाओं से वक्ष को विभाजित करते हैं–

(1) मध्य वक्षोस्थि रेखा (Mid Sternal Line)–यह रेखा वक्षोस्थि या उर : फलक के ठीक मध्य में ऊपर से नीचे तक खींचकर प्राप्त करते हैं।

(2) वक्षोस्थि पाश्वरेखा (Lateral sternal Line)–वक्षोस्थि के दाएँ-बाएँ किनारों की सीध में ऊपर से नीचे तक दो रेखाएँ खींचकर दो वक्षोस्थि पार्श्व रेखाएँ प्राप्त करते हैं।

(3) स्तन रेखा (Mammory Line)–दोनों ओर अक्षक याने हंसुली अथवा कंठास्थि (Clavicle) के ठीक मध्य से नीचे स्तनों के ऊपर से रेखाएँ खींचने पर दो स्तन रेखाएँ मिलती हैं।

(4) स्तन पार्श्व रेखा (Paresternal Line)–वक्षोस्थि के दोनों ओर वक्षोस्थि

पार्श्व रेखा तथा स्तन रेखाओं के ठीक मध्य में यह दो रेखाएँ प्राप्त की जाती है।

(5) सम्मुख कक्ष या बगल रेखा (Anterior axillary Line)—दोनों ओर वक्ष के सामने, बगल के आरंभ में, ऊपर से नीचे (दो रेखाएँ खीचंकर दो सम्मुख बगल रेखा प्राप्त करते हैं।)

(6) मध्य कक्ष या बगल रेखा (Mid axillary Line)—दोनों बगलों या कक्षों के ठीक मध्य को ऊपर से नीचे विभाजित करके दो मध्य कक्ष रेखाएँ प्राप्त की जाती है।

(7) पृष्ठ कक्ष या बगल रेखा (Posterior axillary Line)—पीठ की ओर बगल के किनारों में ऊपर से नीचे रेखाएँ खींचकर दो पृष्ठ कक्ष रेखाएँ प्राप्त करते हैं।

(8) स्कंधास्थि रेखा (Scapular Line)—पीठ में दोनों स्कंधास्थियो के नीचे के कोनों से एक-एक लंब रूप रेखा खींचकर दो स्कंधास्थि रेखाएं प्राप्त करते हैं।

(आ) हृदय का दर्शन (Inspection of Heart)

पर्याप्त प्रकाश में रोगी को लिटाकर अथवा बिठालकर अथवा खड़ा करके दर्शन कार्य करना होता है।

स्वस्थावस्था में वक्ष सुडौल रहता है। दायाँ-बायाँ भाग समान रूप से उठा हुआ होता है। हृदरोगों में, वक्षगह्वर के अवयवों की बीमारी में (यथा फेफड़े का कैंसर, हृदयावरण में रससंचय आदि) हृदग्रदेश (Precordial region) में उभार आ जाता है। **स्वभावतः दर्शन करते हुए सबसे पहले देखा जाता है कि हृदग्रदेश अथवा उसके आसपास के क्षेत्र में सूजन तो नहीं है ?**

हृदरोगों में रोगी में श्वासकष्ट होना संभव होता है। जन्मजात फुस्फुसीय संकोचन (Congenital pulmonary stenosis) जैसी बीमारी में अथवा हृदयघात (Heart failure) की स्थिति में रोगी का चेहरा नीला हो जाता है। इस नीलेपन को नीलांग (Cyanosis) कहा जाता है। **स्वभावतः दर्शन काल में रोगी के चेहरे की रंगत एवं श्वास की स्थिति देखनी होगी।**

वक्षोस्थि मध्य रेखा (Midsternal Line) से बाईं ओर पाँचवीं पसली के पास 3½" इंच की दूरी पर बाईं स्तन पार्श्वरेखा एवं बाईं स्तन रेखा के बीच 1" इंच से कुछ कम भाग में प्राप्त स्पंदन हृतशिखर स्पंदन (Apexbeat) कहलाता है। **वक्षप्राचीन (Wall of the chest) मोटी होने पर या किसी पसली के नीचे हृतशिखर की उपस्थिति होने पर या हृदय की कमजोरी रहने पर हृतशिखर स्पंदन बाहर से दिखाई नहीं देता।**

दर्शन काल में यह ध्यान देना होगा कि हृतशिखर स्पंदन यथास्थान प्रत्यक्ष होता है या नहीं। श्वास प्रश्वास की गति के साथ हृदग्रदेश का उतार-चढ़ाव होता है। **इस उतार-चढ़ाव के समय प्रत्येक श्वास-प्रश्वास के साथ स्वाभाविक अवस्था में तीन से चार बार हृतशिखर का स्पंदन हुआ करता है। हृतशिखर स्पंदन, यदि वह आँखों**

से दृष्टिगोचर होता है, तो यथोचित रूप में प्राप्त होता है या नहीं ?

हृतशिखर स्पंदन की प्रकृति पर ध्यान देना चाहिए। कई बार रोगों के कारण स्पंदन स्थानांतरित होता है अथवा उसमें खिंचाव जैसी स्थिति प्राप्त हो सकती है। **हृदयावरण शोथ (Pericardial Effusion) में स्पंदन स्थानांतरित हो जाता है।**

हृदग्रदेश के बाहर गर्दन की जड़, उदर शिखर में स्पंदनों की स्थिति देखनी चाहिए। शिराओं का प्रसारण प्राप्त हो तो उसे ध्यान में रखना होगा। **गर्दन की जड़ याने ग्रीवा ग्रह्वर या कंठकूप (Episternal notch) में स्पंदन तब मिलता है जब महाधमनी के भीतर अर्बुद हो।**

निम्नांकित तीन कारणों से हृतस्पंदन हटा हुआ अथवा स्थानांतरित होता है–

(1) जन्मजात कारणों से हृदय उल्टा होने पर।

(2) उदर के अर्बुद (Tumour) अथवा फुस्फुसावरण शोथ के द्रवीय दबाव के कारण। आदि।

(3) हृदय का आकारगत परिवर्तन होकर। जैसे–हतप्रसारण (Dilatation of heart), क्षेपक कोष्ठ की पेशी वृद्धि (Hypertrophy of the left-ventricle) आदि।

रोगी की उम्र के कारण भी हृतशिखर स्पंदन के स्थान में न्यूनाधिक परिवर्तन रह सकता है। बच्चों में चौथी पसली के बीच की जगह एवं प्रौढ़ों में छठवीं पसली की जगह पर हृतशिखर स्पंदन प्राप्त हो सकता है।

उन्नेत्र गलकंठ (Ex-opthalmic Goitre) बाएँ क्षेपक कोष्ठ की विवृद्धि अथवा धमनी के अर्बुद (Hypertrophy of left-ventricle or aneurism of artery) में मस्तक चालिनी पेशी (Sterno mastoid) के बाहरी भाग में कई प्रकार के स्पंदन प्राप्त हो सकते हैं। तदनुसार, इन स्पंदनों के लिए भी दर्शन करना चाहिए।

महाधमनी कपाट (Aortic Valve) बंद हो जाने पर दाहिनी ओर दूसरी पसली के मध्य में स्पंदन प्राप्त होता है।

मध्योदर शिखर क्षेत्र (Epigastric region) में कई प्रकार के स्पंदन (Pulsation) दृष्टिगोचर हो सकतें है। दाहिने क्षेपक कोष्ठ की विवृद्धि (Hypertrophy) होने पर हृतशिखर स्पंदन और उदरशिखर क्षेत्र का स्पंदन एक साथ प्राप्त होते हैं। इस संयुक्त स्पंदन का वेग यकृत की दिशा में परिचालित होता हुआ प्राप्त होगा। औदरिक महाधमनी (Abdominal Aorta) में अर्बुद होने पर हृत् शिखर स्पंदन के बाद उदर शिखर में रुक-रुक कर स्पंदन होता है। कई बार ऐसा स्पंदन स्वाभाविक कारणों से भी प्राप्त हो सकता है।

वक्ष प्राचीर में शिराओं व उनकी शाखाओं का उभार दिखता है। रोगी की त्वचा पारदर्शी होने पर, शहनाई वादन जैसे श्वास यंत्र के अति परिश्रम का इतिहास रहने पर अथवा वक्षगह्वर में अर्बुद के कारण हृदय में रक्त प्रत्यावर्तन में बाधा होने पर, आदि स्थितियों में वक्ष प्राचीर की शिराओं तथा उनकी शाखाओं में स्फीति उत्पन्न होती है।

स्वाभाविक रूप से दर्शनकाल में सावधानीपूर्वक समस्त लक्षणों की ओर ध्यान देना आवश्यक होता है।

(5) स्पर्शन (Palpation)—दर्शन से प्राप्त परिणामों के प्रमाणीकरण के लिए स्पर्शन किया जाता है। स्पर्शन से स्पंदनों का अवस्थान, गति, लय, फैलाव आदि का परिपूर्णता से अनुभव हो जाता है। दुर्बल स्पंदन (Feeble beat) हृदय की थकावट का द्योतक है। तीव्र स्पंदन जैसे कि वक्ष प्राचीर को ठोंका जा रहा है—हृदय की उत्तेजना को व्यक्त करता है।

कमजोर हृदय, फेफड़ों में वायुस्फीति रोगी की उपस्थिति एवं वक्ष प्राचीर का मोटापन रहने पर स्पर्शन में हृतशिखर स्पंदन का अनुभव नहीं हो पाता।

स्पर्शन काल में अंगुलियाँ हृतशिखर की ओर रखनी होती है और हथेली को वक्ष प्राचीन से सटा हुआ।

स्पंदनों के अतिरिक्त स्पर्शन काल में एक विशिष्ट प्रकार का तरंग हृतशिखर के पास अनुभूत हुआ करता है। इस तरंग (Vibration) को सिहरन (Thrill) कहा जाता है। सिहरन (thrill) तीन प्रकार के होते हैं—

(1) आकुंचन सिहरन (Systolic thrill)—यह हृतशिखर स्पंदन के साथ आरंभ होकर क्षेपक कोष्ठों के सिकुड़न तक विद्यमान रहता है।

(2) प्रसारण सिहरन (Diostolic thrill)—यह क्षेपक कोष्ठों के फैलने के समय तक प्राप्त होता है।

(3) पूर्वाकुंचन (अर्थात आकुंचन पूर्व का)—सिहरन (Pre-systolic thrill)—यह प्रसारण सिहरन की समाप्ति के समय, जबकि क्षेपक कोष्ठों में प्रसारण मौजूद हो एवं ग्राहक कोष्ठकों में आकुंचन क्रिया प्रारंभ हो, हृतशिखर स्पंदन तक पहुँचती है।

हृत्कपाट की बीमारियों में (In valvular diseases) हृदयावरण की घर्षण की स्थिति में (In precordial friction), ये सभी प्रकार के सिहरन प्राप्त हो सकते हैं।

(इ) आघातन (Percussion)

क्ष-रश्मि (x-ray) द्वारा निदान की सुविधाओं के विकास ने आघातन प्रक्रिया का प्रयोजन सीमित कर दिया है। तथापि, जानकारी की दृष्टि से ध्यान रखना उपयोगी होगा कि मुख्यतः आघातन द्वारा हृदय तथा इसके आसपास के अवयवों की सीमा का निर्धारण होता है। इसके लिए निम्नांकित बातों का पता लगाते हैं—

(1) गंभीर मंदता का क्षेत्र (Area of deep dullness)—कहाँ तक है। क्योंकि—

गंभीर मंदता का क्षेत्र ही लगभग संपूर्ण हृदय सीमा को वास्तविक रूप में व्यक्त करता है। यह मंदता का क्षेत्र वह क्षेत्र होता है जो फेफड़ों से ढंका रहता है।

(2) सतही मंदता का क्षेत्र कहाँ तक है (Area of superficial dullness)—यह

वह क्षेत्र है जो वक्ष प्राचीर से सटा हुआ है और जिसे फेफड़े नहीं ढांकते।

आघातन द्वारा हृदय की निम्न सीमा का पता लगाना संभव नहीं होता एक स्वस्थ वक्ष में आपातन सीमा निम्नानुसार मानी गई है–

(1) ऊपरी सीमा–बाईं स्तन पार्श्व रेखा में–तीसरी पसली या उसके मध्य तक।

(2) दाहिनी सीमा–दाहिनी वक्षोस्थि पार्श्व रेखा की दाहिनी ओर–चौथी पसली की समता में।

(3) बाईं सीमा चौथी पसली की समता में–बाईं स्तन रेखा के भीतर की ओर।

आघातन के संबंध में कुछ विशेष जानकारियाँ

आघातन की प्रक्रिया आविष्कृत होने के बाद काफी समय तक आघातन सीधे रोगी की त्वचा पर किया जाता था। इस प्रक्रिया को सीधा आघातन (Direct percussion) कहा गया। अब यह प्रक्रिया लगभग लुप्त हो गई है। अक्षक या हंसली (Clavicle) की परीक्षा में अब भी यह पद्धति अमल में लाई जाती है।

रोगी को आराम पहुँचाने की दृष्टि से आगे चलकर, विशिष्ट प्रकार से बनाए अस्थि अथवा हस्तीदंत के टुकड़ों का प्रयोग होने लगा जो कि आघातन के समय वक्ष प्राचीर पर रखे जाते थे। इन्हें मध्यफलक (Pleximeter)नाम दिया गया। इस पर एक छोटी-सी रबड़ की हथौड़ी आघातक (Plessor) से आघात किया जाता।

लेकिन सुविधा की दृष्टि से लगभग सभी चिकित्सक मध्य फलक (Pleximeter) अथवा आघातक (Plessor) के स्थान पर अपनी दोनों हाथों की अंगुलियों का ही प्रयोग पसंद करते हैं। बाएँ हाथ की मध्यमा को मध्यफलक के स्थान पर एवं दाहिने हाथ की मध्यमा को आघातक के स्थान पर इस्तेमाल करना आम है।

आघातन के तीन नियम है–

(1) आघातन खोखली ध्वनि के क्षेत्र से मंदध्वनि के क्षेत्र की ओर किया जाता है।

(2) जिस अवयव की परीक्षा करनी होती है, उस अवयव के किनारों के समानांतर मध्यफलक अंगुली को रखनी होती है।

(3) मध्यफलक अंगुलि पर चोट करते ही आघातक अंगुलि को तत्काल उठा लेना चाहिए। गहरे आघातों के लिए आघातन के लिए कई बार दो अंगुलियों का एक साथ प्रयोग करना पड़ता है।

आकर्णन (Auscultation)

त्रिकपाट (Tricuspid valve), द्विकपाट (Mitral Valve), महाधमनी कपाट (Aortic valve) एवं फुस्फुसीया धमनी कपाट (Pulmonary Valve) की ध्वनियों के आकर्णन

के लिए क्षेत्र निर्धारित हैं। यथा–

(1) त्रिकपाठ की ध्वनि–वक्षोस्थि के निम्न तल पर।

(At the Lower end of the sternun)

(2) द्विकपाठ की ध्वनि–हृतशिखर पर।

(3) महाधमनी कपाट ध्वनि–दाहिनी ओर, दूसरी उपपर्शुका एवं वक्षोस्थि के संयोग स्थल पर।

(4) फुस्फुसीया धमनी कपाट ध्वनि–बाई ओर तीसरी उपपर्शुका एवं वक्षोस्थि के संयोग स्थल पर।

सभी कपाट एक दूसरे के नजदीक होते हैं और वर्णित आकर्णन क्षेत्रों में न सुनने पर सभी की ध्वनियाँ एक साथ जुड़कर सुनाई पड़ सकती है जिससे निष्कर्ष निकालना कठिन हो सकता है।

साधारण स्थिति में क्रमशः द्विकपाट, त्रिकपाट, महाधमनी कपाट एवं फुस्फुसीया धमनी कपाट का आकर्णन करना चाहिए। निम्नांकन इस क्रमिकता को व्यक्त करता है–

चित्र क्रमांक 6

हृदय के आकर्णन क्षेत्र

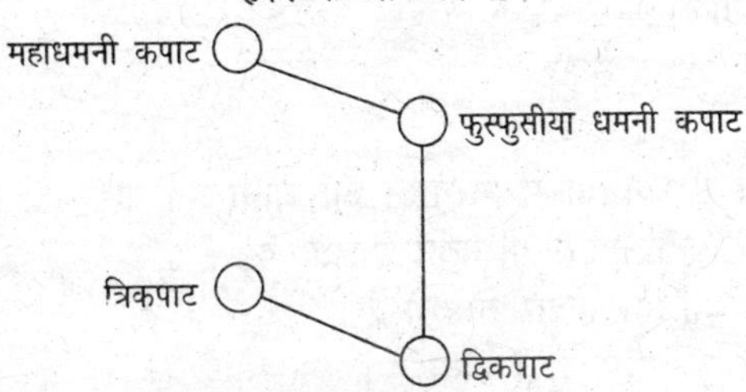

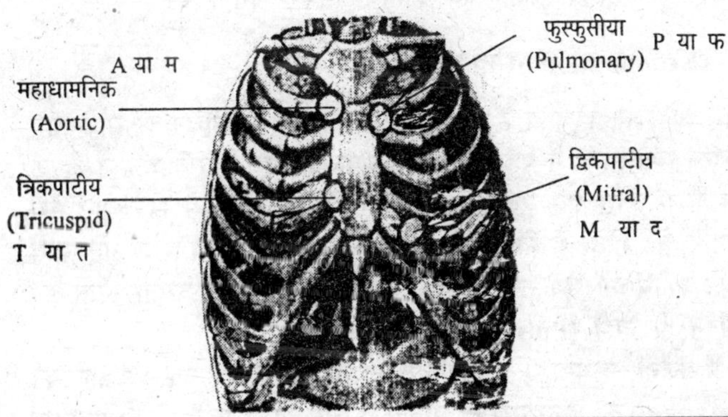

म - फ - व - त = A - P - M - T

स्वस्थावस्था में, उपर्युक्त आकर्णन क्षेत्रों में दो प्रकार की ध्वनियाँ प्राप्त होती है–

(1) क्षेपक कोष्ठों के प्रसारण की ध्वनि। इसे क्षेपक कोष्ठ प्रसारण ध्वनि (Ventricular diostole) कहते हैं।

प्रथम ध्वनि द्विकपाट एवं त्रिकपाट के बंद होने के कारण उत्पन्न होती है ओर दूसरी ध्वनि महाधमनी कपाट एवं फुस्फुसीया धमनी कपाट के बंद होने के कारण उत्पन्न होती है। इन दोनों ध्वनियों को क्रमशः **कोष्ठ संकोचन ध्वनि** (systolic sound) एवं **कोष्ठ प्रसारण ध्वनि** (Diostolic sound) कहते हैं।

संकोचन ध्वनि के तुरंत बाद क्षण भर के लिए किसी प्रकार की आवाज नहीं होती। ध्वनियों के इस विराम काल को संकोचनोत्तर विराम (Syotolic pause) कहा जाता है।

हृदय के संकोचन प्रसारण विराम का पूर्ण चक्र कुल 8 सैकेंडों का होता है। हिसाब इस प्रकार होता है–

प्रथम ध्वनि : 2 सेकेंड
विराम : 1 सेकेंड
––––––फिर––––––
दूसरी ध्वनि : 1 सेकेंड
प्रसारण : 4 सेकेंड

रोगावस्थाओं में ध्वनियों में परिवर्तन आ जाता है। यथा–

(1) ध्वनि की तीव्रता से परिवर्तन मिलता है।
(2) ध्वनि विभाजित होकर मिलती है।
(3) ताल में परिवर्तन प्राप्त होता है।
(4) अनेक आकस्मिक प्रकार की ध्वनियाँ मिलने लगती है।

नाडी परीक्षा (Examination of Pulse)

हृदय पूरे शरीर को रक्त पहुँचाता है। बाएँ क्षेपक कोष्ठ के संकोचन के साथ-साथ शुद्ध रक्त संलग्न महाधमनी में पहुँचता है। ऐसे प्रत्येक बार के संकोचन में क्षेपक कोष्ठ द्वारा 5 से 6 औंस तक रक्त फेंका जाता है। निरंतरता से होने वाले इस क्रम का परिणाम-यह होता है कि प्रत्येक बार क्षेपक कोष्ठ द्वारा फेंके गए रक्त का एक झटका महाधमनी एवं उससे संबंधित सभी धमनियों में लगता रहता है। **यह धमनी स्पंदन ही नाड़ी (Pulse) कहलाता है।**

कलाई में तर्जनी, मध्यमा एवं अनामिका का सहारा लेते हुए बहि : प्रकोष्ठिका धमनी (Radial artery) को छूकर मुख्यतः नाड़ी देखे जाने का नियम है। **अन्य धमनियों की तुलना में इसी धमनी का प्रयोग इसलिए किया जाता है क्योंकि यही सर्वाधिक**

स्पष्ट होती है। जब रोगी परिश्रम से क्लांत हो, भोजन कर रहा हो, सोया हो, आग या धूप से गरम हो गया हो, मानसिक उद्वेग से पूर्ण हो, डर गया हो, नाड़ी नहीं देखनी चाहिए। रोगी को लिटाकर या बैठाकर नाड़ी देखना सर्वोत्तम माना गया है।

नाड़ी में निम्नांकित बातों पर ध्यान देना अनिवार्य होता है–

(1) **स्पंदन संख्या**–एक युवक की नाड़ी जितनी बार स्पंदित होती है उससे लगभग दुगुनी बार एक शिशु की नाडी होती है। नाडी संख्या का हिसाब इस तरह होता है–

जन्म से 6 माह तक	–	140 से 180 बार प्रति मिनट
6 माई से 1 वर्ष तक	–	120 से 110 बार " "
1 वर्ष से 3 वर्ष तक	–	110 बार "
3 से 5 वर्ष तक	–	100 से 90 बार "
5 वर्ष से 10 वर्ष तक	–	90 से 80 बार "
युवावस्था में	–	72 बार "
वृद्धावस्था में	–	65 से 55 बार तक "

पुरुषों की तुलना में स्त्रियों का नाड़ी स्पंदन प्रति मिनट 10 से 12 बार अधिक हुआ करता है।

(2) **ताल (Rhythm)**–नाड़ी के प्रत्येक दो स्पंदनों के बीच का अंतर स्वाभाविक स्थिति में समान रहता है। यहीं समान अंतर 'ताल' कहलाता है। ताल संबंधी विशेष अध्ययन के लिए (ECG) अथवा (Electrocardiography) का उपयोग होता है।

(3) **आयतन (Valume)**–आयतन का अर्थ है नाड़ी तरंग के समय धमनी प्राचीर में उसका विस्तार। तरुण ज्वरों में या परिश्रम के बाद नाड़ी का आयतन बढ़ा हुआ मिलता है। रक्तस्त्राव के बाद आयतन घट जाया करता है।

(4) **तनाव (Tension)**–नाड़ी को दबाकर लुप्त करने में जो शक्ति लगती है, उसे 'तनाव' कहते हैं। आधुनिक वैज्ञानिकता स्पर्शन द्वारा तनाव प्राप्त करने की पद्धति को अपूर्ण मानती है। इसके लिए आधुनिक विज्ञान ने रक्तचाप मापक यंत्र (Sphygmomanometer) बनाया है। इसका प्रयोग इन दिनों बहुलता से होता है।

(5) **धमनी प्राचीर की स्थिति (Condition of the arterial wall)**–स्वस्थ अवस्था में वयस्कों में धमनी प्राचीर का स्पर्श संभव होता है। धमनी प्राचीर को स्वस्थ अवस्था में कठिन अथवा टेढ़ी-मेढ़ी नहीं रहना चाहिए। धमनी प्राचीर के अध्ययन में नाड़ी को दबाकर रक्तप्रवाह बंद कर देते हैं एवं धीरे-धीरे रक्त प्रवाह खोलते हुए प्राचीर की स्थिति देखते हैं।

रक्तचाप (Blood pressure)

हृदय के कोष्ठ संकोचन (Systole) एवं कोष्ठ प्रसारण (Diostole) की क्रियाओं

के समय धमनी पर पड़ने वाला रक्त का दबाव रक्तचाप (Blood pressure) कहलाता है। कोष्ठ संकोचन के समय का दबाव—**संकोचन चाप** (Systolic pressure) एवं कोष्ठ प्रसारण के समय का दबाव **प्रसारण चाप** (Diostolic Pressure) कहलाता है।

संकोचन चाप (Systolic pressure) धमनी पर पड़नेवाले रक्त स्रोत का अधिकतम दबाव होता है जबकि **प्रसारण चाप** (Diostolic pressure) निम्नतम दबाव। **संकोचन चाप प्रसारण** चाप से अधिक होता है। **किंतु प्रसारण चाप अधिक अभिप्रायपूर्ण क्योंकि यह धमनी पर पड़नेवाले सतत चाप का सूचक है।**

एक स्वस्थ युवा में संकोचन चाप (Systolic pressure) 100 से 140 एवं प्रसारण चाप 60 से 90 मिलीमीटर (पारा) होता है। **भारत में आयु के साथ 90 जोड़ने पर जो संख्या मिलती है वह रोगी का स्वाभाविक संकोचन चाप माना गया है।**

निम्न रक्तचाप (Low blood pressure or hypotension) उस स्थिति को कहते हैं जब स्वाभाविक रक्तचाप घट जाए। उच्च रक्तचाप (High blood pressure or Hypertension) उस स्थिति को कहते हैं जब प्रसारण चाप बढ़ जाए (90 से अधिक हो जाए) एवं/या संकोचन चाप भी बढ़ जाए।

नलिकाविहीन ग्रंथियों के अस्वाभाविक स्राव, वृक्करोग, आवेग, वंश दोष आदि के कारण उच्च रक्तचाप का रोग हो जाया करता है। उच्चरक्तचाप पर विशेष ध्यान देना चाहिए। क्योंकि इसके परिणाम में सन्यास रोग अथवा पक्षाघात हो सकता है। संकोधन चाप 200 हो और प्रसारण चाप 130 हो जाए तो स्थिति चिंताजनक माननी चाहिए। रक्तचाप स्थाई हो जाने पर (जैसे 160 पर) शरीर में स्थायी विकृति का द्योतक होता है।

मानसिक आघात, रक्तस्त्राव आदि से निम्न रक्तचाप हो जाता है। यह 110 से 80 अथवा उससे भी कम हो सकता है। कुछ रोगी बिना किसी उल्लेखनीय रोग के ही निम्न रक्तचाप में जीवित रहते देखे जाते हैं। जीवन बीमा निगम के कानूनों के अुनसार वे लोग बीमा के उपयुक्त नहीं मानते जाते जिनका प्रसारण चाप 100 से अधिक हो।

संकोचन चाप और प्रसारण चाप के अंतर को नाडी चाप (Pulse pressure) कहा जाता है। यह अवस्था स्वस्थ युवा में 30 से 60 के बीच होता है। प्रायः टी. बी. की बीमारी में नाड़ी चाप 25 से कम होता है।

संकोचन चाप, प्रसारण चाप और नाड़ी चाप के बीच एक गाणितिक संबंध है। **प्रसारण चाप संकोचन** चाप का 2/3 होता है जबकि **नाडी चाप संकोचन** चाप **का 1/3 होता है। अर्थात यदि संकोचन चाप 120 है तो प्रसारण चाप 80 एवं नाड़ी चाप 40 होगा।**

रक्ताभिसरण संस्था के अन्य विशेषतापूर्ण परीक्षण

निम्नांकित परीक्षण आम हैं–

(1) ई.सी.जी. (इलेक्ट्रोकार्डियोग्राफी)–इसमें हृदय के ताल (Rhythm) का ग्राफ निकालकर रोग निर्णय किया जाता है।

(2) प्रयोगशाला में रक्त परीक्षण।

(3) क्ष:रश्मि (x-ray) द्वारा परीक्षण।

(4) ईकोकार्डियोग्राफी अथवा अल्ट्रासाउंड पद्धति द्वारा परीक्षण

(5) कैथिटर परीक्षण

परिच्छेद : चौथा

श्वसन प्रणाली का परीक्षण

(अ) शारीर (Anatomy)

नासिका (Nose), गला (Pharynx), स्वरयंत्र (Larynx), कंठनली (trachea or windpipe), श्वासवाहिनी (Bronchi), फेफड़े या फुस्फुस (Lungs) वक्षोदर मध्यस्थ पेशी अथवा महाप्रचीरा पेशी (Diaphram) एवं पसलियों के बीच स्नायु (Inercostal

चित्र क्रमांक 7
श्वसन प्रणाली

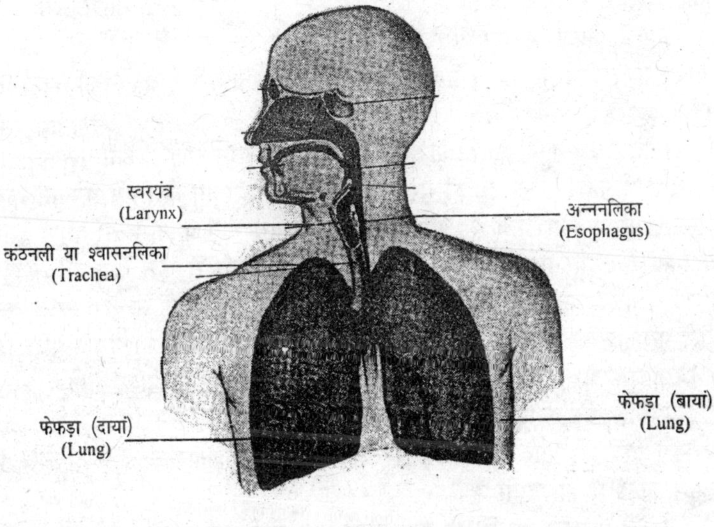

muscles) मिलकर संपूर्ण श्वसन प्रणाली की रचना करते हैं।

इनमें रोगी परीक्षण की दृष्टि से फुस्फुस एवं श्वासनलिका के संबंध **में विशेषता** से जानना प्रयोजनीय होता है।

फेफड़ा या फुस्फुस (Lungs)—हत्पिंड का क्षेत्र छोड़कर संपूर्ण वक्ष गह्वर (thoracic Cavity) दो फेफड़ों से भरा रहता है। फेफड़े हत्पिंड के दोनों ओर रहते हैं एवं क्रमशः बायाँ एवं दायाँ फेफड़े के रूप में चिन्हित होते हैं। दोनों फेफड़े स्पंज की तरह नरम एवं फैलने-सिकुड़ने की क्षमतायुक्त होते हैं। दोनों ही फेफड़े क्रमशः दाईं-बाईं **प्रथम** पर्शुका ग्रीवा (Neek of the first rib) से प्रारंभ होकर मंदिर के गुंबज के आकार में नीचे उतरे हैं। प्रारंभ के इस स्थान को फुस्फुस शिखर (Apex of lung) कहा जाता है। फेफड़ों के निचले हिस्से को फुस्फुस मूल (Base of Lung) कहा जाता है। **दाहिना फेफड़ा** फुस्फुस शिखर से वक्षोस्थि के पीछे होकर सामने 6वीं उपपर्शुका तक नीचे चलकर आगे दाहिनी ओर पूरी तरह घूम जाता है। सामने की तुलना में पीछे इसका विस्तार कुछ अधिक होता है और 10-11वीं कशैरुका तक फैलता है।

बायाँ फेफड़ा 4थी उपपर्शुका तक पहुँचकर हृदय को न ढाँकते हुए सहसा ही बाईं ओर घुमावदार होकर 6वीं पर्शुका तक जाकर नीचे उतर जाता है। दाहिने फेफड़े की तुलना में बायाँ फेफड़ा कुछ अधिक नीचे उतरता है।

सामान्यतः दोनों ही फुस्फुसों के निम्न धरातल उदर की ओर नतोदर (Convex) आकृति में होते हैं। तीव्र श्वास प्रश्वास की क्रिया में दोनों ही धरातल 2'' और 3'' नीचे तक बढ़ने में सक्षम होते हैं। स्वाभाविक शांत स्थिति में श्वास-प्रश्वास के समय इनका विस्तार 1 से.मी. होता है।

दाहिने फेफड़े में तीन और बाएँ फेफड़े में दो खंड होते हैं। इन्हें फुस्फुस-खंड (Lobe) कहा जाता है। ये सभी खंड मांस पेशियों के एक-एक थक्के की तरह होते हैं।

द्वितीय वक्ष-कशेरुका (2nd dorsal spine) से स्तन रेखा में 6वीं पर्शुका (6th rib) तथा गोलाकार रेखा खींचने पर यह रेखा दोनों फुस्फुसों के निम्न फुस्फुस खंडों की ऊपरी सीमा रेखा होती है। इस सीमारेखा के नीचे बाएँ फुस्फुस का संपूर्ण दूसरा खंड होता है। दाहिनी ओर इस सीमा रेखा के ठीक मध्य से एक रेखा खींचने पर, जो कि वक्षोस्थि को 4थी उपपर्शुका (4th costal Carilage) के तल पर स्पर्श करे, दाहिने फुस्फुस का मध्यखंड प्राप्त होता है। यह रेखा मध्य तथा निम्न फुस्फुस खंडों को विभाजित करने वाले मध्य फुस्फुस खंड की ऊपरी सीमा रेखा होगी।

स्पष्टतः प्रत्येक फुस्फुस का अधिकतम क्षेत्र निचला फुस्फुसखंड होता है। और, यह भाग पीठ की ओर ही अधिक रहता है। फुस्फुस शिखर दोनों ओर ऊपर के फुस्फुस खंडों में ही आता है।

दाहिने फुस्फुस का शिखर तथा मध्य खंड और बाएँ फुस्फुस का ऊपरी खंड

वक्ष के सामने अधिकतम भाग घेरते हैं। दाहिने बगल या काक्षिक-क्षेत्र (Axillary region) में तीनों ही फुस्फुस खंडों के भाग आते हैं।

कंठनली (Trachea or windpipe)

जीभ की जड़ से मांसपेशियों का बना लगभग 5" गहरा एक गह्वर (Cavity) है। यह ग्रसनिका (Pharynx) वक्ष के लिए वायु का प्रवेश द्वार है। ग्रसनिका पार करके जिस महत्त्वपूर्ण अंग में वायु प्रविष्ट होता है उसे कंठ नली (Trachea) कहा जाता है। यह 4½" लंबी ओर 1" चौड़ी होती है। यह स्वरयंत्र (Larynx) के नीचे वाले हिस्से से आंरभ होकर गले के सामने के हिस्से से होती हुई वक्षोस्थि में दूसरी पंजरास्थियों के संयोगीस्थल तक चलती है। यहीं से कंठनली दो हिस्से में बंटकर दोनों फुस्फुसों में जानेवाली शाखाएँ श्वास नलिका (Bronchi) या श्वसनी कहलाती है। कंठ नली एवं श्वासनलिका दोनों ही संकोचनशील होती है एवं वायु को फुस्फुसों तक पहुँचाने के लिए प्रमुख अंगों के रूप में कार्य करती है। श्वासनलिका फुस्फुसों में जाकर असंख्य शाखा प्रशाखाओं में विभाजित हो जाती है। इन विभाजित शाखा प्रशाखाओं को श्वासोपनलिका (Bronchioles) कहते हैं। ये श्वासेपनालिकाएँ क्रमशः सूक्ष्म होकर सूक्ष्म श्वासोपनलिका (Terminal Bronchioles)– के नाम से जानी जाती है। प्रत्येक श्वासोपनलिका के किनारे छोटे-छोटे अंगूर के गुच्छे जैसे अनेकानेक वायु पूर्ण कोष (थैली) होते हैं। इन फुसफुस कोष गुच्छों (Lung Sacs) को वायु कोष (Air cells) कहा जाता है।

फुस्फुसावरण (Pleura)

यह दो स्तरों का ऐसा पर्दा है जो फुस्फुस को ढांके रखता है। इन पर्दों के बीच रसयुक्त चिकनापन रहता है। एक पर्दा फुस्फुसगात्र से सटता है और दूसरा पंजरास्थियों से। इन पर्दों के भीतरी रसयुक्त चिकनापन से फुस्फुस पंजारास्थियों से रगड़ नहीं खा पाता।

वक्ष के विभाग (Regions of Thorax)

(अ) वक्षोरिथ (Sternum) क्षेत्र के तीन विभाग–

(1) वक्षोस्थि शिखर (Supra sternal region) वक्षोरिथ का ऊपरी भाग।

(2) मध्य वक्षोस्थि (Mid Sternal region) वक्षोस्थि का मध्य भाग।

(3) निम्न वक्षोस्थि (Inferior sternal region) वृक्षोस्थि का निम्न भाग।

(आ) वक्षोस्थि के दाएँ-बाएँ सम्मुख वक्ष के पाँच-पाँच विभाग–

(1) अक्षक शिखर (Supra clavicular) हंसली के ऊपर का भाग।

(2) अक्षकीय (Clavicular) हंसली द्वारा आच्छादित भाग।

(3) अक्षक तल (Infraclavicular) अक्षकीय भाग के नीचे तीसरी पंजरास्थि तक का भाग।

(4) स्तन प्रदेश (Mammary region)–अक्षक तल से वक्षोस्थि से 6वीं पंजरास्थि के संयोजन स्थान तक।

(5) स्तन निम्न प्रदेश (Infra mammary)–स्तन प्रदेश के नीचे का भाग।

(इ) बगल के दो-दो विभाग–

(1) काक्षिक शिखर (Axillary)–
(2) निम्न काक्षिक (Infra axillary)–
} 6वीं पंजरास्थि इन दोनों विभागों का विभाजन करती है।

(ई) मेरूदंड के दोनों ओर पीठ के चार-चार विभाग–

(1) स्कंधास्थि शिखर (Supra Scapular)–स्कंधास्थियों के ऊपर का भाग।

(2) स्कंधास्थिय (Scapular)–स्कंधास्थियों द्वारा आच्छादित भाग।

(3) निम्न स्कंधास्थिय (Infra scapular)–स्कंधास्थियों के नीचे का भाग।

(4) स्कंधास्थिमध्य (Inter scapular)–दोनों स्कंधास्थियों के मध्य का भाग।

(आ) दर्शन (Inspection)

दर्शन प्रमुखतः दो उद्देश्यों की पूर्ति करता है। यथा–

(1) वक्ष के आकार की जानकारी देता है।

(2) वक्ष की गति की जानकारी देता है।

स्वस्थ वक्ष देखने में दोनों ओर अस्थियों के समान उभार से युक्त एवं सुडौल होता है। हँसुलियाँ (Clavicles) के नीचे हल्का ढलान रहता है। वक्षोस्थि ठीक बीचोबीच रहती है। बच्चों का वक्ष कुछ गोलाकार सा होता है।

दर्शन क्रिया में रोगी का वक्ष सबसे पहले सामने से, फिर बगल से, इसके बाद पीछे से एवं अंत में कंधों के ऊपर से देखना होता है।

अवस्था विशेष में वक्ष की आकृति निम्नानुसार प्राप्त होती है–

(1) पंखाकार वक्ष (Alar Chest)–इसमें स्कंधास्थियाँ डैनों की तरह ऊँची हो जाती है। गर्दन लंबी पड़ जाती है। कंठ निकल आता है। इस तरह का वक्ष यक्ष्मा (Tuberculosis) का सूचक होता है।

(2) चिपटा वक्ष (Flat chest)–इसमें पंजरास्थियों की गोलाई घटकर वक्ष चपटा-सा हो जाता है। कशेरूकाओं से वक्षोस्थि की दूरी घट जाती है। यह भी यक्ष्मा (Tuberculosis)–की संभावना व्यक्त करने वाला होता है।

(3) वक्रास्थि वक्ष (Ricketic chest)–बालास्थि विकृति (Rickets) हो जाने के बाद, रोग की निशानी के रूप में इस प्रकार का वक्ष उपलब्ध होता है। इसमें दोनों ओर की पसलियाँ कुछ भीतर दब जाती है। क्योंकि
पूरी नहीं हो पाती।

(4) कपोत (याने कबूतर) वक्ष (Pegion chest)— इसमें वक्ष तिकोनिया सा दिखता है। बाल्यावस्था में श्वासावरोध की तकलीफें होकर, जब वक्ष का स्वाभाविक फैलाव अवरुद्ध हो जाता है, इस प्रकार वक्ष की रचना हो जाती है।

(5) बेलनाकार वक्ष (Barrel shaped chest)—वायुस्फीति रोग में (Emphysema) जब फुस्फुसों का आयतन बढ़ता है, फस्फुसों को स्वाभाविक से अधिक स्थान आवश्यक होने लगता है। इस स्थिति में पसलियाँ फैल जाती है, मेरूदंड टेढ़ा पड़ जाता है। वक्षोस्थि भी टेढ़ी हो जाती है। वक्ष के सामने व पीछे का व्यास बढ़ जाता है। इस अवस्था में छाती व पीठ मिलकर पीछे की तरह या बेलनाकर दिखाई देने लगता है।

वक्ष के दर्शन में वक्ष की गति सावधानी से देखनी होती है। श्वास प्रश्वास की संख्या, ताल, प्रकार तथा प्रसारण महत्त्वपूर्ण सूचनाएँ देते हैं।

एक बार श्वास खींचा जाना एवं एक बार छोड़ा जाना मिलकर श्वास-प्रश्वास की एक गिनती होती हैं। स्वस्थ युवा में एक मिनट में 18 से 20 बार तक श्वास-प्रश्वास की क्रिया होती हैं। तुरंत के जन्मे बच्चे में यह संख्या 40 बार तक होती है। परिश्रम, मानसिक उत्तेजना, फुस्फुस रोग, हृदयरोग, ज्वर आदि में श्वास-प्रश्वास की गिनती में वृद्धि होती है। कंठनली अवरोध (Obstruction of trachea), दमा (Asthma), संन्यास (Apoplexy), हृत्पिंड में मेदवृद्धि (Fatty degenaration of heart)बहुमूत्र (Diabetes) आदि में श्वास-प्रश्वास की संख्या घटती है।

स्वस्थावस्था में नाड़ी और श्वास प्रश्वास का अनुपात 4:1 होता है। अर्थात नाड़ी 72 बार होती हो तो श्वास प्रश्वास की क्रिया 18 बार होगी। फुस्फुस प्रदाह (pneumonia) नामक बीमारी में नाड़ी तथा श्वास प्रश्वास का अनुपात बिगड़कर 2:1 अथवा 3:1 हो जाता है। शरीर में विषों का प्रभाव होने पर श्वास प्रश्वास की क्रिया नाड़ी स्पंदन से 7 गुनी तक घट सकती है।

श्वास-प्रश्वास के बीच का समयांतर ताल (Rhythm) कहलाता है। व्यक्ति-व्यक्ति में श्वास प्रश्वास के ताल में कुछ न कुछ अंतर हो सकता है। रोगी जब अपने श्वास प्रश्वास के प्रति असावधान होता है, उसी समय ताल के अध्ययन का श्रेष्ठ समय होता है।

श्वास लेने के समय में वृद्धि स्वरयंत्र या कंठनली की बीमारियों में होती है।

श्वास छोड़ने (प्रश्वास) के समय वृद्धि कंठनली या फुस्फुस की बीमारी में संभव होती है।

जब आगे का प्रत्येक श्वास पिछले की तुलना में अधिक गहरी हो एव तेजी की अंतिम सीमा में पहुँचकर धीरे धीरे कम होता हो और कम होते-होते अचानक बंद हो जाता है तो उसे चेनी स्टोक्स श्वसन (Chyne Stokes breathing) कहते हैं। इस श्वसन का क्रम अधिकतम दो मिनट होता है। बच्चों में चेनी स्टोक्स श्वसन

उनकी स्वाभाविक नींद में प्राप्त होगा। यह निम्नांकित अवस्थाओं में भी प्राप्त होना है–

(1) विषमयता (Toximia)

(2) हृदयपात (Cardiac failure)

(3) वृक्कपात (Renal Failure)

(4) गंभीर फुस्फुस प्रदाह (Serious pnemonia)

(5) वर्द्धित मस्तिष्क चाप (Intra cranial pressure)

श्वास-प्रश्वास की क्रिया वक्ष के ऊपरी भाग द्वारा संपादित होने पर उसे **वक्षगत श्वसन (Thoracic type of respiration) का प्रकार माना जाता है।** यह प्रायः स्त्रियों में प्राप्त होता है।

वक्षोदर मध्यक्ष पेशी अथवा महाप्रचीरा पेशी (Diaphram) तथा औदरिक पेशियों द्वारा श्वसन संपादित होने पर उसे **औदरिक (Abdominal) श्वसन** कहते है। यह प्रायः बच्चों तथा पुरुषों में प्राप्त होता है।

स्वाभाविक अवस्था में–स्वस्थ अवस्था में–पुरुषों का श्वास प्रश्वास औदरिक-वक्षगत (Abdomino thoracic) प्रकार का एवं स्त्रियों का श्वास-प्रश्वास वक्षगत–औदरिक (Thoracico-abdominal) प्रकार का हुआ करता है। **श्वास प्रश्वास की इस विशिष्टता के कारण बहुतों का मत है कि स्त्रियों को प्राणायाम की यौगिक क्रिया नहीं करनी चाहिए जो पुरुषों के लिए निर्धारित है।**

वक्ष के प्रसारण में उसके फैलाव की शक्ति अथवा प्रसारणशीलता (Expansion) देखनी होगी। क्या यह प्रसारणशीलता दोनों ओर बराबर है। वायुस्फीति (Emphysema) रोग, फुस्फुसावरण रस संचय (Pleurisy with effusion) में जिस ओर रस संचय होता है उस ओर गहरी साँस लेने पर वक्ष का प्रसारण अन्य की तुलना में अधिक घटा हुआ प्राप्त होता है।

(इ) स्पर्शन (Palpation)

दर्शन से प्राप्त परिणामों को प्रामाणिकता प्रदान करने के लिए स्पर्शन करते हैं। निम्नांकित बातें विशेषता से देखते हैं–

(1) उत्कंपन (Vibration)

(2) स्पर्शकातरता (Tenderness)

(3) तरंगायित गति (Fluctuation)

(4) वक्ष प्राचीर का प्रतिरोध (Resistance of chest wall)

वक्ष पर हथेली रखकर, रोगी से एक-एक-एक या दो-दो-दो जैसे एक ही प्रकार के शब्दोंच्चारण के लिए कहने पर हथेली में एक प्रकार आघात-सा अनुभूत होता है। यही उत्पकंपन (Vibration) कहलाता है। शब्दोच्चारण से प्राप्त उत्कंपन को

शब्दोत्कंपन (Vocal Fremitus) कहते हैं। फुस्फुसावरण प्रदाह (Pleurisy) में फुस्फसावरण (Pleura) में शुष्कता आकर घर्षण होने लगता है। इस घर्षण से प्राप्त उत्कंपन घर्षणोत्कंपन (Friction fremitus) कहलाता है। फुस्फसावरण में रस संचय हो जाने पर घर्षणोत्कंपन प्राप्त नहीं होता। वक्ष प्राचीर मोटी या कंठनली में अर्बुद के कारण दबाव हो या आवाज ऊँची हो तो उत्कंपन घट जाता है।

सर्दी अथवा अन्य कारणों से कंठ नली में श्लेष्मा का जमाव होने पर एक प्रकार का प्रबल उत्कंपन प्राप्त होता है। इसे कंठीय उत्कंपन (Phonetical Fremitus) कहते हैं।

उत्कंपन स्त्रियों की तुलना में पुरुषों में अधिक प्राप्त होता है। बच्चों की तुलना में बूढ़ों में भी अधिक होता है। मोटे व्यक्ति की तुलना में पतले व्यक्तियों में अधिक प्राप्त होता है। बाईं ओर की तुलना में अधिक दाहिनी ओर मिलता है। बैठने में कम लेटने में अधिक होता है।

यक्ष्मा की बीमारी में फुस्फुस शिखर में तथा फुस्फुस प्रदाह या न्यूमोनिया में फुस्फुस तल में शब्दोत्कंपन बढ़ जाता है।

जब किसी स्थान विशेष में स्पर्श सहन नहीं होता तो वह स्पर्शकातरता (Tenderness) की स्थिति होती है। चोटों के कारण, यक्ष्मा में अथवा फुस्फुसप्रदाह में स्पर्शन के समय स्पर्श कातरता प्राप्त हो सकती है।

किसी स्थान में मवाद या रस संचित हो जावे तो उस स्थान के एक ओर एक हाथ रखकर दूसरे हाथ की अंगुलि से दबाव देने पर संचित द्रव का तरंग अनुभव होता है। यही तरंगायित गति (Fluctuation) कहलाती है। फोड़ा हो जाने पर अथवा वायुस्फीति-रोग (Emphysema) में फुस्फुसावरणों के भीतर का द्रव आवरण भेदकर वक्ष प्राचीर की ओर आ जाने पर तरंगायित गति प्राप्त होती है।

रोगी को चित्त लिटाकर उसके वक्षोस्थि को पीठ की ओर दबाने पर एक झटका सा महसूस होता है। इस झटके से वक्ष की प्रतिरोध शक्ति जानी जाती है। फेफड़ों की संकोचनशीलता घट जाने पर झटका तीव्र हो जाता है। **वृद्धावस्था, यक्ष्मा या वायुस्फीति रोगों में फेफड़ों की संकोचनशीलता घटकर झटका बढ़ जाता है।**

(ई) आघातन (Percussion)

आघातन द्वारा निम्न बातों की जानकारी लेते हैं। यथा–

(1) फुस्फुसों की सीमा की जानकारी।

(2) फुस्फुसों की विभिन्न प्रतिध्वनियों की जानकारी।

आघातन प्रक्रिया रक्ताभिसरण संस्था के आघातन में पूरी तरह बतला दी गई है।

आघातन से अलग-अलग स्थान में अलग-अलग ध्वनि प्राप्त होती है। अक्षक,

वृक्षोस्थि, वायुपूर्ण फेफड़े, आदि स्थानों पर ध्वनियाँ एक समान नहीं मिलती। स्वस्थ अवस्था में स्वस्थ ध्वनियों का व्यापक अध्ययन कर लेने पर बीमार हालतों की ध्वनियों का परिवर्तन अनायास पकड़ लेना संभव होता है।

अब किसी विशाल गह्वर (Cavity) में हवा भरी होती है तो आघातन से एक खोखली ठपठपाने जैसी ध्वनि मिलती है। इसे वायविक (Tympanitic) ध्वनि कहा जाता है। जब ये गह्वर अनेकानेक छोटे-छोटे गह्वरों में बदल जाते हैं–जैसा कि फेफड़ों की भीतरी रचना है–तब वायविक ध्वनि के बदले धीमी स्पष्ट ध्वनि मिलती है। अतः स्वस्थ फेफड़ों में, आघातन से स्पष्ट व धीमी ध्वनि प्राप्त हुआ करती है।

स्वस्थ अवस्था में, अक्षक (Clavicle) से 1½'' से 2'' ऊपर तक आघातन से प्रतिध्वनि (Resonance) मिलती है। दाहिनी ओर की प्रतिध्वनि बाईं की अपेक्षा नीचे हो या बाईं ओर की प्रतिध्वनि दाहिनी की तुलना में नीचे हो तो यह समझना चाहिए कि फेफड़े की कोई बीमारी पहले हो चुकी है अथवा अभी है। अगर फुस्फुस शिखरों की प्रतिध्वनि स्वाभाविक स्थान से काफी नीचे मिले तो समझना होगा कि वायुस्फीति रोग (Emphysema) जैसी कोई गंभीर बीमारी फेफड़ों में विद्यमान हैं। मस्तक हिलाने डुलाने पर फेफड़ों की पेशियों के तनाव में फर्क आता है। इसलिए फुस्फुस शिखरों में आघातन काल में रोगी का स्थिर बैठा रहना आवश्यक होता है–उसे गर्दन नहीं हिलानी चाहिए।

दाहिने फेफड़े की निचली सीमा यकृत के ऊपर तक होती है। सामने की ओर फेफड़े का अंश पतला होता है। इसलिए हल्के आघातन से काम चल जाता है। पीठ की ओर पेशियों के घनत्व अथवा चर्बी (मेद) के कारण तीव्रता से आघातन करना पड़ता है। शांत श्वास-प्रश्वास के समय दाहिने फुस्फुस की निचली सीमा स्तनरेखा में 6वीं पसली के पास एवं मध्य काक्षिक रेखा के 8वीं पर्शुका के मध्य स्थान तक चली जाती है।

बाईं ओर फेफड़े की निचली सीमा जठर के ऊपर होती है। इसलिए यहाँ वायविक प्रतिध्वनि ही प्राप्त होती है। पीठ की ओर चूँकि वहाँ प्लीहा तथा अन्य ठोस अवयवों की उपस्थिति है एवं मेरूदंड की कड़ी बनावट है, आघातन से धीमी प्रतिध्वनि मिलती है। वह दाहिनी ओर की प्रतिध्वनि के समान होती है। वाम फुस्फुस का सम्मुख किनारा वक्षोस्थि के पीछे 4थी उपपर्शुका के स्थान से निकलता है। यह हृदय के पूर्ण मंदता के क्षेत्र का ऊपरी एवं बाईं सीमाओं का निर्माण करता है।

वायुस्फीति रोग (Emphysema) और वायु वक्ष (Pneumothorax) नामक बीमारियों में अथवा गहरे श्वास प्रश्वास लेने पर फेफड़े की सीमा नीचे खिसक आती है।

संक्षेप में, निम्नांकित क्षेत्रों में स्वस्थावस्था में प्रतिध्वनियों का स्वरूप उनके आगे दर्शाए अनुसार होगा।

फुस्फुस शिखर—मंदध्वनि। **कंठनली की ओर बढ़ने** पर वायवीय ध्वनि में क्रमिक वृद्धि।

अक्षक प्रदेश—वक्षोस्थि के पास स्पष्ट तीव्र ध्वनि। कंठनली के कारण वायवीय ध्वनि। अक्षक के मध्य भाग में सर्वाधिक स्पष्ट।

निम्न अक्षकीय प्रदेश—स्पष्ट तीव्र ध्वनि। वक्षोस्थि के पास वायवीय ध्वनि।

स्तन प्रदेश—फुस्फुसीय प्रतिध्वनि स्पष्ट एवं तीव्र। बाईं ओर हृदय अथवा दाहिनी ओर यकृत के आरंभ स्थलों में अस्पष्ट प्रतिध्वनि।

स्तन निम्न प्रदेश—यकृत, बड़ी आंत या जठर आदि होने पर भी फुस्फुसीय प्रतिध्वनि स्पष्ट किंतु तीव्र नहीं।

काक्षिक प्रदेश—बगल के आघातन काल में रोगी को दोनों हाथ ऊपर उठाकर रखना चाहिए। सिर सीधा रहे। अन्य किसी भी स्थान से अधिक स्पष्ट एवं तीव्रध्वनि।

पीठ की ओर मांस की घनता के कारण प्रतिध्वनि कमजोर मिलती है। आघातन तीव्रता से एवं एक से अधिक अंगुलियों से करना पड़ता है।

रोगावस्था में प्रतिध्वनि के परिमाण तथा गुण में परिवर्तन आ जाता है।

(उ) आकर्णन (Auscultation)

आकर्णन से निम्नांकित बिंदुओं का खुलासा होता है—

(1) श्वास प्रश्वास की ध्वनि की प्रकृति (Character of respiratory sounds)

(2) शाब्दिक प्रतिध्वनि की मात्रा तथा गुण (Quantity and quality of vocal resonance)

(3) सहयोगी ध्वनियों (Accompanying sounds) का परिचय।

आकर्णन के लिए रोगी को बिठालकर ही देखना उचित है। किंतु रोगी यदि बहुत कमजोर है तो उसे बिना कष्ट पहुंचाए हुए लिटाकर ही देखना चाहिए।

स्वाभाविक वक्ष में, स्वस्थ फुस्फुस तंतुओं के ऊपर जो ध्वनि सुनाई पड़ती है उसे वायुकोषीय मर्मर (Vesicular murmur) कहा जाता है। **निम्न स्कंधास्थि प्रदेश अथवा काक्षिक प्रदेश (Axillary region) में स्टेथस्कोप लगाकर इस ध्वनि की वास्तविक प्रकृति समझ लेनी चाहिए, क्योंकि इन प्रदेशों में यह ध्वनि बहुत स्पष्टता से सुनाई पड़ती है। श्वास के साथ खींची हुई हवा फेफड़े के वायुकोषों में जाती हुई एक प्रकार का कंपन उपस्थित करती है। यही वायुकोषीय मर्मर है।**

स्वस्थ वक्ष में, कंठनली तथा श्वासनलिका के ऊपर प्राप्त होनेवाली ध्वनि को वायुनलीय श्वसन (Bronchial breathing) कहा जाता है। **कंठनली के ऊपर आकर्णन करने पर यह ध्वनि बहुत सरलता से समझ में आ जाती है। इसकी प्रकृति कर्कश तथा उलझन की तरह होती है।**

स्वस्थ वक्ष में दोनों स्कंधास्थियों के बीच में एवं वक्षोस्थि शिखर में जो ध्वनि

सुनाई पड़ती है उसे मध्यवर्ती श्वसन (Intermediate or Broncho-vasicular breathing) कहा जाता है।

वायुकोषीय मर्मर (Vesicular Murmur) के निम्न भेद हैं–

(1) जन्म से 12 वर्ष की उम्र तक की वायुकोषीय मर्मर को शैशवकालीन मर्मर (Puerile Breathing) कहा जाता है।

(2) यक्ष्मा के प्रारंभ या ब्रांकइटिस में वायुकोषीय मर्मर प्रश्वास काल में (साँस छोड़ते समय) कुछ कर्कश या कड़ी सुनाई पड़ती है। इससे कर्कश श्वसन (Harsh breathing) कहा जाता है।

(3) प्रतिक्षेप श्वसन (Jerky breathing) भी एक प्रकार है। इसमें मर्मर ध्वनि झटका लगने की तरह प्राप्त होती हैं। यक्ष्मा के प्रारंभ में, स्नायविक रोगियों में प्राप्त हो सकता है।

वायुकोषीय मर्मर प्राप्त करने के लिए रोगी को शांति से गहरी श्वास लेने के लिए कहना होता है। फेफड़ों के प्रसारण में दोष आ जाने पर वायुकोषीय मर्मर क्षीण रूप में प्राप्त होता है। फुस्फुसावरण प्रदाह (pleurisy) में रस संचय की अवस्था में रस संचय के स्थान से नीचे यह मर्मर मिलता है। तरल थोड़ा होने पर उसके ऊपर बहुत क्षीण मर्मर प्राप्त होता है। बहुत अधिक रस संचय होने पर मर्मर लोप न होकर वायुनलीय श्वसन की तीव्र ध्वनि प्राप्त होती है। इस अवस्था में शाब्दिक प्रतिध्वनि (Vocal resonance) बढ़ जाती है।

प्रश्वास (साँस छोड़ना) की कालवृद्धि दमा या वायुस्फीति जैसे रोगों में होती है। वायुनलीय श्वसन (Bronchial breathing) के साथ इसका भ्रम हो सकता है।

वायुनलीय श्वसन में मंदता अथवा तीव्रता की परिस्थितियाँ कई बार प्राप्त हो सकती है।

फुसफुसों में गह्वर या गड्ढे (Cavity) पड़ जाने पर वायुनलीय श्वसन में मंदता आ जाती है। इस समय गड्ढों के पास जो ध्वनि प्राप्त होती है उसे गह्वरीय ध्वनि (Cavernous) कहते हैं।

एक विशिष्ट प्रकार की वायुनलीय श्वसन होती है जिसे गागरीय श्वसन (Amphoric breathing) कहा जाता है। शीशी के मुख में फूँक मारने पर जिस ढंग की ध्वनि प्राप्त होती है यह लगभग उसी प्रकार की होती है। वायुवक्ष (Pneumothorax) जैसे गंभीर रोग में यह श्वसन प्राप्त होता है।

यदि रोगी द्वारा उच्चारित शब्द तीव्रता से सुनाई पड़े–यहाँ तक कि फुसफुसाकर बोले गए शब्द भी स्पष्टता से सुन पड़े–तो इसे विस्तारित शाब्दिक श्वसन (Pectoriloquy पेक्टोरिलोकी) कहा जाता है। किसी कारण फेफड़ों में कड़ापन आ जाने पर फेफड़ों की ध्वनि क्षमता बढ़ जाती है। निम्न फुस्फुस खंड में रोगजन्य द्रव संचय बढ़ने पर फुसफुस शिखर में विस्तारित शाब्दिक श्वसन सुनाई पड़ता है।

जब फुस्फुसावरण में (In Pleurisy) द्रव संचय होता है तो स्कंधास्थि के नीचे या स्कंधास्थि के नीचे एवं काक्षिक रेखा के बीच में बकरी के बच्चे की मिमियाने की सी ध्वनि सुनाई पड़ती है। श्वासनलिकाओं के पक्षघात से भी रोगी ध्वनि प्राप्त हो सकती है। इस ध्वनि को रंभन ध्वनि (Aegophony) कहा जाता है।

आकर्णन काल में ऊपर वर्णित ध्वनियों के अतिरिक्त भी कुछ अन्य सहयोगी ध्वनियाँ भी प्राप्त होती है। इन्हें आकस्मिक ध्वनियाँ (Adventitious sounds) कहा जाता है। **कई बार आकर्णन यंत्र (Stethoscope) या श्रवण यंत्र का वक्ष प्राचीर के रोयेदार हिस्सों से घर्षण होने पर भी कुछ आवाजें मिल सकती हैं। सावधानी रखनी होगी कि ऐसी ध्वनियों को आकस्मिक रोगजन्य ध्वनि मान लेने की भूल न हो जावे।**

(आकस्मिक ध्वनियों का पूर्व प्रचलित नाम रालस (Rales) रहा है। इसका शुष्क राल्स एवं तर राल्स के नामों से विभाजन किया जाता रहा। वर्तमान समय में इन शब्दों का खास प्रचलन नहीं रहा।)

आकस्मिक ध्वनियों का प्रमुख रूप में दो भागों में विभाजन किया गया है–

(1) रांकाई (Ronchi)–अथवा निरंतरित आकस्मिक ध्वनि–जो निरंतरता बनाए हुए सुनाई देती है।

(2) विघ्नित आकस्मिक ध्वनि या क्रिपिटेशन (Crepitation)– जो आकस्मिक ध्वनियाँ रुक रुक कर (Interrupted) चलती है।

जब निरंतरित आकस्मिक ध्वनियाँ (Ronchi) तीव्रता से सुनाई पड़ती है, उन्हें तीव्र आकस्मिक ध्वनि (Sibilant Ronchi) कहते हैं। यह श्वास लेने के समय विशेषता से सुनाई पड़ती है

श्वास-प्रश्वास दोनों समय विशेषता के साथ सुनाई पड़ने वाली आकस्मिक ध्वनि को मंद निरंतरित आकस्मिक ध्वनि (Sonorous Ronchi) नाम दिया गया है।

ब्रांकाइटिस एवं दमा में तीव्र निरंतरित आकस्मिक ध्वनि सुनाई पड़ती है।

श्वसन प्रणाली के अन्य विशेषतापूर्ण परीक्षण

निम्नांकित परीक्षण बहुलता से प्रचलित है–

(1) क्ष-रश्मि (x-ray) परीक्षण

(2) प्रयोगशाला में बलगम (Sputum) का साधारण एवं अणुवीक्षण यंत्र (Microscopic Examination) परीक्षण

परिच्छेद : पाँचवाँ

नाड़ी प्रणाली या स्नायु प्रणाली का परीक्षण

नाड़ी प्रणाली को शरीर के समस्त प्रणालियों में सर्वोच्च स्थान प्राप्त है; क्योंकि यह

सबका नियमन करती है। प्रकृति ने इस प्रणाली में विशेषता से भाग लेने वाले अंगों को खोपड़ी या करोटी (Skull) के कठोर अस्थिमय आवरण से ढांक रखा है।

समूचे स्नायु प्रणाली को व्यवस्था की दृष्टि से, दो भागों में विभाजित किया गया है। यथा–.

(1) मस्तिष्क–सौषुम्निक व्यवस्था (Cerebro-spinal system)

(2) स्वयंक्रिय या सहानुभूतिक व्यवस्था (Automatic or sympathetic System)

मस्तिष्क-सौषुम्निक व्यवस्था में 1 मस्तिष्क (Brain) जिसमें बहत् मस्तिष्क (Cerebrum), लघु मस्तिष्क (Cerebellum), सेतु (Pons) तथा सुषुम्नाशीर्षक (Medulla Oblongata) आते हैं 2. सुषुम्नामज्जा या मेरुमज्जा (Medulla spinalis), 3. चालक स्नायु (Motor nerve) 4. सांवेदनिक या आनुभूतिक स्नायु (Sensory nerve) एवं कुछ स्नायुगुच्छ (Ganglia) सम्मिलित हैं।

सहानुभूतिक या स्वयंक्रिय व्यवस्था में बहुसंख्यक स्नायुगुच्छ एवं सूक्ष्म स्नायु आते हैं। जठर, छोटी आंत, जरायु, रक्तवाहिनियां आदि में इन स्नायुओं का जाल फैला होता है। इनका तंत्र बहुत जटिल होता है।

दोनों व्यवस्थाएँ अलग अलग होने पर भी पारस्परिक संबंधों में निकटवर्ती होती है एवं कार्य की दृष्टि से भी एक दूसरे पर निर्भर होती है। स्वभावतः इनका पृथकीकरण कठिन होता है।

संपूर्ण नाड़ी प्रणाली असंख्य नाड़ी कोषों (Nerve cells) से मिलकर बनी हुई है। इन असंख्य नाड़ी कोषों के जरिए ही निम्नांकित दो कार्यों का प्रमुखता से संपादन होता है–

(1) आज्ञा का लाना–ले जाना। यह आज्ञा पथों (Motor paths) द्वारा होता है। (2) संवेदना का संवहन। यह संवेदना पथों (Sensory paths) द्वारा होता है।

जिस प्रकार किसी तार से विद्युत प्रवाह के आने-जाने की एक गति होती है, उसी प्रकार स्नायु कोषों से बने समूचे तंत्र के भीतर से आज्ञा अथवा संवेदना प्रवाह का भी वेग (Velocity) होता है। यह वेग, जो कि एक स्थान से दूसरे स्थान तक गमनागमन करता है एक सेकेंड में 100 से 120 मीटर तक की गति रखता है।

मस्तिष्क में बृहत् मस्तिष्क (Cerebrum) ज्ञान और क्रिया उत्पादन करता है। बृहत् मस्तिष्क का ऊपरी भाग ऊँचा-नीचा असमतल होता है एवं किसी वृक्ष के छाल या वल्कल की तरह यह भाग (Cortical substance of brain) स्नायुओं से भूरा दिखनेवाली परत से (Gray matter) आच्छादित होता है। समूचा बृहत् मस्तिष्क दो गोलार्धो (Hemishphere) में बँटा होता है। इनमें विभिन्न प्रकार के ज्ञान के विशिष्टतापूर्ण स्थल है। गोलार्धों में कुछ नाली जैसी दो दरारें होती हुैं। एक 'रोलेंडो की दरार' (Fissure of Rolando) और दूसरी 'सिल्विस की दरार' (Fissure of sylvis) कहलाती है। 'रोलेंडो की दरार' के आगे चालक केंद्र रहता है, इस केंद्र में सबसे ऊपर के भाग में पैरों को नियंत्रण करनेवाला केंद्र होता है। इसके नीचे क्रमशः पीठ, हाथ, मुख, ओंठ और जीभ के नियंत्रण का केंद्र होता है। सिल्विस की दरार के नीचे सुनने-बोलने के केंद्र होते हैं। इस प्रकार विभिन्न प्रकार के ज्ञान संबंधी केंद्र बृहत मस्तिष्क में होते हैं। **प्रसंगतः यह ध्यान रखना उचित होगा कि अभी तक बृहत् मस्तिष्क के सभी क्रियाकलापों के संबंध में परिपूर्ण जानकारी प्राप्त किया जा सकना संभव नहीं हो पाया है।** बृहत मस्तिष्क के सामने के भाग में विचार प्रक्रिया तथा दृष्टि का केंद्र होता है। मस्तिष्क के विशेष भाग की क्षति होने पर उससे संबंधित क्रियाएँ प्रकाशित होती है। वृहत मस्तिष्क के दोनों गोलार्ध बहुत से स्नायु कोषों से भरे होते हैं।

लघु मस्तिष्क (Cerebellum) बृहत मस्तिष्क के नीचे रहता है एवं बृहत मस्तिष्क के समान ही यह दो हिस्सों में बँटा हुआ बहुत से स्नायु कोषों से भरा हुआ भाग होता है। यह नीचे सुषम्ना शीर्षक (Medulla oblongata) से मध्यवर्ती श्वेत स्नायु कोषों (White matter) से भरपूर सेतु (Pons) को पार करके संयुक्त होती है। सेतु (Pons) अपने नामानुसार किसी सेतु के मेहराब की आकृतिवाली होती है। बृहत मस्तिष्क के दाहिने-बचे गोलार्धो से उतरते स्नायु-सूत्र सेतु के भीतर से नीचे जाते हैं। **यहाँ से स्नायु सूत्र एक दूसरे को आगे लाँघकर विपरीत दिशा में जाते हैं। अर्थात दाहिने गोलार्ध का स्नायु सूत्र बायीं ओर और बाएँ गोलार्ध का स्नायु सूत्र दाहिनी ओर जाता हैं स्नायु सूत्रों की इस विपरीतता के कारण ही दायाँ गोलार्ध बाएँ अंग का एवं बायाँ गोलार्ध दाएँ अंग का नियंत्रण करता है। जो लोग दाएँ हाथ से काम करते हैं उनका नियंत्रण बायाँ गोलार्थ करता है एवं जो बाएँ हाथ से काम करते हैं उनका नियंत्रण दायाँ गोलार्ध।** लघु मस्तिष्क विभिन्न उत्तेजनाओं से संबंध स्थापित करता है एवं शारीरिक क्रियाओं में समता स्थापित करता है। जिस समय बृहत् मस्तिष्क से कोई उत्तेजना प्रतिगामी नाड़ियों द्वारा शरीर के बाहर की ओर जाती है. उस समय इस उत्तेजना की सूचना लघु मस्तिष्क के पास भी आती है। इससे वह सावधान हो जाता है एवं शरीर के किसी प्रकार की क्रिया में जुट जाने पर वह विषमता उत्पन्न नहीं होने देता।

सुषम्ना मज्जा या मेरूमज्जा (Medulla spinalis) मस्तिष्क से प्रसारित रस्सी की तरह एक स्नायु-संपृक्त (याने स्नायुओं से भरा हुआ) पदार्थ है, जो करोटी (Skull) में रहने वाले मस्तिष्क की तरह कशेरूकाओं के सुरक्षित कठोर नल में (In vertebral canal) छिपा रहता है। इसका अंतिम छोर, जिसे सुषुम्ना शंकु या सलाका (Conus Medullaris) कहा जाता है, मेरूपुच्छ (Coccyx) तक जाकर मिल जाता है। यहाँ से सूत जैसा अंतिम स्वरूप प्राप्त होने के कारण सूत्रांत मज्जा (Filum Terminale) नाम प्राप्त है। सुषुम्ना मज्जा के अंतिम छोर से बरगद की लटों की तरह अनेक

स्नायु नीचे की ओर उतरते हैं। सुषुम्ना मज्जा बाहर की ओर श्वेत परत (White matter) बनाने वाले स्नायुओं से एवं मध्य में भूरा परत बनाने वाले स्नायुओं से (Gray matter) गठित है।

मस्तिष्क-गात्र में जितने भी नियंत्रक केंद्र होते हैं वे दो प्रकार के होते हैं। यथा–(1) निर्देश या आज्ञा प्रदान करने वाले। इनका नियंत्रण चालक स्नायु (Motor nerve) करते हैं। (2) संवेदना पहुँचाने वाले। इनका काम सांवेदनिक या आनुभूतिक स्नायु (Sensory nerve) करते हैं।

गति एवं कार्य के अनुसार स्नायुओं का वर्गीकरण तीन भागों में किया गया है–

(1) निम्नगामी (Efferent) (2) उर्ध्वगामी (Afferent) (3) मध्य-केंद्रिक (Inter central)

निम्नगामी स्नायु केंद्र से किनारे को संवाद प्रेषण करता है। एक अंगुली हिलाने की इच्छा होने पर मस्तिष्क आदेश देता है। यह आदेश स्नायुओं के माध्यम से सुषुम्ना या मेरूमज्जा से होकर अंगुली तक पहुँचता है। मस्तिष्क से अंगुली तक संवाद प्रेषण का कार्य निम्नगामी स्नायुओं द्वारा संपन्न होता है। इन निम्नगामी स्नायुओं को आज्ञावाहक (Motor) भी कहा जाता है।

निम्नगामी स्नायुओं का कार्य निम्नांकित स्वरूपों का हो सकता है। यथा–

(1) निर्देश वहन करना (Motor)

(2) उत्तेजना प्रदान करना (Accelater)–याने किसी विरामशील कार्य को उत्तेजना देना। जैसे हृत्स्पंदन में।

(3) प्रतिशोध करना (Inhibitory)–याने किसी नियमित कार्य को स्थगित करना। जैसे–फुस्फुस पाकाशयिक स्नायु (Vagus or pneumo gastric Nerve) की उत्तेजना काल में हृत्पिंड का धीमा होना।

(4) रसस्त्रवण करना (Secretory)–रसस्त्रावी ग्रंथियों में स्नायु होते हैं। इन स्नायुओं के कारण रसस्राव होता है।

(5) पुष्टि प्रदान करना (Tropic)–रक्त का आवागमन ठीक रहने पर भी पक्षाघात में कई बार अंग-प्रत्यंग सूख जाते हैं। इसका कारण यह है कि पेशी को पुष्ट रखनेवाले स्नायु नष्ट हो जाते हैं। इसका अर्थ यही है कि कुछ स्नायु पुष्टि प्रदान करने का कार्य करते हैं।

(6) वैद्युतिक प्रवाह नियंत्रण करना (Electrical)–शरीर में अपने ढंग का विद्युत प्रवाह हुआ करता है। कुछ स्नायु इसका नियंत्रण करते हैं।

उर्ध्वगामी स्नायु किनारे से केंद्र तक संवाद प्रेषण करते हैं। पैरों में कांटा गड़ने पर उसकी अनुभूति पैरों से सुषुम्ना मज्जा होकर मस्तिष्क तक पहुँचती है। इस सम्प्रेषण की उपलब्धि या परिणति को संवेदना या अनुभूति (Sensation) कहते हैं। स्पर्श,

यंत्रणा, ताप, ठंडा, दर्शन, श्रवण यह सभी संवेदना के अंतर्गत आते हैं। साधरणतः संवेदना के स्नायु सुषुम्ना मज्जा के स्नायुमूल के पीछे होकर मज्जा के भीतर प्रविष्ट होते हैं।

मध्यकेंद्रिक स्नायु (Inter central fibre) वे होते हैं जो विभिन्न स्नायु कोषों के केंद्रों को एक दूसरे से जोड़कर रखते हैं।

स्नायु प्रणाली परीक्षण में विशेषता से निम्नांकित बातों पर ध्यान दिया जाता है–

(1) आज्ञा या निर्देशवाहक स्नायुओं की स्थिति देखते हैं।

(2) संवेदनावाहक स्नायुओं की स्थिति देखते हैं।

(3) करोटीय स्नायुओं (Cranial Nerve) की स्थिति देखते हैं।

(4) परावर्तित (Reflex) क्रियाओं की स्थिति देखते हैं।

बृहत् मस्तिष्क के स्नायु सूत्र दक्षिण वाम गोलार्धो से निकलकर एक दूसरे को लांघते हुए सुषुम्ना मज्जा में विपरीत दिशा में प्रविष्ट होते हैं। स्वभावतः दक्षिण गोलार्ध के रोगों का प्रभाव शरीर के बाईं ओर प्रगट होता है एवं वाम गोलार्ध के रोगों का प्रभाव शरीर के दाहिनी ओर प्रगट होता है। उर्ध्वचालक स्नायु आहत या नष्ट होने पर कंडरा की परावर्तित (Tendon reflex) क्रिया बढ़ जाती है एवं ऊर्धागंधात या शरीर के एक ओर का पक्षाघात (Hemiplegia) एवं एकागंघात (Monoplegia) उत्पन्न होता है। निम्न चालक स्नायु आहत या नष्ट होने पर स्नायुओं का जोर घट जाता है, कंडरा की परावर्तित क्रिया लुप्त हो जाती है एवं प्रभावित अंग में शुष्कता आ जाती है।

संवेदनापथ आहत या नष्ट होने पर स्पर्श, वेदना, शीतोष्णता की अनुभूति संबंधी चर्म की संवेदनशीलता की स्वाभाविकता नष्ट हो जाती है। अनुभूति की प्रखरता, मृदुता अथवा पूर्ण अवलुप्ति उत्पन्न होती है। अनुभूति की कमी के क्षेत्र में जोरों से दबाने पर वेदनादि का अनुभव होता है।

करोटीय स्नायुओं (Cranial nerves) की संख्या बारह हैं–

(1) प्रथम स्नायु 'गंध नाड़ी' (Olfactory nerve) कहलाता है। इसी स्नायु के कारण गंध का ज्ञान होता है। रोगावस्था में हींग, चंदन आदि सूँघने पर गंध नहीं मिलती। वह रोग, जिसमें गंध शक्ति लुप्त हो जाती है, गंध लोप (Anosmia) कहलाता है। वह रोग, जिसमें सुगंध दुर्गंध लगे एवं दुर्गंध सुगंध जैसा 'गंध विपर्यय' (Perasomnia) कहलाता है।

(2) दूसरे स्नायु का नाम दृष्टि नाड़ी है (optic nerve)। इसी नाड़ी के कारण दृष्टि ज्ञान प्राप्त होता है। इस नाड़ी के अस्वस्थ होने पर प्रकाश और अंधकार बराबर लगने लगता है।

दृष्टि का धुंधलापन धुंध दृष्टि (Amblyopia) के नाम से जाना जाता है।

पूर्णान्धता की स्थिति को तिमिर दृष्टि (Amaurosis) कहते हैं।

(3) तीसरे, चौथे एवं छठवें स्नायु (oculomotor, trachlear and abducent Nerve) से आँखों की हलचल का नियंत्रण होता है।

छठवीं स्नायु के पक्षाघात से द्वित्वदृष्टि (Diplopia) अर्थात एक वस्तु का दो दिखने की स्थिति उत्पन्न होती है।

चौथे स्नायु के पक्षाघात ग्रस्त होने पर नेत्रगोलक (Eyeball) भीतर की ओर घूम जाता है जब नीचे देखने का प्रयास करते हैं।

तीसरे स्नायु का पक्षाघात होने पर ऊपरी पलक लटक जाती है। इसे पलकाघात (Ptosis) कहते हैं।

(4) पाँचवाँ स्नायु (Trigeminal nerve)–चेहरे की त्वचा की संवेदना ले जाता है एवं साथ ही चबाने वाले स्नायुओं तक आज्ञा ले जाने का भी काम करता है।

इसके पक्षाघातग्रस्त होने पर चेहरे की त्वचा संवेदना का लोप, स्नायवीय कनीनिका प्रदाह (Neuropathic keratitis) तालू की परावर्तित क्रिया का लोप तथा चबाने की शक्ति का लोप होना जैसी परिस्थितियाँ उत्पन्न होती हैं।

(5) सातवाँ स्नायु (Facial Nerve) मुखमंडलीय नाड़ी कहलाता है। इसके पक्षाघातग्रस्त होने पर स्वाद ज्ञान की संवेदना नष्ट होती हैं। जीभ के सामने के $\frac{2}{3}$ भाग में 'स्वाद नहीं मालूम पड़ता'। स्वस्थावस्था में पलकों को जोर से बंद करने पर अन्य व्यक्ति उसे आसानी से नहीं खोल सकते। सातवें स्नायु पक्षाघात में पलकों का जोर खत्म हो जाता है।

(6) आठवाँ स्नायु का नाम–श्रावणी नाडी (Auditory nerve) है। इस स्नायु के पक्षाघात से श्रवण की शक्ति समाप्त हो जाती है।

(7) नौवां, दसवां एवं ग्यारहवां स्नायु–जिह्वा-कंठ नाड़ी (Glassopharyngial nerve) प्राणदा नाड़ी (Vagus) सौषुम्न सहायिका (Spinal accessory nerve) नाड़ी के नाम से जाने जाते हैं।

इनके पक्षाघात से जीभ के अंतिम भाग का स्वाद ज्ञान नष्ट हो जाता है। तालू का एकांश अथवा संपूर्ण तालू पक्षाघात से स्थिर हो जाता है। ओवाज रूखी व गंभीर हो जाती है–जोरे से बोलना संभव नहीं हो पाता।

(8) बारहवाँ स्नायु का नाम जिह्वा मूलिनी नाड़ी (Hypoglossal Nerve) है। इसके पक्षाघात से जीभ बाहर निकालने पर जीभ टेढ़ी हो जाती है।

परावर्तित (Reflex) क्रियाएँ तीन प्रकार की होती हैं–

(i) सतही परावर्तित क्रिया (Superficial reflex)

(ii) गंभीर परावर्तित क्रिया (Deep tendon reflex)

(iii) आंगिक परावर्तित क्रिया (Organic reflex)

सतही परावर्तित क्रिया परीक्षण में तलवों में नुकीले वस्तु से सुरसुरी लगाते

हैं। स्वाभाविक अवस्था के पैरों की अंगुलियाँ नीचे आती है। रोगावस्था में—जैसे एकांगघात में (In Hemiplegia)—अंगुलियाँ ऊपर उठ जाती है। यह ऊपर उठने की क्रिया 'बैबिन्सकी का चिह्न' (Bavinskis sign) कहलाता है। **ध्यान रहे, शैशवावस्था में पद तल में सुरसुरी से बच्चों के पैरों की अंगुलियाँ स्वस्थावस्था में ऊपर की ओर उठती हैं।**

गंभीर पारावर्तित क्रिया परीक्षण के अंतर्गत जानु क्षेप (knee jerk) किया जाता है। उर्ध्वनाड़ी घटकों की रोगावस्था में 'जानु क्षेप' बढ़ जाता है—विष सेवन के बाद भी यह बढ़ता है। जानु क्षेप के लिए लेटे हुए रोगी के घुटने को कलाई पर उठाकर ढीला रखते हुए जानु फलक की कंडरा (Patellar Tendon) पर आघात करने पर जानु वृद्धि में पैर प्रसारित होता है। निम्नगामी नाड़ी घटकों के बीमार होने पर जानू क्षेप में कंडरा पर आघात लुप्त पारावर्तित क्रिया उत्पन्न करती हैं। इसका उदाहरण पेशीक्षय (Myopathy) नामक बीमारी है।

आंगिक पारावर्तित क्रिया की जानकारी के लिए रोगी के निगलने की स्थिति, मूत्र तथा मलोत्सर्जन संबंधी कठिनाइयों की जानकारी ली जाती है। आंगिक पारावर्तित क्रिया विकृति में निगलने की क्रिया गड़बड़ हो जाती है, खाया हुआ द्रव्य नाक से निकल आता है एवं मल-मूत्र उत्सर्जन अपने आप होने लगता है।

स्नायु प्रणाली के परीक्षण में निम्नांकित जानकारियाँ प्राप्त करना भी अति आवश्यक होता है—यथा—

(1) रोगी की बौद्धिक स्थिति कैसी हैं वह अपने को किस प्रकार प्रस्तुत करता है अथवा उसका व्यवहार कैसा है ?

(2) रोगी के आवेग (Emotion) की स्थिति कैसी है ? दुखी अथवा हताश, संदेहपूर्ण या भयभीत, आदि।

(3) रोगी की नवस्मृति तथा पुरानी स्मृति की स्थिति कैसी है ?

(4) रोगी की नींद कैसी है ?

(5) रोगी में मिथ्याभास (Illusion) या मतिभ्रम (Hellucination) की स्थिति कैसी है ?

(6) रोगी की वाणी (Speech) की स्थिति कैसी है ? चालक स्नायुओं की बीमारी से रोगी बोलने और लिखने दोनों की शक्ति खो देता है। इसे चालक वाणीरोध (Motor aphonia) कहा जाता है। सांवेदनिक स्नायुओं की बीमारी में रोगी सुनकर समझने की शक्ति एवं देखकर समझने की शक्ति खो देता है। इसे सांवेदनिक वाणी रोध (Sensory aphonia) कहते हैं। इन्हें क्रमशः शब्द बधिरता (Word deafness) एवं शब्दांधता (Word blindness) शब्दों से भी व्यक्त करते हैं। तुतलाना या हकलाना की स्थिति अन्य स्वतंत्र परिस्थितियों में उत्पन्न होती हैं।

कुछ स्थितियों में रोगी चालक अथवा सांवेदनिक स्नायुओं के पक्षाघात से पीड़ित

नहीं होता। वह वस्तु पहचान लेता है एवं उसका उपयोग भी जानता है किंतु उपयोग के समय उपयोग भूल जाता है। जैसे माचिस पहचानता है और मोमबत्ती भी। परंतु माचिस लेकर मोमबत्ती जलाने जाकर भूल जाता है। इस स्थिति को मनोलोप (Apraxia) कहा जाता है।

स्नायु प्रणाली के अन्य विशेषज्ञतापूर्ण परीक्षण

निम्नाकिंक परीक्षण आम हैं–

(1) मस्तिष्क-सौषुम्न तरल (Cerebro spinal fluid, c-s-f) के लिए कटि वेध (Lumbar puncture)

(2) इलेक्ट्रोएनसेफेलोग्राम या E E G

(3) सी. टी. स्कैनिंग

(4)इलेक्ट्रोमायोग्राम EMG आदि।

परिच्छेद : छठवाँ

त्वचा परीक्षण

त्वचा परीक्षण भरपूर उजाले में आवश्यकतानुसार रोगी के वस्त्र हटाकर किया जाता है।

सर्वप्रथम दर्शन (Inspection) किया जाता है। प्रथम क्रम में त्वचा का रंग एवं दूसरे क्रम में त्वचा के उद्‌भेदों (Eruptions) को देखते हैं।

त्वचा के रंग की निम्नांकित स्थिति हो सकती है। यथा–

(1) पांडु (Pale)–ऐसा रक्ताल्पता रोग में होता है।

(2) रक्ताभ (Reddish)–ऐसा सूर्यताप से झुलसकर बुखार में, अत्यधिक थकावट के बाद अथवा चर्मोद्‌भेदों (Eruptions) में हो सकता है।

(3) नीलाभ (Cyanosis)–रक्त में हिमीग्लोबिन की मात्रा अत्यधिक घटकर, जो कि ओषजन क्रिया की गड़बड़ी का परिणाम हुआ करता है; अथवा शरीर में रक्त प्रवाह कम हो जाने पर ऐसा होता है।

(4) पीताभ (Yellow)–कामला रोग (Jaundice) में ऐसा होता है। नेत्रावरण भी इस स्थिति में, पीले पड़ जाते हैं।

त्वचा के उद्‌भेद दो स्तर के माने गए हैं।

(1) प्रथमिक उद्‌भेद (Primary eruption)

(2) परिणामी उद्‌भेद (secondary eruption) यह प्राथमिक उद्‌भेदों के विकासावस्था या समाप्तावस्था में उत्पन्न होते हैं।

प्राथमिक उदभेद निम्नांकित प्रकार से प्रायः प्राप्त होते हैं–

(1) चर्मकलंक या दाग (Macules)–सीमित क्षेत्र में त्वचा के रंग का परिवर्तन।

(2) गांठ (Papules)–त्वचा की सतह पर उठे ऊँचे व कड़े उद्‌भेद गाँठ

कहलाते है जो कि मटर की आकृति के होते हैं। इससे कुछ बड़े गांठों को गुटिका (Tubercle & nodule) कहा जाता है। गुटिका में बड़ी गांठे अर्बुद (Tumour) (ट्युमर) कहलाती हैं।

(3) फफोला या आँवला (Vesicle)–मटर की आकृति के रसपूर्ण फफोले जैसे उद्भेद आँवला कहलाते हैं। इससे बड़े उद्भेद डिंबिका (Bulla or Blebs) कहलाते हैं।

(4) फुड़िया (Pustules) पीबपूर्ण छोटे उद्भेद फुड़िया कहलाते हैं।

(5) चकत्ता (Wheals) चर्म का हल्का उन्नत उद्भेद जिसका केंद्र परिधि की तुलना में अधिक पांडुता लिए (Paler) होता है, चकत्ता कहलाता है।

उद्भेद, जब आपस में सटे होते हैं, संगामी या संयुक्त (Confluent) एवं जब दूर-दूर फैले होते हैं तो असंगामी या असंयुक्त (Discrete) कहलाते हैं।

परिणामी उद्भेद (Secondary eruption) प्राथमिक उद्भेद के विकास या समाप्ति के काल में अवदरण या खाल उधेड़ने (Exoriation) अथवा दरार (Fissure) के रूप में प्राप्त होते हैं। पपड़ी निकलना (Desquamation) द्रव संचय (Infiltration) होना, वर्ण परिवर्तन (Pigmentation) होना, क्षतनिर्माण (ulceration) हो जाना या क्षतचिह्न (Scar formation) की उत्पत्ति होना भी परिणामी उद्भेद के लक्षण होते हैं। परिणामी उद्भेद प्रायः खुजलाने से उत्पन्न होते हैं।

त्वचा का स्पर्शन (Palpation) हथेली से छूकर अथवा तर्जनी तथा अंगूठे से हल्के खींचकर किया जाता है। निर्जलन (Dehydration) की स्थिति में, जबकि शरीर का जलीयांश काफी घट जाता है, त्वचा खींचकर छोड़ने पर बहुत धीरे-धीरे पूर्वावस्था की स्वाभाविकता में लौटती है। शोथ या सूजन (Edema) में त्वचा को 20 से 30 सेकेंड तक दबाकर छोड़ने पर दबाए गए स्थान में उत्पन्न गड्ढा बहुत धीरे-धीरे समाप्त होता है। ग्रंथि अवरोध (Lymphatic obstruction) से उत्पन्न शोथ में दबाए गए स्थान में गड्ढा उत्पन्न नहीं होता।

आधुनिक मतानुसार कतिपय चर्मरोग परजीवक (Parsite) उत्पादित होते हैं। यथा -

(i) खुजली (Scabies or itch)

(ii) जूं-उपसर्ग (Pediculosis)

(iii) छत्रक संक्रमण (Fungus Infection)

चर्म का अणुवीक्षण यंत्र (Microscope) द्वारा भी परीक्षण होता है। इस परीक्षण में चर्मोदभेदों की पपड़ी निकालकर देखी जाती है।

परिच्छेद : सातवाँ

मूत्र परीक्षा

दर्शन (Inspection) के जरिए मूत्र परीक्षण में निम्नांकित बातों की जानकारी हो जाती है–

(1) मात्रा (Quantity)

(2) वर्ण (Colour) एवं पारदर्शकता (Transparency)

(3) आपेक्षिक घनत्व (Specific gravity)

(4) कुछ तलछट एवं उनकी प्रकृति (Characters of the deposit)

मात्रा के लिए तत्काल के पेशाब या संपूर्ण दिन रात के पेशाब की मात्रा देखते हैं। स्वस्थ व्यक्तियों में समूचे दिन रात में पेशाब की मात्रा 700 से 2500 मिलीलिटर तक हो सकती है। अधिक पेय लेने पर पेशाब अधिक होती है। **जाड़े में त्वचा के नीचे की रक्तवाहिनियाँ सिकुड़ी रहती है। इसलिए पसीना कम होता हैं। और पेशाब अधिक होती है। इसके विपरीत गरमी की ऋतु में पसीना अधिक होता है, पेशाब की मात्रा घट जाती है।** रात की तुलना में दिन में मूत्र का उत्सर्जन अधिक होता है। दिन-रात में मूत्र का उत्सर्जन बराबर होने पर 'वृक्क नाश' (Renal failure) का प्रारंभिक लक्षण मानना चाहिए। मधुमेह (Diabetes) में पेशाब की मात्रा बढ़ जाती है। निर्जलन (Dehydration), अतिसार (Diorrhea) या आकस्मिक अवसाद (Shock) में पेशाब की मात्रा काफी घट जाती है।

मूत्र का वर्ण या रंग हल्का पीला हुआ करता है। स्वस्थावस्था में मूत्र पारदर्शक होता है। मूत्र में रक्त आने लगे तो अल्प रक्त आने पर वह धुएँ के रंग जैसा हो जाता है और रक्त अधिक आने लगने पर भूरा या लाल हो जाता है। पित्त की उपस्थिति में मूत्र का रंग भूरा या गहरा भूरा हो जाता है। मूत्र का गहरा लाल होना हिमोग्लोबिन की उपस्थिति व्यक्त करता है। वृक्क नाश (Renal failure) में मूत्र पूरी तरह वर्णहीन हो जाता है। क्योंकि पेशाब का स्वाभाविक वर्ण बनाए रखने में उत्तरदायी 'युरी क्रोम' घटक घट जाता है। मूत्र की वर्णहीनता मूत्र के आपेक्षिक घनत्व (Specific gravity) घट जाने पर भी होना संभव है।

मूत्र का आपेक्षित घनत्व युरीनोमोटीर नामक यंत्र से नापते हैं। स्वाभाविक अवस्था में मूत्र का आपेक्षिक घनत्व 1001 से 1025 के भीतर रहना चाहिए। दिन के तापक्रम से इसमें कुछ तारतम्य संभव है। शर्करायुक्त मधुमेह (Diabetes mellitus) में आ. घ. बढ़ जाता है।

फास्फेट, युरेट एवं यूरिक एसिड के **तलछट** पेशाब में रहने पर आँखों से दिखते हैं। प्रयोगशाला पद्धतियों से फास्फेट, युरेट एवं युरिक एसिड का अलग-अलग पता लगता है।

स्वाभाविक स्थिति में, मूत्र की रासायनिक प्रतिक्रिया (Reaction) अम्ल (Acid) रहती है। रासायनिक प्रतिक्रियाओं के लिए प्रयोगशाला पद्धतियों का सहारा लेना पड़ता है।

मूत्र के विभिन्न उपादानों की जाँच के लिए आणुवीक्षण यंत्र (Microscope) का उपयोग प्रमुख है।

वृक्कों की स्थिति तथा क्षमताओं का आंकलन करने के लिए क्ष-रश्मि परीक्षण, अल्ट्रासाउंड परीक्षण, कोष परीक्षण (Biopsy) आदि आधुनिक प्रचलित पद्धतियों में आते हैं।

परिच्छेद : आठवाँ

संचरण प्रणाली का परीक्षण

संचरण प्रणाली में पेशियाँ (Muscles), अस्थियाँ (Bones) एवं संधियाँ (Joints) आती हैं। सर्वप्रथम इनकी अस्वाभाविकताएँ देखी जाती है।

दर्शन (Inspection) में सबसे पहले लंबी अस्थियों की ओर फिर करोटी (Skull) की ओर एवं अंत में मेरुदंड (Vertebral colum) की ओर देखते हैं। आकारगत परिवर्तनों की जानकारी प्राप्त करते हैं। बालास्थि विकृति रोग (Rickets) में लंबी अस्थियों में विकृति आती है। कर्कट रोग में अस्थि भंग (Fracture) मनमाने रूप में प्राप्त होता है। कुछ रोगों में मेरुदंड वक्र हो जाता है। जलशीर्ष रोग में (In Hydrocephalus) करोटी गोलाकार हो जाती हैं। मुख वृद्धि रोग (Acromegaly) में निचला जबड़ा बहुत बढ़ जाता है। जन्मजात उपदंश (Congenital syphilis) में ललाट की आकृति लंबी होती है, नाक की हड्डी बीच में काफी दबी हुई होती है एवं करोटी का सम्मुख भाग बढ़ा हुआ-सा रहता है। रोगावस्था में संधियों की आकृति में भी परिवर्तन हो जाता है। दर्शन काल में संधि-स्थानों का वर्ण भी विशेष रूप से देखते हैं।

स्पर्शन द्वारा दर्शन के परिणामों को प्रामाणिकता प्रदान करते हैं। स्पर्शन (Palpation) काल में वेदना तथा अस्वाभाविकताओं के विस्तार की सीमा का पता करना होता है।

रोगी की चाल पर विशेषता से ध्यान देते हैं।

आपेक्षिक चाल (Spastic Gait) नशा करने वालों की लड़खड़ाती चाल के समान होती है। इसमें रोगी पैरों को फर्श पर लगभग घसीटता चलता है—घुटना मोड़ने में कठिनाई होती है। एकांगघात (Hemiplegia) में इस प्रकार चाल आती है।

असम चाल (Ataxic gait) वह चाल है जिससे रोगी पैरों को अचानक अस्वाभाविक ऊँचाई तक उठाकर झटके से जमीन पर पटकता है। इसमें प्रायः एड़ी

पहले भूमि स्पर्श करती है। ऐसी चाल गतिशक्ति राहित्य नामक रोग में (In Locomotor Ataxia) प्राप्त होता है।

चक्राकार चाल (Reeling gait) इसमें रोगी दूर तक पैरों को घुमाते हुए चलता है। मस्तिष्क जनित रोगों में, नशा करने पर यह चाल मिलती है।

विशेष परीक्षण

क्ष-रश्मि (x-ray) द्वारा परीक्षण आम है। संधि-तरल (Synovial Fluid) का भी परीक्षण करते हैं।

अध्याय : तीन

औषध प्रयोग की कला

परिच्छेद : पहला

प्रथम चिकित्सा निदेश या पहला नुस्खा

कहा गया कि प्रारंभ ठीक हो तो आधा काम तुरंत पूरा हो जाता है।

यह कथन होमियोपैथी के प्रथम चिकित्सा निदेश के लिए भी समान रूप से लागू होता है।

डॉ. हेरिंग ने कहा, ''तीन पाए के स्टूल में आसानी से बैठ सकते हैं। तद्नुसार तीन मुख्य लक्षणों को देखकर दवा का प्रयोग करो—सफलता जरूर मिलेगी। नुस्खा लड़खड़ाकर गिरेगा नहीं।''

इस कथन में सार्वकालिक प्रभाव की क्षमता है। कम से कम तीन लक्षणों पर दवा लिखने की आदत डालनी चाहिए। यदि तीन से अधिक लक्षण मिलते हैं तब तो कोई बात ही नहीं। सोने में सुगंध।

कई बार कई-कई औषधियों के एक साथ लक्षण मिलते हैं। उस स्थिति में उसी औषध का प्रयोग किया जाना चाहिए जिसके लक्षण सर्वाधिक हों।

कई बार केवल एक-दो चरित्रगत मुख्य लक्षण (Characteristic symptom) मिल जाते हैं। यदि ऐसे लक्षण अन्य औषधि में न हो—जैसे रोग का बाईं ओर से दाहिनी ओर जाना लैकिसिस का लक्षण है, तो उस पर निर्भर रहते हुए भी सफलता प्राप्त की जा सकती है। पर यह जोखिम भरा काम है, असफलता की संभावना रहती है।

उदाहरण—कई वर्ष पूर्व पूना के एक सज्जन मेरे पास अपनी पत्नी के लिए दवा लेने आए। उनकी पत्नी के बाएँ स्तन के कैंसर का आपरेशन होने के बाद बाएँ अंग में पक्षाघात हो गया था। काफी चिकित्सा के बाद भी यह ठीक नहीं हुई, अपितु दायें अंग में उसका विस्तार होने लगा। रोगिणी लायी नहीं गई थी एवं सहायता

के लिए मेरे सामने केवल एक ही मुख्य लक्षण था—रोग का बाएँ अंग से दाहिनी की ओर बढ़ना। यह अकेले लैकेसिस में है। मैंने उन्हें दो खुराक लैकेसिस 1000 शक्ति में दी एवं 12 घंटों के अंतर से देने के लिए निर्देशित किया।

दो सप्ताह बाद मुझे एक टेलिग्राम मिला—"असाधारण लाभ। धन्यवाद। बधाई स्वीकार करें।"

प्रथम चिकित्सा निदेश लिखने जाकर मुख्यतः निम्नांकित दो बातें ज्यादा परेशानी पैदा करती हैं। यथा—

(1) **शक्तिक्रम क्या दें** ?

(2) **कितनी कितनी देर में दवा का प्रयोग करें** ?

इन प्रश्नों के उत्तर में जाने के पूर्व ध्यान रखने की आवश्यकता है कि संपूर्ण रोगों का विभाजन दो भागों में किया गया है—

(1) तीव्र रोग (Acute disease)—जिसमें रोगाक्रमण हल्के या तेजी से अथवा भयानक वेग से होता है और रोग कुछ दिन या कुछ सप्ताह या कुछ माहों की अवधि तक रोगी को तंग करके छोड़ देता है अथवा रोगी को समाप्त कर देता है। जैसे खसरा, चेचक, हैजा, आंत्रिक ज्वर, हूपिंग कफ आदि। कई नए रोग बिना दवा के भी ठीक हो सकते हैं।

(2) जटिल रोग (Chronic disease)—जिसमें रोग विकास धीमा होता है और जड़ें बहुत गहरी होती है। सालों रोगी को तंग करते हैं और कभी भी बिना लंबी अवधि की चिकित्सा के ठीक नहीं होते। जैसे दमा, गठिया, कैंसर, मधुमेह, मिरगी, एड्स आदि।

अब, इस विवेचन से स्पष्ट हो जाता है कि तीव्र रोगों में, रोग की प्रवृत्ति अल्पावधि में रोगी को समाप्त कर देने की भी होती है। स्वभावत : **तीव्र रोगों में दवा का प्रयोग बार-बार करना पड़ता है। हैजा जैसी बीमारियों में जब रोगी की जीवनीशक्ति (Vital Force) का तीव्र गति से पतन होने लगता है, चुनी हुई दवा का प्रयोग 5-5 या 15-15 मिनट में भी किया जाना आवश्यक हो जाता है। अन्यथा साधारण रूप में 2 से 4 घंटों के अंतर से दवा दी जा सकती है। प्रतिक्रिया प्राप्त होते ही दवा बंद करनी पड़ती है।** किसी किसी रोगी में पहली खुराक से ही अनुकूल प्रतिक्रिया प्राप्त हो जाती है।

जटिल रोगों में दवा का प्रयोग प्रायः जल्दी-जल्दी करने की आवश्यकता नहीं होती। एक-दो खुराक समुचित शक्ति की दवा देकर औषधीय प्रतिक्रिया देखने के लिए एकाधिक दिन अथवा एक-दो-तीन सप्ताह तक भी आवश्यकानुसार प्रतीक्षा करनी चाहिए। जटिल रोगों में दवा का दुबारा दिया जाना तब आवश्यक होता है जब औषध की क्रिया समाप्त होने की स्थिति में आ जाए अथवा प्रतिक्रिया समुचित प्रतीक्षा के बाद भी संपूर्णता से प्राप्त न हो।

तीव्र अथवा जटिल रोगों में दवा का चुनाव ठीक होने पर भी, कई बार रोगी के आंतरिक धातुगत बाधाओं के कारण इच्छित-प्रतिक्रिया अनुपस्थित रहती है। ऐसी स्थिति में, सल्फर जैसी सोरा दोषनाशक दवा की एक-दो खुराक 2-4 घंटों के अंतराल पर देकर कुछ घंटों बाद चुनी गई दवा का पुनर्प्रयोग करने से इच्छित लाभ प्राप्त होना संभव होता है।

बहुत से चिकित्सक तीव्र अथवा जटिल रोगों में समान रूप से निम्न शक्तिक्रम की दवा बार-बार 3-4 घंटों के अंतराल पर देना उचित समझते हैं। जैसे संधिवात में लक्षण मिलने पर 4-4 घंटों के अंतराल पर रसटाक्स 3 या 30 देना अथवा हूपिंग कफ में ड्रासेरा 1x प्रति 4 घंटे में देना। वे ऐसा तब तक करना उचित समझते हैं जब तक अनुकूल प्रतिक्रिया न हो। अनुकूल प्रतिक्रिया होते ही दवा बंद कर देते हैं। ऐसा प्रयोग करते हुए ध्यान रखना चाहिए कि औषध दिए जाने का समय अनुरक्षित (Maintain) हो। **अनेक औषधियाँ निम्न शक्तिक्रम में विषाक्ततापूर्ण होती है। इसलिए 1x, 2x या 3x जैसी दवाओं का उपयोग भरपूर जानकारी के बगैर नहीं करना चाहिए। निम्न शक्तिक्रम में आम प्रयोग की दवाओं का 6, 12 या 30 शक्तिक्रम सुरक्षित रहता है।**

जहाँ तक शक्तिक्रमों के निम्न, मध्य या उच्च होने का सवाल है ध्यान रखना चाहिए कि **30 शक्तिक्रम तक ही दवाएँ निम्नक्रम, 200 या 500 शक्तिक्रम की दवाएँ मध्य शक्तिक्रम एवं 1000 तथा अधिक शक्तिक्रम की दवाएँ उच्च शक्ति क्रम की मानी जाती है।**

दुर्बल-जटिल रोगियों को उच्चक्रम न देकर निम्नक्रम बार-बार देना अधिक सुरक्षित होता है। महिलाओं का शरीर नाजुक होता हैं इसलिए उन्हें बहुत अधिक उच्चशक्ति न देना ही ठीक है। बच्चों की जीवनीशक्ति तीव्र होती हैं उनकी तथा हृष्ट-पुष्ट लोगों की उच्चशक्ति क्रम से ही चिकित्सा वांछनीय होती है। उच्च शक्तिक्रमों से रोगी के आनुवंशिक दोष दूर हो सकते हैं। तरुणाई तक की चिकित्सा आनुवंशिक दोषों को दूर करने की चिकित्सा में सर्वाधिक सहयोगी होती है। मानसिक रोगों में, जब रोगों की तीव्रता मन के स्तर पर आ जाती है, उच्च शक्तिक्रम उपयोगी होते हैं। तीव्र रोगों में, जब रोगी जीवन और मृत्यु के बीच झूलने लगता है, उच्चक्रम देना चाहिए। परंतु जटिल रोगों में रोग की गंभीर स्थितियों में उच्चक्रम देने पर रोगी की मृत्यु भी हो सकती है।

एक निश्चित क्रम के प्रयोग के बाद लाभ होना रुक जाने पर, अगला उच्च शक्ति क्रम का प्रयोग करना चाहिए। जैसे, 6वें शक्तिक्रम से लाभ हुआ। फिर लाभ होना बंद हो गया। तब 12 या 30 शक्तिक्रम देना चाहिए।

होमियोपैथी दवाएँ, वास्तविक चुनाव हो जाने पर, सभी शक्तिक्रमों में लाभ पहुँचाती है। ये दवाएँ शरीर में समान द्वारा समान की चिकित्सा के सिद्धांतों के अनुरूप

शरीर में विद्यमान लक्षणों के समान औषधीय लक्षण उत्पन्न करती है। यह कुछ इस प्रकार की बात है जैसे **पहलवानी के दाँवपेंचों से प्रशिक्षित एक पहलवान पर समान रूप से प्रशिक्षित दूसरे पहलवान के हावी होने का प्रयास। जो पहलवान किंचित अधिक बलशाली व प्रशिक्षित होता है, वह विजयी होता है। उसी तरह जब औषधीय लक्षण किंचित अधिक बलशाली होते हैं, तो रोग लक्षण पराभूत होते हैं। किंचित अधिक बलशाली औषधीय लक्षणों के शरीर में विकसित होने की स्थिति में, रोगी के कुछ रोग लक्षणों में कुछ वृद्धि नजर आने लगती है। इन्हें ही 'होमियोपैथी रोग वृद्धि' कहते है। होमियोपैथी रोगवृद्धि के समय सभी दवाएँ बंद कर देनी होती है। यह आरोग्य के आरंभ की निशानी होती है। यह वृद्धि अल्पकालीन होती है। पर कभी-कभी दो-तीन दिनों तक भी स्थायी होती है जो कि स्वयंमेव समाप्त हो जाती है। यदि ऐसी वृद्धि जारी ही रहे तो उसे 'औषधीय रोग वृद्धि' के बदले 'वास्तविक रोगवृद्धि' मानकर उसकी समुचित चिकित्सा करनी होगी।**

जहाँ तक शक्तिक्रम प्रयोग का सवाल है 6, 30 एवं 200 शक्तिक्रम में से ही चिकित्सा की आदत डालनी चाहिए। **डॉ. केंट ने कहा था "मैं तलवार में धार लगाते हुए हब्शियों के कमरे में रहना पसंद करूँगा, परंतु उन होमियोपैथिक चिकित्सकों के साथ नहीं, जो बिना समझे-बूझे उच्चशक्तिक्रमों का प्रयोग करते हैं।"** उनके कथन में एक स्पष्ट चेतावनी है। उसे हमेशा याद रखनी चाहिए। अत्यंत दुर्बल रोगियों को दवा कभी भी अधिक उच्च शक्तिक्रम में नहीं देना चाहिए क्योंकि उससे उत्पन्न 'होमियोपैथिक रोगवृद्धि' का वेग वे सहन नहीं कर सकते। रोगी की मृत्यु भी हो सकती है। **उपशमात्मक चिकित्सा में उच्च शक्तिक्रम न देने पर 'रोगवृद्धि' का प्रायः कोई भय नहीं होता।**

नई बीमारियों में 6 या 30 या 200 शक्तिक्रम तक की दवाएँ प्रतिक्रिया प्राप्त करने तक बार-बार देकर एवं पुरानी बीमारियों में 200 शक्तिक्रम की दवाएँ प्रतिक्रिया प्राप्त करने तक प्रति सप्ताह एक-एक खुराक देकर चिकित्सा देने की परंपरा एक झंझटरहित सुगम परंपरा है। हाथ सध जाने के बाद आगे की शक्तियों पर बढ़ा जा सकता है अथवा शक्तिक्रमों का नाना प्रकार से प्रयोग किया जा सकता है। **डॉ. ब्रायंट की इस चेतावनी को हमेशा याद रखना चाहिए–"चिकित्सा काल में बार-बार दवाएँ बदलना एक दयनीय एवं दुष्टतापूर्ण पद्धति है।"** दवा केवल उसी समय बदलना चाहिए जब प्रयुक्त दवा से लाभ मिलना संभव न हो।

प्रारंभ में कुछ विफलताएँ संभव है। इससे निराश न होकर लगे रहने पर होमियोपैथी की सफलताएँ अनिवार्यतः प्राप्त होगी। किसी के इस कथन में काफी दम है कि–एलोपैथी का चिकित्सक आरंभ की तिथि में ज्यादा जमता है, बाद में उखड़ जाता है। पर होमियोपैथिक चिकित्सक पहले पहल उखड़ा-सा रहता है, किंतु

जैसे-जैसे उसकी उम्र बढ़ती जाती है, उसके इर्द-गिर्द रोगियों की भीड़ ज्यादा जमती जाती है।

स्वाभाविक रूप में, होमियोपैथिक चिकित्सक के सिपाहियों के लिए निराशा की कोई जगह नहीं है।

परिच्छेद : दूसरा

द्वितीय चिकित्सा निदेश या दूसरा नुस्खा

प्रथम चिकित्सा निदेश या पहला नुस्खा (First Prescription) के बाद के सभी नुस्खे 'दूसरा नुस्खा' (Second prescription) कहलाएँगे। 'दूसरा' शब्द 'पहला' शब्द के बाद आता है। अर्थात 'दूसरा शब्द 'पहला' शब्द का अनुगामी होता हैं तदनुसार, स्वाभाविक रूप में, 'दूसरा नुस्खा' 'पहला नुस्खा' का अनुगामी होगा। याने, 'दूसरा नुस्खा' 'पहला नुस्खा' की कमियों को दूर करने के लिए अथवा उसे आधार देने के लिए ही होगा।

मान लिया जाए किसी रोगी को 200 शक्ति की दवा दी गई। अब सप्ताह भर उसे दवा नहीं दी जानी है। परंतु रोगी एक खुराक पर सप्ताह भर निर्भर रहने की स्थिति में नहीं है। तब उसे औषधविहीन चूर्ण या टिकिया देते रहना होगा। जिन्हें प्लैसिबो कहते हैं। औषधविहीन दवाएँ दी गई मूल औषध की अनुगामिनी कहलाएँगी। मान लें कि पहला नुस्खा चिकित्सा निदेश लिखरने के समय उसे तीन दिनों के लिए औषधविहीन दवाएँ लिखी गई, चौथे दिन रोगी को फिर दवा लिखनी है। अभी मूल औषधि का परिणाम सामने नहीं आया। तीन दिनों के लिए और औषधविहीन दवाएँ लिखी जाएगी, वह 'दूसरा नुस्खा' के अंतर्गत माना जावेगा। एक कोर्स दवा लेने के बाद जो भी आगामी दवाएँ लिखी जाएगी वह सब दूसरा नुस्खा के अंतर्गत होगा।

कई बार शक्तिक्रम का गलत प्रयोग हो जाने पर अनावश्यक रोगवृद्धि हो जाती है। इस स्थिति में ऐसी दवा लिखनी होगी तो प्रयुक्त औषधि के लक्षणों को समाप्त कर दे। ऐसी स्थिति में 'दूसरा नुस्खा' 'पहला नुस्खा' की त्रुटि-सुधार के लिए लिखा जावेगा। कौन-सी औषधि किस औषधि का प्रभाव समाप्त करती है, मोटे तौर पर सभी अच्छी मेटिरिया मेडियाओं में इसकी सूची लिखी रहती है।

कई बार चिकित्सा कार्यों की व्यस्तता के बीच जल्दबाजी में औषध प्रयोग हो जाता है और उनको बदलना आवश्यक हो जाता है। स्वभावतः इन परिस्थितियों में भी 'दूसरा नुस्खा' का काम उचित दवा की व्यवस्था करना होगा।

कई बार रोगी अपनी भूल से नए लक्षणों को जन्म दे देते हैं। मान लिया जाए, उसे गाँठों की सूजन के लिए दवाएँ दी जा रही है। उसने समोसे या रबड़ी खाकर अतिसार पैदा कर लिया। इस स्थिति में इस नए उपद्रव को ठीक करना 'दूसरा

नुस्खा' का काम होगा। डॉ. नीलमणि घटक का कथन है कि उच्च शक्तिक्रम से चिकित्सा होते समय यदि इस प्रकार की परिस्थितियाँ उत्पन्न होती है तो 6वें क्रम से चिकित्सा करनी चाहिए। इससे उच्चशक्ति का प्रभाव भी नहीं घटता और लक्षण भी प्रदमित (Suppressed) नहीं होते अर्थात दबते नहीं। इसे मैं उचित मानता हूँ।

द्वितीय चिकित्सा निदेश या 'दूसरा नुस्खा' एक चिकित्सक की कुशलता के लिए चुनौती स्वरूप होता है। क्योंकि उसके द्वारा लिखित 'पहला नुस्खा' को 'दूसरा नुस्खा' ही परिपूर्णता की ओर ले जाता है। इसलिए 'दूसरा नुस्खा' का अपने ढंग का महत्त्व होता है।

यदि एक वर्ष तक चिकित्सा देते हुए किसी चिकित्सक ने किसी रोगी के लिए 20 बार दवाएँ लिखी तो उसे पहला, दूसरा, तीसरा, चौथा, दसवाँ, बीसवाँ नुस्खा नहीं कह सकते। सहजता की दृष्टि में 'पहला नुस्खा' के बाद के सभी नुस्खों को दूसरा नुस्खा के अंतर्गत लेना होगा एवं सभी को 'दूसरा नुस्खा' या द्वितीय चिकित्सा निदेश कहना होगा।

परिच्छेद : तीन

मिश्रित औषधियाँ कभी नहीं।

आजकल होमियौपेथी में भी मिश्रित दवाओं की बाढ़ आ गई है। अनेक कथित महाविद्यालयीन शिक्षा प्राप्त चिकित्सक भी इनके पीछे दौड़ने लगे हैं। मिश्रित औषधियों की प्रशंसा करने वाले लोग प्रायः निम्नांकित वर्ग के लोग होते हैं। यथा—

(1) वे औषधि निर्माता, जिन्हें रोगियों के शुद्ध आरोग्य से बहुत कम मतलब है।

(2) वे लोग, जो किसी न किसी प्रकार कोई न कोई रजिस्ट्रेशन जुटाकर मैदान में है और अर्थागम के लिए होमियोपैथी एलोपैथी आयुर्वेदिक पेटेंट दवाएँ खोजने को चिकित्सा कार्य की अंतिम बात समझते हैं।

(3) वे लोग, जो डिग्री-डिप्लोमा के बावजूद अध्ययन की अपूर्णता से आत्मविश्वासहीन है।

(4) वे लोग, जो चिकित्सक नहीं है, अपितु चिकित्सक की ख्याति चाहते हैं, और शुद्ध होमियोपैथी की ओर रुचि रहने पर भी पूरी तरह होमियोपैथी में दखल नहीं रखते।

विनोदपूर्ण ढंग से कहें तो मिश्रित दवाएँ मिली जुली सरकारों की तरह होती है जो गुणात्मकता में कमजोर होती है और रोगियों के हितों की लक्ष्य पूर्ति के पहले ही समाप्त हो जाती है। चूँकि इन औषधियों की स्वस्थ शरीर में 'प्रूविंग' नहीं हुई होती है इसलिए इन्हें होमियोपैथक कहना ही भूल है।

इस स्थिति से ऊपर उठने का केवल एक ही तरीका है कि मेटेरिया मेडिका

और रोगों की जानकारी में प्रयासपूर्वक योग्यता हासिल की जावे। विगत परिच्छेदों में जिन रोगी विवरणों को प्रस्तुत किया गया उनमें उल्लिखत तकलीफें केवल शुद्ध एकल औषध प्रयोग से ही ठीक होने योग्य थी। मिश्रित औषधि के प्रशंसक यह नहीं बतला सकते कि उल्लिखित रोगियों को वे क्या दे सकते हैं।

स्वभावतः सत्य के पक्ष में मान लेना ही उचित है कि मिश्रित औषधियाँ मुख्यतः व्यावसायिक उपकरण अधिक है बनिस्बत आरोग्यकारी औषध उपकरण के। होमियोपैथिक एवं बायोकेमिक दोनों प्रकार की मिश्रित-औषधियों के लिए यह कथन समान रूप से लागू होता है।

कुछ जाने-माने होमियोपैथिक चिकित्सक भी, जो एकल औषधि (Single drug) से चिकित्सा पसंद करते हैं, कई बार व्यस्तता के क्षणों में बायोकेमिक मिश्रण दे बैठते हैं। उन्हें मेरी यह बात एक हद तक अरुचिकर लगेगी कि बायोकेमिक मिश्रणों का भी प्रयोग नहीं करना चाहिए। इस संबंध में कुछ विचार किया जाना प्रासंगिक होगा।

मान लिया जाए कि तालुमूल ग्रंथि प्रदाह (Tonsilitis) का रोगी सामने है। उसके लिए बहुविज्ञापित बायोकेमिक मिश्रण क्रमांक 10 निर्धारित है। इस मिश्रण में फेरम फास, कैलकरिया फास और कैलिम्युर मिश्रित है। अब मान लें कि रोगी की जीभ बिल्कुल सफेद है। बायोकेमिक चिंतनों के आधार पर वह कैलिम्युर का रोगी होगा। सवाल है कि उसे कैलिम्युर की आवश्यकता रहने पर भी अनावश्यक रूप से फेरम फास और कैल्केरिया फास भी क्यों दिया जाए ? व्यस्तता के क्षणों में चिकित्सक आवश्यकतानुसार केवल कैलिम्युर देकर भी अपने दायित्वों को पूरा कर सकता है। मिश्रण देना योग्य चिकित्सक के लिए बहुत सुविधाजनक स्थिति नहीं तैयार करती है।

अतः होमियोपैथी के वेद 'आर्गेनन' की दार्शनिकता के आधार पर औषधियाँ हमेशा एकल रूप में दी जानी चाहिए। बहुत हुआ तो नियमानुसार पर्याय क्रम से दवाएँ देनी चाहिए।

यह ध्यान रखना उचित होगा कि होमियोपैथी ने दो शताब्दियों की जो यात्रा संपन्न की है उसमें आधारभूत रूप में एकल औषधियों की तपस्या ने ही उसे आगे बढ़ने में शक्ति दी है। जर्मनी-अमेरिका में मिश्रित दवाओं ने होमियोपैथी को नुकसानी में सहयोग किया है। अतः मिश्रित औषधों से प्रयत्नपूर्वक बचना चाहिए।

परिच्छेद : चार

सफल-सरल चिकित्सा की आधारभूत दवाएँ

इन दिनों होमियोपैथी में नई-नई दवाओं का समावेश हो रहा है एवं होमियोपैथी लगभग 2500 स्वतंत्र औषधियों के विशाल भंडार से समृद्ध भी हो चुकी है। इतनी सारी औषधियों का अध्ययन अथवा उनका प्रयोग एक जटिल कार्य है। इस जटिलता

को कम करने में होमियोपैथी में रेपर्टरी का प्रचलन हुआ एवं आजकल कम्प्यूटर का भी प्रयोग होने लगा है।

परंतु होमियोपैथी के विशाल औषध भंडार में प्रवेश और संचालन किस बिंदु से हो इन बातों का मार्गदर्शन न कंप्यूटरों के पास है, न रेपर्टरियों के पास।

यदि किसी यंत्र की धुरी ठीक हो तो वह कितना ही वजन लेकर आराम से घूम जाता है। इसी तरह, अध्ययन और निर्णय की धुरी ठीक हो तो कोई भी व्यक्ति विशाल होमियोपैथिक मेटेरिया मेडिका का उपयोग बिना किसी झंझट के कर ले सकता है।

स्वभावतः आवश्यक है कि इस बात का आधारभूत ज्ञान हो कि होमियोपैथिक औषध भंडार में किन औषधों के अध्ययन के साथ आगे बढ़ें।

डॉ. जे. ए. क्लार्क ने बहुत पहले कहा था कि कुल 13 औषधियों में सिद्धहस्त होने पर संपूर्ण मेटिरिया मेडिका में आसानी से अधिकार हो सकता है। उन्होंने तेरह औषधियों में जिन औषधियों के नाम गिनाएँ, वे निम्नानुसार है–

1. एकोनाइट
2. आर्सेनिक
3. बेलाडोना
4. ब्रायोनिया
5. केल्केरिया कार्ब
6. चायना
7. हिपर सल्फर
8. लाइकोपोडियम
9. नक्स वोमिका
10. पल्सटिला
11. साइलिशिया
12. सल्फर
13. थूजा

मैंने अनुभव से सीखा है कि इस सूची में निम्नांकित औषधियों का संयोजन करना उचित है–

यथा–

1. आर्निका
2. कैम्फर
3. कालोसिन्थ
4. कैमोमिला
5. कार्बोवेज
6. डल्कामारा

7. जेल्सिमियम
8. इपिकाक
9. मर्कसाल
10. फास्फोरस
11. ओपीयम
12. रस टाक्स
13. वेरेट्र एल्बम

इनके अतिरिक्त होमियोपैथी-बायोकेमी में समान रूप में प्रयुक्त निम्नांकित औषधियों का सम्मिलित किया जाना भी उपयोगी है।

1. कैल्केरिया फास
2. फेरम फास
3. कैलिम्युर
4. कैलिफास
5. मैगफास
6. नेट्रग म्युर
7. नेट्रम सल्फ

यदि कोई व्यक्ति उपर्युक्त 33 दवाओं का ठीक-ठीक अध्ययन कर लेता है तो उसे अवश्य ही मेटिरिया मेडिका की विशालता भयभीत नहीं करेगी। वरन् वह इन दवाओं के भरोसे अनेक रोगों की यथोचित-चिकित्सा की योग्यता हासिल कर लेगा। उसे मिश्रित दवाओं की ओर झुकने की आवश्यकता ही न होगी।

होमियोपैथी की मेटिरिया मेडिका केवल मेटिरिया मेडिका न होकर तुलनात्मक मेटिरिया मेडिका हुआ करती है। स्वभावतः उपर्युक्त 33 औषधियों के अध्ययन काल में अध्येता को अन्य अनेक औषधियों का भी आसानी से ज्ञान होगा।

कन्याकुमारी से दिल्ली तक की यात्रा यात्रारंभ के पूर्व अनेक प्रकार की असुविधाओं की कल्पना दे सकती है। पर यात्रारंभ करने के बाद प्रत्येक अगला स्टेशन यात्री के उत्साह को बढ़ाता है।

आयुर्विज्ञान के छात्र, जो होमियोपैथिक औषध प्रयोग में सिद्धहस्त होना चाहते हैं, उत्साह के साथ इस ओर आवें और उपर्युक्त 33 औषधों के अध्ययन से प्रारंभ करें। पीड़ित मानवता की होमियोपैथिक सेवा में उन्हें ईश्वर की कृपा उन्मुक्त रूप से प्राप्त होगी ऐसा मेरा विश्वास है।

अध्याय : चार

आधारभूत तैंतीस औषधियों का सरल अध्ययन

(1) एकोनाइट

'एकोनाइट नेपेलस' नामक औषध को संक्षेप में केवल 'एकोनाइट' कहा जाता है।

रोगों की उन प्रारंभिक स्थितियों में इसका प्रयोग होता है जब 'रोगों का प्रारंभ' आकस्मिक प्रचंडता के साथ होता है। कल्पना करें—आकाश साफ है। अचानक एक टुकड़ा बादल कहीं से आता है फिर तेजी से बादल बढ़ते हैं। आकाश ढंक जाता है और तूफानी हवा क्षितिज को घेर लेती है।

ऐसी ही एक आकस्मिकता, एक तेजी, जब रोगारंभ में उपस्थित हो, एकोनाइट प्रयोग का उचित समय सामने होता है। ऐसे समय एकोनाइट का असर जादू जैसा हुआ करता है।

मान लो, एक स्वस्थ बच्चा साथियों के साथ खेल रहा है। अचानक खाँसते-खाँसते बेचैन होकर घर लौटता है। उसकी खाँसी और बेचैनी बढ़ती जाती है। ऐसे में उसे एकोनाइट देने पर वह आश्चर्यजनक तेजी से ठीक होगा।

रोग कोई भी हो, नख से शिख तक, जहाँ से भी संबंधित हो, जब उसका आरंभ आकस्मिक रूप में और प्रचंडता के साथ होता है, एकोनाइट सबसे पहले सोचा जाना चाहिए। **आकस्मिक रोगाक्रमण जब अपनी प्रबलता के साथ रोगी में बेचैनी, छटपटाहट और अदम्य प्यास पैदा करें तो एकोनाइट ही उसकी दवा है। ऐसे समय कुछ रोगियों में मृत्यु भय भी उत्पन्न हो सकता है। 'नहीं बचूँगा'—ऐसा कहता है। शुष्क ठंडी हवा से उत्पन्न रोगों की पहली अवस्था में यह पहली दवा होगी।**

सिर दर्द, चक्षु प्रदाह, दृष्टिहीनता, कान दर्द, दाँत दर्द, काली खाँसी, गले की खराश, रक्तवमन, फुस्फुस्प्रदाह, उदरशूल, मूत्रविकार आदि सभी रोगों की प्रारंभिक अवस्था में यह एक शानदार दवा है जबकि आकस्मिक रोगाक्रमण अपनी प्रचंडता से रोगी को बेचैन करता हो। हैजा अथवा अन्य रोगों के नाम मन में भय समाकर

बीमार पड़ जाने पर यह पहली दवा होगी।

एक व्यक्ति बेचैन करने वाले दांत दर्द से अचानक पीड़ित हो गया। डॉ. जे. एन. कांजीलाल उसे एक खुराक एकोनाइट 200 खिलाकर दर्दनाशक इंजेक्शन तैयार करने लगे। पर इंजेक्शन तैयार करने के पहले ही वह चंद सेकेंडों के भीतर ठीक हो गया।

एक 2 वर्षीय स्वस्थ बालक को शुष्क ठंडी हवा से प्रभावित होकर ज्वर के साथ खाँसी हो आई। बेचैनी और प्यास थी। नींद आते ही बेचैन होकर जाग जाता था। डॉ. होयने ने उसे आधा-आधा घंटों के अंतराल पर एकोनाइट 200 की दो खुराकें दी। बच्चा ठीक हो गया।

एक बार एक वयस्क आदिवासी, जिसके पास शीतवस्त्रों की कमी थी, शीत लहर से प्रभावित होकर चेहरे के पक्षाघात से पीड़ित हो गया। रोगाक्रमण के कुछ घंटों बाद ही वह मेरे पास ले आया गया। मैंने उसे एकोनाइट 3x प्रति घंटे से कुछ खुराकें दी। वह दूसरे ही दिन ठीक हो गया। (लेखक)

ज्वर में एकोनाइट का प्रयोग करते हुए ध्यान रखना चाहिए कि एकोनाइट केवल उसी ज्वर को आरोग्य कहता है जिसमें आकस्मिक आक्रमण के साथ रोगी की त्वचा बिलकुल शुष्क हो और नाड़ी तीव्र उछलती हुई भरी हुई होती है। ज्वर में पसीना निकल आने पर एकोनाइट नहीं देना चाहिए। नाड़ी देखना न भी आवे तो भी आकस्मिक रूप में आने वाले ज्वर में जहाँ बेचैनी और खूब प्यास हो, त्वचा शुष्क हो, एकोनाइट का प्रयोग करना चाहिए।

होमियोपैथी के जनक डॉ. हैनिमन ने 'मेटिरिया मेडिका प्युरा' में लिखा कि "प्रादाहिक ज्वर में जहाँ एकोनाइट के लक्षण हो तो एक ही खुराक एकोनाइट 30 शक्तिक्रम बुखार को शनैः शनैः उतार देता है।"

एडिनबरा में प्रशिक्षित कलकत्ते के प्रसिद्ध एलोपैथी चिकित्सक डॉ. युनान ने इसे पढ़कर किताब उठाकर फेंक दी कि यह पागल का बकवास है। पर अंततः एक बालिका पर उन्होंने एकोनाइट 30 का प्रयोग कर ही डाला। इस औषधि की एक खुराक ने उसके प्रादाहिक ज्वर को चंद घंटों में शनैः शनैः उतार दिया। उसी दिन से वे डॉ. हैनिमन के भक्त हो गए। आगे उनकी ख्याति भारत में होमियोपैथी की अंतिम अदालत के रूप में हुई।

आम शक्तिक्रम 6, 30 और 200। कई बार जब एकोनाइट से पूरा पूरा लाभ नहीं होता, एक दो खुराक सल्फर 30 या 200 आरोग्य को पूर्ण करता है।

ह्रास-वृद्धि—खुली हवा में आराम। गरम कमरे में, सायंकाल तथा रात में वृद्धि। शुष्क ठंडी हवा से भी वृद्धि।

हृदयरोगी को जब तीव्रगति से प्रबल श्वास कष्ट हो, वह लेटने में असमर्थ रहे तो **एकोनाइट फेराक्त 6X देना चाहिए। ऐसे में एकोनाइट** नेपेलस से एकोनाइट

फेराक्स अधिक कारगर होता है। (हृदय रोगों के लिए 'क्रैटिगस' एवं 'डिजिटेलिस' अध्याय देखें।)

(आम रोगी होमियोपैथी में तब आता है जब एकोनाइट की अवस्था गुजर चुकी होती है। इसलिए मानव समाज का एक बहुत बड़ा अंश इस महान औषधि के प्रभाव का लाभ नहीं उठा पाता।)।

(2) आर्निका

इसका पूरा नाम आर्निका मान्टेना है। संक्षेप में आर्निका कहते हैं। यह चोट या आघात से उत्पन्न रोगों की विशेष औषधि है। 'चोट' शब्द की व्यापकता ध्यान में रहे तो इसका प्रयोग व्यापक रूप में संभव है।

किसी भी प्रकार भीतरी-बाहरी चोट लगने पर सबसे पहले इसका प्रयोग करना चाहिए। चोट की गंभीरता के अनुसार एकाध खुराक अथवा जल्दी-जल्दी 3-4 घंटों के अंतराल पर चार-पाँच खुराकों में इसका प्रयोग अवश्य करना चाहिए। इसके मदरटिंचर का अथवा इसके मदरटिंचर से बने मल्हम या लोशन का बाहरी उपयोग किया जा सकता है। पर चमड़ा छिल जावे तो उस पर इसका उपयोग नहीं होना चाहिए। त्वचा कटी-फटी न हो, चोट भीतरी हो तो भीतरी दवा के साथ बाहरी दवा अच्छा काम करती है। तीस एम. एल या एक औंस जल या जैतून के तेल में 20 बूंद मदरटिंचर डाल देने से बाहरी उपयोग की बढ़िया दवा बन जाती है। आर्निका लगाकर उसमें सेक नहीं करनी चाहिए। फफोले आ सकते हैं। चोट लगकर सूजन आ जावे या नीला पड़ जाने में सबसे पहले आर्निका का ही प्रयोग किया जाना चाहिए। आर्निका आघातजन्य अनेक तकलीफों को शानदार तरीकों से दुरुस्त करती है। कई बार अस्थिभंग या फ्रैक्चर हो जाने पर आर्निका से इच्छिक लाभ तत्काल नहीं मिल पाता। ऐसे में, जब 24 घंटों में आर्निका कोई लाभ न पहुँचाए तो चोट के स्थान का एक्स-रे आवश्यक हो सकता है। टूटी हड्डी जोड़ने के लए 'सिम्फाइटम' नामक दवा का प्रयोग करते हैं। 'सिम्फाइटम' तेजी से हड्डी जोड़ती है। इसका असर देखकर कई सर्जनों ने होमियोपैथी करनी आरंभ की। शक्तिक्रम 3x या 30 प्रति 4 घंटे प्लास्टर के बाद।

यहाँ प्रसंगतः ध्यान रखना उचित होगा कि दुर्घटनाजन्य चोटों को, अस्त्र या अन्य वस्तु से आघात लगना, गिर जाना, कट जाना, फट जाना, मोच लगना, आदि को 'घाव' या 'क्षत' या उंडस (Wounds) कहा जाता है। जिन चोटों में चोट हल्की होती है, त्वचा नहीं फटती, श्लेष्मिक झिल्ली ठीक रहती है, 'सबक्युटेनियस' उंडस या 'चर्म अधोवर्ती घाव' कहते हैं। इसमें त्वचा ठीक रहने के कारण सेप्टिक होने की संभावना नहीं रहती। दर्द-सूजन आदि भी जल्दी ठीक हो जाते हैं। जिस आघात या चोट में त्वचा के नीचे के टिशू जख्मी हो जाते हैं, चोट लगे स्थान की छोटी-छोटी

शिराएँ या कोशिकाएँ छिन्न-भिन्न हो जाती है, वह 'कंटयुशन या ब्रूज या 'चर्मान्तर्वर्ती घाव' कहलाता है। इसमें त्वचा कालिमा लिए हुए रंग की हो जाती है। बोलचाल की भाषा में इसे 'खून जमना' या 'कलछिट पड़ना' आदि कहा जाता है। प्राकृतिक रूप में साधारण ब्रूज धीरे-धीरे अपने आप ठीक होते हैं। पर कई बार 'ब्रूज' में रक्त संचय अधिक होकर वह गोला जैसा बन जाता है। इसे 'हिमाटोमा' या रक्तार्बुद कहा जाता है। कठिन प्रकार के 'ब्रुज' में रसादि जमकर काला सा फफोला जैसा हो जाता है। इसे 'बुली' या 'डिम्बिका' कहा जाता है। इसी प्रकार के रंगरूप के साथ चोट के बाद खतरनाक रोग 'गैंग्रीन' या 'विगलन' हो सकता है जिसमें त्वचा में गरमाहट नहीं होती और सूई चुभने पर भी स्पर्शकातरता या संवेदना नहीं रहती। जब आघात लगकर चमड़ा फट जाता है और बाहर से भीतर का सब कुछ दिखता है तो उसे 'ओपन उंडस' या 'खुला क्षत' कहा जाता है। 'ओपन उंडस' के मुख्य प्रकार ये हैं–

(1) इन साइज्ड-उंडस–इसमें ब्लेड, छुरा, तलवार आदि से घाव होते हैं। कटने पर दोनों ओर के टीशु समान रूप से विभाजित होते हैं। इसे हिंदी में 'छिन्न क्षत' कह सकते हैं।

(2) पंक्चर्ड उंडस–खीला, बल्लम, तीर, बेयनेट आदि चुभकर होने वाले घाव। इसे हिंदी में 'वेधित क्षत' कहा जा सकता है।

(३) लेसिरेटेड उंडस–इसमें वे घाव आते हैं जो मशीन से पिस जाने, पत्थर से कुचल जाने, जानवरों के काटने आदि से तैयार होते हैं। इसमें आघात के कारण आसपास के टिशू असमान रूप में छिन्न-भिन्न हो जाते हैं। इसे हिंदी में 'विदारित क्षत' कह सकते हैं।

इन सभी प्रकार के चोटों में सबसे पहले आर्निका 30 या 200 खिलाना चाहिए। चर्म अधोवर्ती या चर्म अंतवर्ती घावों में आर्निका बेजोड़ है। त्वचा के 'कलछिटदाग' में आर्निका के बाद 'लीडम' 30 आर्निका की तरह खिलाना चाहिए। त्वचा कट-फट जाने पर हमेशा ड्रेसिंग कैलेंडुला से करनी होगी। इसके प्रयोग के लिए 'हेमामेलिस' परिच्छेद पढ़े। 'बेधित क्षत' या 'विदारित क्षत' में समुचित चिकित्सा न होने पर धनुष्टंकार (Tetanus) का भय रहता है। इसलिए इसकी चिकित्सा में विशेष सावधानी बरतनी होगी।

सिर एवं मेरुदंड के भीतर स्नायुतंत्र के प्रमुख अंश होते हैं। इनके जाल कमर के निचले हिस्से में, हाथ पैरों की अंगुलियों में हथेलियों तथा पैरों के तलवों में विशेषता से फैले होते हैं। 'वेधित क्षत' या 'पंक्चर्ड उंडस' में–कील या नुकीली वस्तुएँ गड़ जाने पर स्नायु तंत्र में गहरी चोट पहुँचती है जबकि रक्तस्राव कम होता है। 'विदारित क्षत' या 'लैसिरेटेड उंड्स' में भी स्नायु तंत्र बुरी तरह प्रभावित होता है। इन दोनों प्रकार की चोटों में सबसे पहली दवा आर्निका ही होगी। परंतु 'पंक्चर्ड उंडस' में

एक खुराक आर्निका 200 देकर तुरंत ही 'लीडम 30' बार-बार चार-छह खुराकों तक देते रहना चाहिए। क्योंकि 'पंकचर्ड उंडस' की सर्वश्रेष्ठ दवा लीडम ही है। मच्छर, बर्रे आदि के काटने पर लीडम उसकी प्रथम औषधि होगी। यहाँ ध्यान रखने की जरूरत है कि स्नायु तंत्र के घायल होने पर सबसे श्रेष्ठ दवा 'हाइपेरिकम' है। 'विदारित क्षत' में आर्निका के बाद ही हाइपेरिकम देने का क्षेत्र बनता है। हारइपेरिकम 30 या 200 का प्रयोग आर्निका की तरह ही करना होगा।

अब एक उदाहरण–

मान लिया जाए किसी रोगी के पैर के तलवे में कील चुभ गई। उसे एक खुराक आर्निका 30 या 200 देकर चार-छह खुराक लीडम 30 दो-तीन घंटों के अंतराल पर दी गई। पर दूसरे दिन दर्द कम न होकर ऊपर की ओर चढ़ने लगा। लीडम के प्रयोग के बाद भी दर्द का ऊपर चढ़ने का यह रुख अच्छा नहीं है। दर्द क्रमशः पर्याप्त ऊपर जाने पर धनुष्टंकार भी हो सकता है। ऐसे में, तुरंत ही हाइपेरिकम देना होगा। दर्द कम होकर धनुष्टंकार का सारा भय तेजी से दूर हो जावेगा। 'पंकचर्ड उंडस' के बाद धनुष्टंकार होगा तो भी हाइपेरिकम ही उसकी दवा होगी।

कमर के निचले हिस्से में आघात लगने के बाद स्नायु तंत्र में चोट लगकर निम्नांगों का पक्षाघात हो जाए अथवा नपुसंकता उत्पन्न हो तो उसकी दवा हाइपेरिकम होगी क्योंकि स्नायुतंत्र के चोटों की यह सर्वश्रेष्ठ औषधि है।

कुछ वर्ष पूर्व रीवा निवासी मेरे एक मित्र को, जब वह स्कूटर पर जा रहे थे, पीछे से धक्का देकर एक गाड़ी ने गिरा दिया। मस्तिष्क हिल गया। इससे तुरंत मौत हो सकती थी। पर वे बंच गए। बाहर चोट नहीं थी। पर मस्तिष्क हिल जाने से स्मृति शक्ति बुरी तरह प्रभावित होकर कम हो गई। प्रारंभिक इलाज एलोपैथी से हुआ। लाभ न होने पर उन्होंने मुझे लिखा। हाइपेरिकम 200 एवं 1000 लेने पर कुछ ही दिनों में उनकी याद्दाश्त ठीक हो गई। आधान का प्रभाव मस्तिष्क पर हो तो आर्निका न देकर हाइपोरिकम देना होगा।

प्रसव के समय मातृयोनि की पेशियाँ शिशु के सरकने से प्रायः चोटग्रस्त हो जाती है। इसके कारण आगे चलकर प्रसूति ज्वर जैसी गंभीर बीमारियाँ भी संभव होती है। इसलिए प्रसव के बाद कुछ चिकित्सकों के अनुसार, प्रसूता को आर्निका 3 प्रति 4 घंटे से 2-3 दिनों तक अवश्य खिलाना चाहिए। विश्वविख्यात प्रसूति विशेषज्ञ डॉ. गर्नसी के अनुसार प्रसव के बाद योनि की पेशियों में चोट जैसा दर्द रहने की स्थिति में आर्निका 200 शक्तिक्रम की एक दो खुराक खिलाया जाना ही काफी होता है। आर्निका प्रयोग करने पर प्रसव के बाद गर्भाशय संकोचन तीव्र होकर रक्तस्राव जल्दी बंद हो जाता है।

आधुनिक जीवन की आपाधापी से तनाव शरीर तंत्र में चोट पहुँचाता है। अतः पेप्टिक अल्सर जैसे कई रोग संभव होते हैं। कई चिकित्सकों के अनुसार आर्निका

में ऐसी स्थितियों को ठीक करने की क्षमता है।

खेल के मैदान में दौड़ते-खेलते हुए यदि कोई खिलाड़ी थक कर चूर हो जावे या बेहोश हो जावे तो उसे आर्निका खिलाना चाहिए।

घर की गृहिणी पर काम-काज का बोझ अधिक हो जावे और उसके शरीर तंत्र में थकावट की स्थिति हो तो उसे एक-दो खुराक आर्निका 30 लेनी चाहिए। क्योंकि ऐसी थकावट बढ़ती जावे तो उसे आगे चलकर गंभीर रोग भी हो सकते हैं।

चोट लगकर गर्भस्त्राव का भय उत्पन्न हो तो तुरंत आर्निका देना चाहिए।

एक तीन साल के बच्चे को रात के समय खाट से गिर जाने पर सिर में चोट लगी। तत्काल नींबू के आकार का सूजन उभर आया। मैंने उसे 2 घंटों के अंतर पर आर्निका 200 की दो खुराकें दी। सुबह सूजन गायब था—बच्चा पूरी तरह स्वस्थ। (लेखक)

एक तीस वर्षीया महिला को स्थायी सिर दर्द की शिकायत थी। चोट लगने का इतिहास था। डॉ. आर. एस. विशप ने उसे आर्निका एक लाख शक्तिक्रम से ठीक कर दिया।

एक बत्तीस वर्षीय व्यक्ति को छह वर्षों से नाक से खून निकलने की शिकायत थी। जब भी मुँह धोता था, खून निकलता था। तकलीफ आरंभ होने के पूर्व नाक के दाहिनी ओर देखने में चोट लगी थी। डॉ. ए. के. हिल्स ने उसे आर्निका 200 की एक खुराक खिलाई। दवा खिलाने के बाद एक बार खून आकर हमेशा के लिए बंद हो गया।

गिर जाने के बाद एक छह माह का बालक क्रमशः मरणासन्न स्थिति में पहुँच गया। नर्स की गोद में जब भी हिलाया जाता कराहने लगता। दो-दो घंटों से अर्निका देकर डॉ. ननकीवेल ने उसे ठीक कर दिया।

डॉ. विलियम वेइस ने उन अनेक रोगियों को ठीक किया जो शारीरिक परिश्रम के आधिक्य से हृद्‌वृद्धि (Hypertrophy of heart) से पीड़ित थे। वे उन्हें समुचित विश्वास के साथ आर्निका खिलाते थे।

प्रोफेसर लुडलैम ने दो महिलाओं के ऋतुशूल आर्निका से ठीक किए। दोनों में ही यह तकलीफ भारी वजन उठाने के बाद आरंभ हुई थी।

एक महिला को तीन माहों से सायटिका की शिकायत थी। कई दवाएँ ली, पर लाभ न हुआ। मोपेड चलाकर स्कूल जाते समय सड़क के गड्ढे में झटका लगकर दर्द आरंभ हुआ था। मैंने उसे आर्निका 1000 की दो खुराकें 2 घंटों के अंतराल पर दी। पहली खुराक के बाद ही ठीक हो गई। —(लेखक)

बहुत से लोग कहते हैं कि होमियापेपैथी दवा प्रयोग में रोगी के मानसिक लक्षणों पर अवश्य ध्यान देना चाहिए। पर जब चोटों के इतिहास पर आर्निका का प्रयोग

होता है, मानसिक लक्षणों की आवश्यकता नहीं होती। होमियोपैथी के ओर छोर के संबंध में आम धारणाएँ लगभग उसी कोटि की होती है, जैसा अंधों के हाथी दर्शन में रही है।

वैसे आर्निका का मानसिक लक्षणों पर भी प्रयोग होता है। बेहोशी जैसी स्थिति में—जैसा कि आंत्रिक ज्वर की बढ़ी हुई हालातों में होता है टट्टी-पेशाब अपने आप होती हो और पूछने पर कि कैसे हो ? ठीक-ठीक जवाब देकर सो जाता हो तो इस अवस्था की आर्निका एक शानदार दवा है।

चोट न लगी हो, पर रोगजन्य कष्ट **चोट लगने जैसी अनुभूति देवे** तो भी आर्निका का उपयोग होता है। जैसे, खाँसी में छाती में चोट लगने की सी अनुभूति। बच्चा खाँसने से पूर्व रोता है। ऐसे में आर्निका राहत देती है। पहला अध्याय 7आ भी देखें। लंबे समय तक टी.वी. देखकर दृष्टि शक्ति खोए बच्चे को आर्निका ने कैसे राहत दी ?

(**बेलिस पेरेनिस मूल अर्क** या निम्नशक्ति क्रम भी आर्निका की तरह चोट लगने की दवा है। डॉ. बर्नेट ने चोट लगकर उत्पन्न हुए कई टयुमरों को इस दवा के बार-बार प्रयोग से ठीक किया। वे मूल अर्क देने के पक्षपाती थे। अति परिश्रम से दुर्बल हुए मजदूरों के लिए यह एक श्रेष्ठ टानिक माना गया है। मात्रा 5 बूंद चार बार।)

आम शक्तिक्रम—30 या 200।

ह्रास-वद्धि-स्पर्श, संचरण, आर्द्र हवा से वृद्धि। पड़े रहने पर आराम।

(3) आर्सेनिक

'आर्सेनिक' कहने पर 'आर्सेनिक अल्बम' का बोध होता है।

रोगों की बढ़ी हुई हालतों में, आंत्रिक ज्वर, हैजा, या कैंसर, रोग का नाम कुछ भी हो, इसका प्रयोग करते हैं। इसके विशिष्ट लक्षण निम्नानुसार है—

(1) बढ़ी हुई दुर्बलता के साथ आंतरिक छटपटाहट।
(2) मृत्युभय।
(3) जलन करने वाला दर्द।
(4) गरम प्रयोग से आराम।
(5) अदम्य प्यास में थोड़ा-थोड़ा जल पीना।
(6) सड़े मांस जैसा गंध युक्त स्राव (चाहे घाव में हो या कान के पीव में या माहवारी या प्रदर के स्राव में)।
(7) मध्य रात्रि में एक से दो बजे के बीच रोग लक्षणों में वृद्धि।

इन लक्षणों के आधार पर इसका सफलतापूर्वक प्रयोग होता है। इस दवा की एक-दो खुराकों से ही आम तौर पर असाधारण लाभ मिलना संभव होता है। हैजा

जैसी तेजी से बढ़नेवाली बीमारी में 10-10 मिनट में भी यह देना पड़ता है।

एक शिक्षक के दोनों हाथों में 15 वर्षों से सूखा एक्जिमा था। आधी रात को भयंकर जलन के साथ खुजली हुआ करती थी। उन्हें पानी में डुबाकर रखने पर आराम मिलता था। मैंने उन्हें आर्सेनिक 1000 की 2 खुराकें दो घंटों से दी। एक माह में ठीक हो गए। (लेखक)

एक सत्तर वर्षीया वृद्धा मनोविकार से ग्रस्त थी। इस विकार की उत्पत्ति तब हुई जब सिर कान से निकले उद्भेद (Eruptions) दब गए। जीवन के प्रति अनास्था। घर के कोने में विचारमग्न बैठी रहती थी। पाखाना सप्ताह भर में जाती थी। लगातार अनिद्रा। लक्षण मिलने पर डॉ. स्टेन्थ ने आर्सेनिक उच्च शक्तिक्रम की कुल एक खुराक दी। दबे हुए उदभेद सप्ताह भर में बाहर निकल आए और वह पूरी तरह ठीक हो गई।

एक नौजवान को गर्मी हो गई थी। दूसरे सप्ताह मेरे पास आया। दोपहर के समय एवं आधी रात में घाव में जलन होती थी। गरम पानी से धोने पर आराम मिलता था। आर्सेनिक 200 एक खुराक देने पर एक सप्ताह में ठीक हो गया। (लेखक)

एक दस वर्षीय बालक आंत्रिक ज्वर से पीड़ित था। निचले ओंठ से घाव होकर सड़ने लगा। लक्षण मिलने पर डॉ. यंग ने उसे आर्सेनिक से ठीक कर दिया।

दो बहनें रसोईघर में सोया करती थी। एक साथ डिप्थीरिया से पीड़ित हो गई। उन्हें गले से जठर तक जलनशुदा दर्द था। डॉ. रॉ ने 1870 में लिखा कि उन्हें आर्सेनिक 30 शक्तिक्रम ने तत्काल राहत पहुँचाई।

डॉ. डब्ल्यु ए. केन अपनी पत्नी के साथ घूमने निकले। तभी उनकी पत्नी को आकस्मिक श्वासकष्ट का दौरा हुआ। वह बेचैन हो गई—लगने लगा कि श्वास रुक जाएगा। कपड़े ढीले करने पड़े। पर राहत नहीं हुई। चक्कर आने लगे। सिर तथा मुँह में ठंडा पसीना निकल आया। आँखों की रंगत एक लाश की आँखों जैसी हो गई। आर्सेनिक 200 की एक खुराक ने 15 मिनटों में ठीक कर दिया।

डॉ. हम्फ्री ने दो नाक के कैंसर रोगियों को आर्सेनिक देकर ठीक किया। उन्होंने एक रोगी को 30 शक्तिक्रम लगातार खिलाया। दूसरे को 30 से 400 शक्तिक्रम आवश्यकतानुसार दी। उन्होंने एक रोगी के निचले ओंठ से तीन वर्षों की गांठ आर्सेनिक 30 प्रति सप्ताह एक-एक खुराक खिलाकर पाँच खुराकों से ठीक की।

एक रोगी वर्षों से दमा रोग से पीड़ित था। आधी रात को तकलीफ बढ़ती थी। मरणासन्न स्थिति में डॉ. ई.बी. नैश ने इसे आर्सेनिक 30 देकर पूरी तरह ठीक कर दिया।

हृद्वृद्धि के साथ दमा। कष्ट रात्रि में बढ़ता था। आर्सेनिक 30 प्रति ३ घंटे दिया गया। 26वें दिन दमा ठीक होकर नाड़ी स्वाभाविक हो गई। यह डॉ. सार्ज का अनुभव है।

एक बयालीस वर्षीया महिला को हैजा की शिकायत हो गई। दुर्गन्धयुक्त मल, प्रत्येक पंद्रह मिनट में। लगातार वमन। रात्रि में वृद्धि। अदम्य प्यास—थोड़ा-थोड़ा जल एक बार में पीना। पेट में जलन। आर्सेनिक 200 प्रति दो घंटों में देने पर शीघ्र ठीक हो गई। यह डॉ. ब्लैकली का रिकार्ड है।

एक तीस वर्षीया महिला—दुबली-पतली सालों से माहवारी न होने से पीड़ित थी। हाजमा कमजोर, उदरशिखर में दर्द पत्थर रहने जैसी अनुभूति सहित, भोजन के बाद वमन। आर्सेनिक 30 का प्रयोग होने पर दो सप्ताहों में माहवारी खुलकर शारीरिक स्थिति सुधर गई।—डॉ. गार्टन

आर्सेनिक 30 और 200 शक्तिक्रम में प्रायः प्रयुक्त होता है। दो जुड़वा भाईयों में जैसा संबंध होता है वैसा ही आर्सेनिक के साथ फास्फोरस का है। अनेक बार एक के बाद दूसरे की जरूरत पड़ती है। गंभीर रोग पीड़ित मरणासन्न रोगियों को बहुत अधिक उच्च शक्तिक्रम नहीं देना चाहिए। रोगी की मृत्यु हो सकती है।

आर्सेनिक का रोगी सिर खिड़की में रखना चाहता है और धड़ भट्ठी में—एक कहावत। तात्पर्य यह कि आर्सेनिक में सिर के लक्षण ठंड से घटते हैं और धड़ के लक्षण गरम प्रयोग से।

ह्रास वृद्धि—आर्द्र हवा में मध्यरात्रि में ठंडा पेय एवं ठंडा भोजन से वृद्धि। **गरम प्रयोग** तथा गरम पेय से आराम, दबाकर सोने से, लेट जाने पर दबाव से आराम।

(4) बेलाडोना

रोगारंभ में जैसे एकोनाइट प्रयोजनीय होता है उसी तरह बेलाडोना का भी प्रयोजन होता है। शरीर के दाहिनी ओर के रोगों में इसकी अधिक जरूरत होती है।

बेलाडोना प्रयोग वहाँ होता है जहाँ निम्नांकित बातें उपस्थित रहती हैं—

(1) प्रभावित स्थान में गर्माहट और ललामी रहना। साथ में प्रायः जलन भी रहना, इसलिए आँख, टॉन्सिल, फोड़ा, बाधी अपेंडिक्स डिंबाशय आदि के प्रदाह की पहली दवा।

(2) दर्द का आकस्मिक रूप से आना और जाना। सिर का दर्द हो या अन्य दर्द।

(3) अति संवेदनशीलता—आवाज, प्रकाश, स्पर्श या थोड़े से हिलाने डुलाने मात्र से तकलीफ बढ़ना। इस अति संवेदनशीलता के कारण इसे जलांतक (Hydrophobia) की खास दवा मानी गई है। बिस्तर छू जाने पर दर्द में वृद्धि का भय।

(4) मानसिक उग्रता अथवा ज्वरादि में विकार (Dilirium) भूतप्रेत जंतु आदि देखना या अकड़न होना।

(5) स्त्रियों की माहवारी का स्राव अधिक होना। स्राव में गर्माहट दर्द के

साथ लगना कि योनिपथ से सब कुछ बाहर निकल आएगा।

डॉ. पुडेफेट ने कहा—इन लक्षणों का सार संक्षेप याद रखने के लिए अंग्रेजी का Bird शब्द याद रखो। B=burning याने जलन I=Inflamation याने प्रदाह, R=Redness याने आरक्तता या ललामी, D=Dilirium याने विकार। प्रदाह (Inflamation) उस स्थिति को कहते हैं जब किसी स्थान विशेष में रक्त का जमाव अधिक होकर दर्द, जलन, ललामी उत्पन्न हो जाए। बेलाडोना प्रदाहिक रोगों में प्रयुक्त होने वाली औषधियों का राजा है।

प्रदाह कहीं का भी हो आँख, टान्सिल, अपेंडिक्स, डिंबाशय या अन्य किसी भी जगह का लक्षण मिलने पर बेलाडोना आश्चर्यजनक तेजी से कष्ट दूर करता है।

बेलाडोना बुखार की एक प्रसिद्ध दवा है। उच्च ताप में जहाँ तवचा में हाथ छू जाने पर ताप का प्रभाव हथेली में काफी समय तक बना रह सकता है, बेलाडोना की आवश्यकता होती है। बेलाडोना से आरोग्य हो सकने वाले ज्वर में एकोनाइट की त्वचा जैसी शुष्कता नहीं होती। थोड़ा बहुत पसीना विशेषतः दबे हुए स्थानों में रहता है। उच्चताप में, जहाँ बेलाडोना की आवश्यकता हो सकती है, रोगी में आक्षेप या अकड़न अथवा विकार की स्थिति भी रहना संभव है। विकारग्रस्त रोगी, काल्पनिक मूर्ति या जानवर आदि देखता है। बिस्तर से भागना चाहता है। बेलाडोना के बुखार में रोगी का चेहरा लाल, तमतमाया हुआ सा रहता है। बच्चों के बुखार में इसका आदर के साथ इस्तेमाल होता है। सिर की गर्माहट की तुलना में पैर बहुत ठंडे रहते हैं। बुखार में बेलाडोना के लक्षण रहने पर बेलाडोना के बुखार के साथ-साथ अकड़न या विकारादि सभी समान रूप से ठीक हो जाते हैं।

आरक्त ज्वर (Scarlet fever) में समूची त्वचा रक्तवर्ण हो जाती है। इस ज्वर में बेलाडोना को इसी कारण पेंटेट दवा के रूप में इस्तेमाल किया जाता है। आरक्त ज्वर के संक्रामक रूप में फैलने के समय बेलाडोना प्रतिदिन दो-तीन बार लेने पर ऐसा आरक्त ज्वर नहीं हो पाता ऐसा डॉ. जे. एच. क्लार्क का कथन है।

बेलाडोना एक ऐसी औषधि है जिसका आवश्यकतानुसार बार-बार प्रयोग करना पड़ता है।

मेरे प्रैक्टिस के आरंभिक दिनों में एक ग्रामीण रोगी मेरे पास लाया गया। उसे लगभग चौबीस घंटों से पेट में रुक-रुक कर दर्द हो रहा था। गाँव की दुकानों में उपलब्ध सभी प्रकार की दवाएँ उसने खा ली थी। लाभ न होने पर उसने अंत में बड़ी मात्रा में दारू पी ली। उससे भी दर्द कम न हुआ। पेट जाँचने के लिए पेट में हाथ लगाते ही वह कराह उठा। दर्द स्पर्श असह्य था। मुझे दर्द का कारण ठीक-ठीक समझ नहीं आया। फिर भी मैंने उसे लक्षणानुसार बेलाडोना 6 प्रत्येक दौरे के साथ-साथ एक-एक खुराक देना आरंभ किया। तीसरी खुराक के बाद ही वह ठीक हो गया। (इसी दिन से मैंने होमियापैथी चिकित्सा में पथ्यापथ्य की कड़ाई

(Rigidity) काफी हद तक त्याग दी। क्योंकि दारू पीए रहने की हालत में भी बेलाडोना ने काम करके दिखाया। यह मेरा मत है कि उच्च शक्तिक्रमों द्वारा दी जाती चिकित्सा में पथ्यापथ्य की कड़ाई पूरी तरह शिथिल नहीं करनी चाहिए।

विश्वविख्यात डॉ. केन्ट ने कहा कि लक्षणानुसार प्रयोग किए जा सकने पर पित्त पत्थरी के दर्द को बेलाडोना पंद्रह मिनटों में कम कर देता है।

एक बार, मेरी दाहिनी आँख में रुक-रुककर चुभन जैसा दर्द होने लगा। मैंने ऐनक देखी। आँख लाल हो गई थी। बेलाडोना 30 की एक खुराक से तत्काल दर्द ठीक हो गया। कुछ घंटों में ललामी भी गायब हो गई। (लेखक)

डॉ. टेम्पल ने लिखा कि एक 6 वर्षीय बच्चे को तीन दिनों से खसरे का बुखार था। अचानक विकारग्रस्त हो गया। अंटसंट बकने लगा।—नाना प्रकार की चीजें देखने लगा। हाथ पैरों में अकड़न आना आरंभ हो गया। पिता के लिए उसे पकड़ कर रखना कठिन हो गया। बेलाडोना 200 देने पर बच्चा आधा घंटे में सो गया। दूसरे दिन दुरुस्त था।

एक महिला को सालों से सिर दर्द था। प्रतिदिन चाहे जब अचानक उठ आता था। हिलने-डुलने पर, आवाज से, प्रकाश से और महावारी के दिनों में तकलीफ बढ़ जाती थी। दर्द तीन-चार घंटे रहकर अचानक गायब हो जाता था। बेलाडोना 200 प्रतिदिन दर्द के समय दिया गया। सात दिनों में रोगिणी ठीक हो गई। (डॉ. होयने)

एक आठ वर्षीय बालक को दो सप्ताहों से कुकुरखाँवी (Whooping Cough) की शिकायत थी। खाँसते समय चेहरा लाल हो जाता था। आँखों में भी ललामी आ जाती थी। बेलाडोना 200 प्रतिदिन तीन खुराक देने पर आठ-दस दिनों में वह ठीक हो गया। (डॉ. होयेन)

बेलाडोना का आम प्रयोग 30 एवं 200 शक्तिक्रमों में होना वांछनीय है। रोगों की तीव्रता के अनुसार आवश्यकतानुसार बार-बार प्रयोग किया जा सकता है।

ह्रास-वृद्धि-स्पर्श, झटका, ध्वनि, प्रकाश तथा हवा के झोंके से वृद्धि। कुछ झुकाव से एवं लेटकर रहने पर आराम।

('बेलाडोना' के लक्षणों में उसके 'अतिसंवेदनशीलता' का उललेख करते हुए 'जलांतक' रोग के लिए 'बेलाडोना' को एक विशिष्ट औषधि कहा गया। 'जलांतक' या 'हाइड्रोफोबिया' वह रोग है जिसमें रोगी जल देखकर भयभीत होता है। यह सियार, बिल्ली या कुत्ता द्वारा काटे जाने के बाद उत्पन्न होता है। परंतु उसी हालत में जब उनकी लार में जहर हो। साधारण रूप में, किसी कुत्ता या बिल्ली के गुस्से में काट देने से ही रोगी में विष चढ़कर जलांतक पैदा नहीं होता। यदि कपड़ों के ऊपर से काटा जाता है तो काफी हद तक लार कपड़ों में ही रह जाती हैं इससे विषाक्तता की संभावना कम हो जाती है। **विषाक्त पागल कुत्ते की पूंछ सीधी होकर नीचे पैरों की ओर झूल जाती है।** पागल-विषाक्त कुत्ता आदमी को काटने के बाद प्रायः एक

सप्ताह के भीतर ही मर जाता है। इसलिए काटे जाने के बाद कुत्ते को न मारकर संभव स्थिति में कम से कम दो सप्ताह उसकी निगरानी करनी चाहिए। यदि काटने के बाद कुत्ता दो सप्ताहों तक बिना पागलपन के लक्षणों के जीवित रहता है तो समझना चाहिए कि कुत्ता जहरीला नहीं था। कोई खतरे की बात नहीं है।

जलांतक के लक्षण निम्नानुसार होते हैं–

पागल कुत्ते द्वारा काटे जाने के बाद तीसरा सप्ताह (17-18 दिन) पूरे होते-होते काटे गए स्थान में साधारण प्रदाह के लक्षण उत्पन्न होते हैं। प्रादाहित स्थान में खुजली उत्पन्न होती है। चिड़चिड़ापन बढ़ने के साथ-साथ बेचैनी बढ़ने लगती है। रात को भयानक स्वप्न आने लगते हैं, मन भयभीत रहने लगता है। इसी समय कंठनली में सिकुड़न, गर्दन में कड़ापन, उजले प्रकाश के प्रति असह्यता, श्वासकष्ट, तरल द्रव्यों को पीने में कठिनाई एवं **जल देखने पर भय लगने लगना** आदि लक्षण उत्पन्न होते हैं। रोगी पागल की तरह चीखता है, अकड़न होती है, धनुष्टंकार या टिटेनस होता है और रोगी लोगों को काटने दौड़ता है। इसके बाद रोगी की मृत्यु हो जाती है।

स्ट्रैमोनियम 30 एवं 200 शक्तिक्रम

जलांतक रोग में (अन्य रोगों में भी) जब काँच, दर्पण जैसे चमकीले द्रव्य देखने पर भय उत्पन्न हो एवं जल देखते ही रोगी डर जाए; गला सूखा हो प्यास रहे पर रोगी जल पीने से कतराए; कोई भी तरल द्रव्य पीने की इच्छा न हो क्योंकि गुटकने में कष्ट होता है, तब धतूरा बीज से बनने वाली दवा 'स्ट्रैमोनियम' 30 अथवा 200 शक्तिक्रम में देनी चाहिए।

स्ट्रैमोनियम मानसिक विकारों की भी एक श्रेष्ठ दवा हैं जो रोगी बदलती प्रकृति के होते हैं, कभी हँसना, कभी सीटी बजाना, कभी चीखना, कभी गाली-गलौज करना, कभी पैरों को फैलाना, कभी मोड़ना, कभी सिर तकिए पर रखना कभी सिर उठाकर इधर-उधर ताकना आदि विभिन्न भाव-भंगिमाओं के जरिए अपने को अभिव्यक्त करते रहते हैं, उनके लिए स्ट्रैमोनियम एक श्रेष्ठ दवा होती है। यदि ऐसा रोगी लगातार **बकबक करता हो** तो स्ट्रैमोनियम कभी विफल नहीं होगी।

हाइड्रोफोबिनस 30

कुत्ते की लार से यह दवा बनाई जाती है। चमकीले सतहों से, जल से अथवा जल प्रवाह की आवाज से, जल के चिंतन मात्र से रोगवृद्धि होना इस औषधि का विशेष लक्षण है। तदनुसार जलांतक की एक श्रेष्ठ औषधि है। जलांतक में जब मानसिक उग्रता प्रचंड हो, यह दवा कारगर होती है।

जिन कुत्तों की लार में जहरीलापन नहीं होता, उनके काटने के बाद उत्पन्न कष्टों को यह दवा विशेषता से दूर करती है।

दुर्घटनाएँ बीमारियाँ नहीं होती। इसलिए उनके उपचार में तात्कालिक आवश्यकताओं के आधार पर निर्णय लेना प्रासंगिक होता है।

कुत्त-बिल्ली काटने पर काटे गए स्थान की तुरंत साबुन-डिटर्जेंट या केवल जल से अच्छे से धुलाई-सफाई करनी होगी ताकि लार न रह जाए। इसके बाद टिंचर आयोजिन या कैलेंडुला मूल अर्क से काटे गए स्थान की अच्छी तरह सफाई की जानी चाहिए। कुत्ता काटे स्थान को ड्रेसिंग न करके खुला छोड़ना होता है। अति रक्तस्राव की स्थिति में ही ड्रेसिंग आवश्यक हो सकती हैं उस स्थिति में चिकित्सक से सलाह लेनी चाहिए।

कुछ चिकित्सकों ने कुत्ता द्वारा काटे जाने के बाद निम्नांकित चिकित्सा की योजना बतालई है–

(1) काटे जाने के बाद प्रतिदिन तीन-चार दिनों तक बेलाडोना मूल अर्क दीजिए। (एक बूंद मात्रा में तीन-चार बार दे सकते हैं)

(2) इसके बाद हाइड्रोफोबिनस 30 सुबह-शाम एक सप्ताह तक देवें।

डॉ. एलि.जी. जोन्स, एम. डी. ने पागल कुत्ते के काटने के बाद सर्वश्रेष्ठ दवा के रूप में **एचिनेशिया मूल अर्क** की सिफारिश की हैं। वे इसे 10 बूंद मात्रा में प्रति 4 घंटे एक माह तक लेने की अनुशंसा करते हैं। इनके अनुसार इस दवा के उपयोग के बाद कुत्ते का जहर पूरी तरह समाप्त हो जाता है। वे इस औषधि के प्रयोग के साथ साथ रोगी को सप्ताह में दो बार वाष्प स्नान कराने की भी सलाह देते हैं।

एचिनेशिया होमियोपैथी की एक श्रेष्ठ रक्तदोषन्ध्र दवा है। इसका मुख्य प्रयोग मूल अर्क में ही होता है। मवाद रक्त में मिलाकर सेप्टिक ज्वर होना, दुर्गंध मल युक्त आंत्रिक ज्वर, प्रसूति ज्वर, गैंग्रीन, सड़े घाव, शय्याक्षत, कार्बकल या पृष्ठव्रण इरिसिपेलस या विसर्प, एक साथ शरीर के कई स्थानों में बड़े-बड़े फोड़े होना पारा या गर्मी या टीका दोष से उत्पन्न नाना प्रकार के चर्मरोग अथवा कीटादि या जंतुदंश के बाद इसका अत्यंत आदर के साथ प्रयोग होता है। इसका मूल अर्क 1 से 10 बूंद तक आवश्यकतानुसार 1 घंटे से 4 घंटे के अंतराल में प्रयोग करना पड़ता है। कुछ लोग इसका सर्पदंश में भी उपयोग की सलाह देते हैं।

(चूहा, छछूंदर, बिल्ली आदि के द्वारा काटे जाने के बाद घाव का ऊपर बताए अनुसार समुचित उपचार करके एचिनेशिया प्रति खुराक 5 बूंद वयस्कों को दिन में 4 बार कुछ दिनों तक खिलाकर फिर सुबह शाम माह-डेढ़-माह खिलाना चाहिए।)

(5) ब्रायोनिया

पूरा नाम ब्रायोनिया अल्बा है।

वे सभी रोग, जो हिलने-डुलने से बढ़ते हैं और चुपचाप पड़े रहने या स्थिर रहने पर घटते हैं, ब्रायोनिया से आरोग्य होते हैं। चाहे सिरदर्द हो या पेट दर्द, स्तन-प्रदाह

हो या संधिवात का दर्द। पेट-दर्द के अतिरिक्त अन्य सभी दर्द दबाने से घटता है। बिस्तर से उठने पर सिर घूमता है, ओकाई आती है। सोए रहने पर आराम रहता है।

ब्रायोनिया उन रोगियों को भी लाभ पहुँचाता है जो आंतरिक शुष्कता को लक्षणों द्वारा व्यक्त करते हैं जैसे मल कड़ा, सूखा और काला सा होना, सूखी खाँसी आना आदि। इसी शुष्कता के कारण रोगी देर देर से बड़ी-बड़ी मात्रा में जल पीता है। मुँह का स्वाद कडुवा रहता है। सुबह 3 बजे से 4 बजे के बीच नाक से रक्तस्राव होना।

सूई गड़ने की तरह दर्द को भी ब्रायोनिया ठीक करता है। यदि रोगी दर्द वाले स्थान को दबाकर सोता है—क्योंकि ब्रायोनिया का दर्द दबाने से घटता है—ब्रायोनिया देना चाहिए। छाती में सुई गड़ने जैसा दर्द प्लुरिसी नामक बीमारी में होना आम है। ब्रायोनिया इसे बखूबी दूर करता है। ब्रायोनिया में जल सुखाने की भी शक्ति होती है।

एक रोगी को सिर में प्रचंड दर्द था। दर्द से आँख-दांत भी पीड़ित थे। सूखी खाँसी चलती थी। थोड़ा-सा भी चलने पर कष्ट बढ़ जाते थे। डॉ. वेल्डींग ने ब्रायोनिया 200 देकर ठीक कर दिया।

सत्रह साल की रोगिणी तीन दिनों से गले के दर्द से परेशान थी। थूक गुटकने में भी कष्ट होता था। जाँघों में भी दर्द था। नींद और भूख गड़बड़ थी। जाँघों का दर्द थोड़ा-सा चलते ही बढ़ जाता था। डॉ. बेरिज ने ब्रायोनिया सी एम एक खुराक से ठीक कर दिया।

एक रोगी को बाईं पसलियों के नीचे, गुर्दे के स्थान पर प्रचंड दर्द था। हिलने डुलने पर बढ़ता था। बीयर पीने के बाद दर्द की शुरूआत हुई थी। ब्रायोनिया 3 शक्तिक्रम से डॉ. गोलन ने ठीक कर दिया।

एक रोगी हर आधे घंटे पश्चात मल त्यागने जा रहा था। थोड़े से हिलने-डुलने से ही यहाँ तक कि भुजाओं या पैरों की अंगुलियों को संचारित करने पर भी हाजत महसूस करता था। डॉ. बालकोम्ब ने उसे चंद घंटों में ब्रायोनिया 200 से ठीक कर दिया।

एक अड़तीस वर्षीय एलोपैथी चिकित्सक को कब्जीयत की शिकयत थी। स्वयं की दवाएँ विफल होने पर उन्होंने डॉ. होयने से सलाह ली। उनका मल बहुत कड़ा, सूखा और काला रहता था। यह उनके आंतरिक शुष्कता को व्यक्त करता था। उन्हें प्रतिदिन ब्रायोनिया 200 एक-एक खुराक देने पर मल ठीक उतरने लगा। दवा तीन सप्ताह तक दी गई। इससे पूर्णारोग्य आ गया।

एक चौबीस वर्षीया रोगिणी के प्रसव के बाद सातवें दिन बुखार के साथ स्तनों में सूजन व दर्द हो आया। हिलने डुलने पर दर्द बढ़ता था। प्यास अधिक थी। चुपचाप

पड़े रहने की आकांक्षा। डॉ. लिपि ने उसे ब्रायोनिया 200 की एक खुराक दी। वह तीन दिनों में ठीक हो गई।

एक बत्तीस वर्षीय व्यक्ति को एक माह से सायटिका की शिकायत हो गई। बैठने व चलने फिरने पर दर्द बढ़ता था। ब्रायोनिया 10 हजार शक्तिक्रम के एक खुराक से दस दिनों में ठीक हो गया।–(लेखक)

ब्रायोनिया 30 तथा 200 शक्तिक्रम में प्रयोग करना आम है।

ह्रास-वृद्धि-गरमी से, हिलने डुलने से, सुबह, स्पर्श से, शारीरिक श्रम से, वृद्धि। बैठने से चक्कर आता है। कष्टयुक्त स्थान दबाकर सोने से आराम।

(6) कैल्केरिया कार्ब

संक्षेप में कैल्केरिया कहते हैं। पूरा नाम कैल्केरिया कार्बोनिकम है।

मोटे थुलथुले वयस्क रोगियों में तथा उन बच्चों में जिनका सिर तथा पेट बड़ा होता है इस दवा का प्रयोग होता है। इसलिए किसी भी रोग में, यदि उक्त प्रकार की शारीरिक बनावट वाला रोगी प्राप्त होता है तो इस दवा का सबसे पहले स्मरण करना चाहिए। लक्षण मिलने पर असाधारण दवा सिद्ध होगी। इसके विशेष लक्षण इस प्रकार हैं–

श्लेष्मा तथा रस की प्रधानता। थोड़े में ठंड लग जाती हैं सर्दी हो जाती है, खाँसी के साथ बलगम निकलना आरंभ हो जाता है। बार-बार रोगाक्रमण होता है।

पसीना अत्यधिक निकलना। बच्चा सोता है तो तकिया पसीने से भीग जाता है। पैरों के तलवों में पसीना होकर घाव जैसा हो जाता है। पसीने में खट्टी गंध रहना। मल में भी यही गंध रहना।

आंतरिक ठंडी के कारण रोगी को हमेशा ठंडी लगती रहती है। उसके हाथ पैरों का ठंडा रहना। पैर बर्फ की तरह ठंडे रहते हैं।

पोषण का अभाव-हड्डियों का अपुष्ट रहना। मेरुदंड, हाथ-पैर आदि स्थानों की हड्डियों का प्राकृतिक रूप में न बढ़कर टेढ़ा-मेढ़ा होना। बच्चों का ब्रह्मरंध्र (फन्टानेल) न भरना। ग्रंथियों की वृद्धि। शिशु जड़ की तरह। चलने में कठिनाई।

अंडा खाने की सुतीव्र इच्छा।

मन से डरपोक।

स्त्रियों को बार-बार और अधिक मात्रा में माहवारी का स्राव होना।

पाँच F याद रखना चाहिए। F से बने पाँच शब्द Fair, fatty flabby, fear एवं Faint के प्रत्येक से एक F लो। अर्थात, सुंदर, मोटा, थुलथुला, डरपोक तथा चक्कर खानेवाला रोगी दिखे तो कैल्केरिया दो। एक चिकित्सक ने ऐसा एक सूत्र देते हुए कैल्केरिया को याद रखने का मार्ग बतलाया। ऐसे रोगियों में ऊपर वर्णित विशेषताएँ खोजकर दवा देने से विफलता हाथ नहीं लगती।

होमियोपैथी औषधियों में कैल्केरिया कार्व, लाइकोपोडियम और सल्फर ये तीन औषधियाँ ऐसी औषधियाँ हैं जो अधिकतम रोगियों के बुनियादी रोग विषों को गहराई से दूर करके आरोग्य प्रदान करती है। स्वभावतः इनके प्रयोग में सिद्धहस्तता प्राप्त होना बहुत आवश्यक है। सल्फर के रोगी में आंतरिक गर्मी होती है, वह ठंडक खोजता है। उसके हाथ पैरों के तलवे गरम व पसीना मुक्त होता है। कैल्केरिया का रोगी ठीक उल्टा होता है। उसके शरीर में शीतांश अधिक होता है एवं वह गरम पसंद होता है। सल्फर के रोगी की रोग वृद्धि प्रातःकाल, ग्यारह बजे सुबह, लाइकोपोडियम में चार बजे सायं एवं कैल्केरिया कार्ब में समूचे दिनरात में कभी भी किसी भी समय होती है। इन तीन दवाओं के एक दूसरे के आगे-पीछे प्रयोग किए जाने संबंधी कुछ नियम है। उनका उल्लंघन होने पर लाभ के बदले नुकसान होना संभव है। **नियम यह है कि यदि लक्षण मिलते रहे तो सबसे पहले सल्फर उसके बाद कैल्केरिया एवं अंतिम में लाइकोपोडियम देना चाहिए। किसी भी हालत में कैल्केरिया के बाद सल्फर नहीं देना चाहिए।**

एक महिला को आठ वर्षों से अधकपाली सिर दर्द की शिकायत थी। आनुषंगिक अनेक उपसर्गो के साथ पैरों में बर्फीली ठंडक थी। डॉ. पेयर ने उसे कैल्केरिया कार्ब-6 शक्तिक्रम में सुबह-शाम देते हुए सात दिनों में ठीक कर दिया।

एक बालक, लगभग सोलह माह उम्र, जिसकी माँ कुछ ही दिनों पूर्व यक्ष्माग्रस्त होने पर मर गई थी, सूखा रोग पीडित था। पेट बड़ा था, हाथ पैर पतले। मेरुदंड में वक्रता आ रही थी। डॉ. पोमेरॉय ने कैल्केरिया 6 शक्तिक्रम खिलाकर ठीक कर दिया।

एक 40 वर्षीय रोगी श्वास कष्ट से पीड़ित था। उसके एलोपैथिक चिकित्सक ने उसकी मृत्यु अनिवार्य बतलाई थी। सिर और चेहरे में अत्यधिक पसीना निकलता था। दोनों पैर इतने ठंडे थे कि वह गरमी में भी ढंककर रखता था। उबले अंडे खाने की सुतीव्र इच्छा थी। डॉ. हाल ने उसे कैल्करिया कार्व उच्च शक्ति क्रम में प्रतिदिन 3 खुराक खिलाकर आरोग्य कर दिया।

एक महिला के दाहिने भगोष्ठ में एक माह पूर्व हुए एक छोटा सा अर्बुद (Tumour) निकल आया था। छूने में दर्द होता था। ल्युकोरिया थी। पैरों में बहुत ठंडापन था। सीढ़िया चढ़ने पर चक्कर आ जाता था। चलते समय अपने आप पेशाब निकल आती थी। माहवारी का स्राव अत्यधिक था। डॉ. मिलर ने कैल्क कार्ब 200 तीन खुराक देकर एक सप्ताह में ठीक कर दिया।

कुमारी..., डेढ़ वर्ष, देवगाँव। खड़ा होने या बैठने में असमर्थता। प्रति चौथे दिन जोर लगाकर मलोत्सर्जन की आदत। परंतु विगत तीन दिनों से अतिसार। मल में खट्टी बदबू। रात में सोने पर सिर में बहुत पसीना। ब्रह्मरंध्र अभी भी भरा नहीं था।

17.5.87 को कैल्क कार्ब 200 एक खुराक दी गई। 31.5.87 को रोगिणी कुछ देर बैठने में सक्षम हो रही थी। खड़ा होने के लिए भी कुछ प्रयास करती थी। प्लैसिबो दी गई। 28.6.87 को रोगिणी मजे से बैठ पा रही थी, खड़ा हो पा रही थी। परंतु सिर का पसीना यथावत् था। इस दिन कैल्क कार्ब 10 हजार एक शक्तिक्रम की एक खुराक देकर दवाएँ बंद कर दी गई। (लेखक)

(7) कैल्केरिया फास

यह दशमिक शक्ति क्रम में बायोजेमिक दवा के रूप में अधिक प्रयुक्त होती है।

यह कमजोरी और दुबलापन दूर करने की विशेष दवा है। जिन बच्चों के रक्त में आनुवंशिक यक्ष्मा अथवा अन्य छाती संबंधी बीमारियों का असर होता है, उनकी सर्दी, ब्राकाइटिस अथवा ग्रंथियों के सूजन के साथ रहने वाली कमजोरी को यह शानदार ढंग से दूर करती है। यह भूख बढ़ाकर हाजमा की शक्ति बढ़ाती है। उन रोगियों को जो रोग-भोग के बाद की दुर्बलता से पीड़ित है अथवा साधारण रूप में दुबले एवं कमजोर है, यह दवा लाभ पहुँचाती हैं। जिनकी दुर्बलता के लक्षण अन्य औषधियों की विशेषता से माँग नहीं करते, आम टॉनिक के रूप में उन्हें यह दवा दी जा सकती हैं। यक्ष्माग्रस्त रोगियों को भी यह लाभ पहुँचाती है। अंडे की तरल सफेदी (अंडलाल) की तरह सर्दी या प्रदर को यह ठीक करती हैं। यह दवा हड्डियों को जोड़ने में सहायता करती है। फ्रैक्चर के बाद इसे लगातार खिलाना चाहिए। (हड्डी जोड़ने की अन्य श्रेष्ठ दवा–'सिम्फाइटम')

बच्चों को दाँत निकलने के समय होने वाले उपद्रवों–जैसे अतिसार, ज्वर, चिड़चिड़ापन, दुर्बलता आदि में–यह राहत पहुँचाने में सक्षम हैं। दुबले पतले बच्चों के मेरुदंड या अन्य हड्डियों के टेढ़ापन या वक्रता में भी यह लाभकारी है।

इस औषधि को 3x या 6x शक्तिक्रम की टिकिया में बार-बार देना चाहिए। बच्चों को एक बार में एक गोली तथा बड़ों को एक बार में तीन गोलियाँ देना पर्याप्त होता है। अन्य औषधियों की तरह इसे भी 30 या 200 शक्ति क्रम में दी जा सकती है। एक बार डॉ. एन. सी. घोष के पीठ में एक टयुमर निकल आया। उन्हें कैल फा 200 प्रति पंद्रह दिन एक खुराक के हिसाब से दो खुराक देकर तीसरे सप्ताह एक खुराक सल्फर 200 दिया गया। टयुमर इसी से क्रमशः गायब हो गया। औषध निदेश डॉ. डी. एन. चटर्जी का था जिन्होंने डॉ. घोष से कहा था कि "तुम्हारी धातु फास्फोरस की है और टयुमर की दवा कैल्केरिया है। इसलिए कैल्केरिया फास 200 लो।" औषध निर्वाचन में होमियोपैथी किस हद तक सूक्ष्मता का प्रतिनिधित्व करती है, यह प्रकरण इस बात का प्रमाण है।

कैल्केरिया फास का रोगी कैल्केरिया कार्ब के रोगी जैसा मोटा-थुलथुला न होकर जीर्ण शीर्ण दैहिक संरचना का रोगी होता है। जहाँ कैल्केरिया कार्ब आवश्यक होगा

वहाँ कमजोरी दूर करने के नाम पर इसका प्रयोग नहीं किया जाना चाहिए।

ह्रास-वृद्धि-आबोहवा की नमी से तथा ठंडे मौसम में वृद्धि। ग्रीष्म ऋतु में तथा शुष्क मौसम में आराम।

(8) कैम्फर

जब किसी रोग में जीवनी शक्ति का एकाएक पतन होकर बाहरी शरीर पूरी तरह ठंडा हो जाए, किंतु रोगी ढांका जाना पसंद न करें—कपड़ा फेंक दें, तो कैम्फर रोगी की जीवन रक्षा करता है। हैजा में ऐसी स्थिति प्रायः उत्पन्न होती है। इसलिए डॉ. हैनिमन ने कैम्फर को हैजा की एक प्रमुख औषधि का दर्जा प्रदान किया। नेपल्स के डॉ. रूबिनी ने हैजाग्रस्त 592 रोगियों की कैम्फर से जान बचाई थी। चोट लगने के बाद या तेज सर्दी लग जाने से या न्युमोनिया जैसी बीमारी में भी हिमांग के ये लक्षण उत्पन्न हो सकते हैं। इन सभी स्थानों में कैम्फर देना चाहिए। कई बार प्रसव काल में जब प्रसव की प्रगति नहीं होती, जोर लगाती हुई आसन्न प्रसवा हिमांग की स्थिति में चली जाती है, ऐसे समय, यदि वह ढांका जाना पसंद न करें, तो विश्वविख्यात स्त्री रोग चिकित्सक डॉ. गर्नसी उसे कैम्फर 200 शक्तिक्रम में देने की सिफारिश करते है। उनके अनुसार हिमांग से रोगिणी बच जाएगी और सुख प्रसव भी होगा।

यदि वर्षा में भींगकर अथवा शुष्क ठंडी हवा से प्रभावित होकर छींक आने लगें, तरल सर्दी स्राव निकलना शुरू हो जाए, रोगी को भीतर भीतर खूब ठंडी महसूस हो तो बुखार आने से पहले पहली दवा के रूप में कैम्फर ही दिया जाना उचित है। ऐसे में 6 या 30 शक्तिशक्रम जल्दी-जल्दी 15-15 मिनट के अंतर से आवश्यकतानुसार लेना चहिए। बुखार आने के बाद प्रायः एकोनाइट जैसी दवा का प्रयोजन होता है।

ह्रास-वृद्धि-रात में, हलचल से एवं ठंडी हवा से वृद्धि। गरम प्रयोग से आराम।

(9) कार्बोवेज

इसका पूरा नाम कार्बो वेजिटेबिलिस है।

जीवनी शक्ति की पतनावस्था में, जब श्वास प्रश्वास ठंडी हो जाती है, घुटनों के नीचे पैर ठंडे हो जाते हैं, नाड़ी सूत की तरह पतली हो जाती है, हाथ-पैरों में ठंडा पसीना आने लगता है अथवा रोगी के हाथ पैर ठंडे होकर, मुर्दे जैसा पड़ा रह जाता है, कार्बोवेज रोगी की प्राणरक्षा करता है। ऐसे मौकों पर रोगी हवा प्राप्त करने के लिए व्यग्र हो उठता है और हवा करने के लिए कहता है। ऐसी स्थिति हैजा, आंत्रिक ज्वर, आदि में प्रायः उत्पन्न होती है। ऐसी अवस्था में कार्बोवेज 30 या 200 हर आधे घंटे में अथवा और जल्दी-जल्दी देनी चाहिए। प्रतिक्रिया प्राप्त होते

ही दवा बंद कर देनी होगी। डॉ. जार्ज रायल ने एक 24 वर्षीय महिला की चिकित्सा की। उसे पाँच दिनों पूर्व बच्चा हुआ था। अत्यधिक रक्तस्राव से पीड़ित रह चुकी थी। पेट फूला हुआ था–दुर्गन्धयुक्त मल अपने आप हो रहा था। खिड़कियाँ खुली हुई थी। फिर भी नर्स को हवा करनी पड़ रही थी। प्रति घंटे कार्बोवेज 30 की एक खुराक के हिसाब से 12 घंटे देने पर तेजी से सुधार आ गया।

एक दो माह का बालक ठंडा नीला होकर मरणासन्न स्थिति में था। तीन चार दिनों के खाँसी बुखार के बाद टट्टी पेशाब बंद हो गई थी। कार्बोवेज 30 की 4 गोलियाँ 7-8 चम्मच पानी में गलाकर एक-एक चम्मच हर 10 मिनट में देकर डॉ. गोनार्ड ने उसे बचा लिया।

कार्बोवेज उदर रोगों की भी एक शानदार दवा है। नशा अथवा अनियंत्रित भोजनादि के बाद जब पेट पूरी तरह गड़बड़ा जाता है इसकी जरूरत पड़ती है। नाना प्रकार की कटु डकार आना, पेट में दर्द होना, पेट में तीव्र जलन, भारीपन, आदि की स्थिति में **जब डकार आने पर कुछ राहत मिले** तो कार्बोवेज का प्रयोग करना चाहिए। भोजन के आधा घंटा बाद कष्टों का बढ़ना कार्बोवेज का एक विशिष्ट लक्षण हैं। कई बार इसकी आवश्यकता नक्स वोमिका के बाद पड़ती है।

एक अठारह वर्षीया युवती उदररोग से पीड़ित थी। मुंह में कड़ुवा स्वाद का पानी आता था, गुटकने में दिक्कत थी। भोजन के बाद पेट भारी हो जाता था। दर्द के साथ जलन भी। डकार से कुछ आराम। कार्बोवेज निम्नक्रम में प्रतिदिन 4 खुराक देने पर चार दिनों में ठीक हो गई। (डॉ. होयेन द्वारा संग्रहित)

शक्तिक्रम 3x उदररोगों में। 30 तथा 200 रोगों की पुरानी हालतों में तथा हिमांग आने पर।

ह्रास-वृद्धि–सायंकाल, रात्रि में खुली हवा में, भोजन के आधा घंटा बाद, गरिष्ठ भोजन से वद्धि। डकार आने पर अथवा हवा करने पर ह्रास।

(10) कैमोमिला

पूरा नाम कैमोमिला मेट्रिकेरिया है।

निम्नांकित लक्षणों के आधार पर इस औषध का व्यापक प्रयोग होता है।

चिड़चिड़ापन के साथ भुनभुनाना, न बोलने में सभ्यता का ख्याल रखना, न उत्तर देने में। पछतावा भी क्षणिक–फिर ज्यों का त्यों व्यवहार।

बच्चा, जो कि भावों को व्यक्त करने में सक्षम नहीं होता निरंतर रोता-चिल्लाता हैं। विभिन्न चीजें माँगता है–देने पर फेंक देता है। गोद में लेकर टहलने से क्षणिक शांति रहती है।

क्रोध के बाद उत्पन्न बीमारियाँ।

अति संवेदनशीलता के साथ दर्द; सहने में कठिनाई होती हैं–चिकित्सक को

भी भुला-बुरा कहता है। दर्द के साथ सुन्नपन अथवा एक बार सुन्नपन और एक बार दर्द, ऐसा भी दर्द।

एक गाल लाल और गर्म—दूसरा गाल सफेद और ठंडा। बच्चों के दांत निकलने के समय सड़े अंडे की बदबू वाला हरे रंग का गरम दस्त होना।

जब रोगिणी प्रसव काल के दर्द से बेचैन रहती है, राहत पहुँचाने आए चिकित्सक के लिए भी अशिष्टतापूर्ण शब्दप्रयोग करती है, कैमोमिला 200 की एक खुराक उसकी उत्तेजना कम करती है और जल्दी ही सुख प्रसव हो जाता है। —डॉ. गर्नसी।

जब अस्वस्थ बालक रोता चिल्लाता है, विभिन्न चीजें माँगता है और देने पर फेंक देता है, समझ लो वह केवल एक खुराक कैमोमिला माँगता है।—डॉ. ई.बी. नैश। (ऐसी स्थिति प्रायः दन्तोदगम काल में उत्पन्न होती है, जब ज्वर, अतिसार आदि कष्ट होते हैं।)

एक व्यक्ति को बाएँ कंधे में दर्द था। दर्द सुन्नपन्न के साथ अदलता-बदलता था। डॉ. नैश ने उसे कैमोमिला से आरोग्य किया। डॉ. नैश यह भी कहते हैं कि जब दर्द से परेशान रोगी यह कहे कि अब मैं दर्द नहीं सह सकता, कैमोमिला 200 रोगी को अविलंब राहत पहुँचाता है।

एक महिला ने अधिक मात्रा में 'स्ट्रिकनिन' दवा ले ली थी। उसी विषाक्तता से उसे झटके आने लगे। सिर पीछे लटक गया। जबड़े जड़ हो गए। पूछताछ आरंभ करने पर उसने दाँतों से दाँत जोड़े हुए ही कहा—"कुछ क्यों नहीं करते ? मैं अब यह नहीं सह सकती।" इस पर उसे कैमोमिला 1000 की एक खुराक दी गई। पाँच मिनट में उसे उल्टी आई और वह अकड़न से मुक्त हो गई। शरीर में दर्द बना रहा। बाद में उसके मुँह के आसपास हार्पिज के उद्भेद निकल आए। रसटक्स ने उसे और शरीर के बचे दर्द को एक साथ ठीक कर दिया।—डॉ. ग्रिमर।

पाँच वर्ष की एक लड़की के कान में दर्द हो आया। दर्द रुक-रुक कर होता और क्रमशः बढ़ता जाता। वह दर्द बढ़ते ही जोरों से एकाएक रोती। कैमोमिला ने उसे पाँच मिनटों में आरोग्य कर दिया।—डॉ. हेनरी बी. हैरिस।

एक बच्चे को शय्यामूत्र की शिकायत थी। कुकुरखाँसी हो गई। बच्चा चिड़चिड़ाता था। गोद में लेकर घूमने पर चुप रहता। कैमोमिला ने आरोग्य किया।—डॉ. एच.व्ही. मिलर।

एक महिला, उम्र 24 वर्ष, ऋतुशूल से पीड़ित थी। साथ में सिर दर्द। यौवनारंभ में प्रथम माहवारी होने के समय से ही कष्टों का आरंभ हुआ। उसे बेलाडोना, काफिया, पलसेटिला, सीपिया, सल्फर और नक्स बोमिका से चिकित्सा दी गई। पर लाभ न हुआ। बाद में वह मेरे पास आई। जब वह बात करती, मानसिक उत्तेजना से भरी होती। माहवारी के एक सप्ताह पूर्व से मानसिक उत्तेजना बढ़ जाती। यह उत्तेजना माहवारी तक रहती। माहवारी का दर्द प्रसवकालीन दर्द जैसा रहता। कैमोमिला 10

हजार शक्तिक्रम की तीन खुराकों से वह ठीक हो गई।—डॉ. स्किनर।

शक्तिक्रम-12, 30 और 200 अधिकाधिक उपयोग होता हैं

ह्रास-वृद्धि-क्रोध से रात्रि में तथा गरम से वृद्धि। दाँत दर्द के समय गरम प्रयोग से दर्द बढ़ता है। गोद में लेकर घूमने से आराम।

(11) चायना

इसे सिन्कोना आफिसिनेलिस भी कहते हैं।

जिन स्थितियों में इसका प्रयोग होता है वह निम्नानुसार है—

रक्तस्राव, अतिसार, शुक्रक्षय अथवा ल्युकोरिया जैसे स्रावजन्य कारणों से शरीर दुर्बल हो जाना अथवा रक्तस्राव के चलते आँख की रोशनी घट जाना, कानों में आवाज़ें आना तथा बेहोश हो जाना।

समय बाँधकर (with periodicity) बीमारी का आगमन—खासकर एक दिन का नागा देकर।

दर्द में स्पर्श कातरता—हवा लगने तक से वृद्धि। पर जोर से दबाने पर आराम आना।

पेट में वायु होकर पूरा पेट फूल जाना। पर डकार या अधोवायु निकलने पर भी कष्ट न घटना।

एक व्यक्ति को तीव्र वात की शिकायत थी। दर्द एक रोज नागा देकर बढ़ता था। डॉ. नैश ने उसे चायना देकर ठीक किया।

मुझे एक बार दाँतों में दर्द हो गया। गालों के ऊपर से छू जाने पर भी दर्द बढ़ जाता था। पर दाँतों को जोर से दबाने पर दर्द कम हो जाता था। चायना 200 शक्तिक्रम की एक खुराक से ठीक हो गया। (लेखक)

एक लुहार को 10 वर्षों से यक्ष्मा की शिकायत थी। चार सप्ताहों से रक्तवमन से पीड़ित हो गया। खाँसने से सिर में चक्कर होकर आँखें निकल आएगी ऐसा लगता था। एक कौर खाते ही पूरा पेट वायु से परिपूर्ण हो जाता था। डॉ. कैडेवीर ने उसे चायना 200 दी। रक्तवमन बंद होकर खाँसी में भी कमी आ गई।

एक तीन वर्ष की लड़की तीन सप्ताहों से अतिसार पीड़ित थी। दस बारह बार प्रतिदिन मलोत्सर्जन होता था। कमजोर हो गई थी। प्रति 2 घंटे से चायना 200 देकर डॉ. बेल ने उसे छत्तीस घंटों में आराम कर दिया।

बवासीर के अत्यधिक रक्तस्राव से या माहवारी के अतिरज से जब कमजोरी आकर चक्कर आते हैं, कानों में सनसनाहट आती है इसका 10-10 या 15-15 मिनटों में प्रयोग होना चाहिए।

शक्तिक्रम 30 तथा 200 का बहुलता से उपयोग होता है।

ह्रास-वृद्धि-स्पर्श से, एक दिन के अंतर से, शरीर का रस रक्त क्षय होने पर वृद्धि। दर्द के स्थान को ज़ोर से दबाने पर आराम।

(12) कोलोसिन्थ या कोलोसिन्थिस

उदरशूल की यह जादुई दवा हैं। जब दर्द की वजह से रोगी सामने की ओर झुककर पेट को हाथों से दबा लेता है या किसी कड़ी चीज में टिका देता है अथवा पेट दबाकर शरीर को इधर-उधर मोड़ने-मरोड़ने लगता है, तब इस दवा को देने पर तेजी से दर्द कम हो जाता है। इसके प्रयोग का एकमात्र सिद्ध लक्षण है दर्द की हालत में आगे झुककर पेट-दबा लेना—चाहे हाथ से हो या अन्य चीज से।

डॉ. टी.एल. ब्राउन ने एक ब.र डॉ. ई. बी. नैश से कहा था—"यदि सूक्ष्म मात्राओं की शक्ति पर मुझे कुछ भी संदेह था तो कोलोसिन्थ ने उसे दूर कर दिया; क्योंकि बच्चों से लेकर जवान तक यहाँ तक कि घोड़े का उदरशूल भी मैंने इससे आरोग्य किया है। इससे तुरंत लाभ होता है।"

इतनी ही असाधारण है यह दवा उदरशूल में।

रक्तामाशय या अंत्रप्रदाह में भी यदि दर्द के समय रोगी सामने पेट दबाकर झुक जाता है अथवा रोगिणी डिंबाशय के दर्द के समय सामने पेट दबाकर झुक जाती है, तो कोलोसिन्थ का प्रयोग करना चाहिए! सायटिका नामक रोग के दर्द में यह दवा तब लाभ करती है जब रोगी को दर्द युक्त स्थान को दबाने पर आराम मिलता हो।

'मैग्नेशिया फास' नामक दवा के साथ इस दवा का बहुत करीबी साम्य है। परंतु 'मैग्नेशिया फास' का दर्द गर्म प्रयोग से आराम होता है। इसलिए यदि रोगी को दर्द में गरम प्रयोग से राहत मिले तो उसे कोलोसिन्थ न देकर मैग्नेशिया फास देना चाहिए।

उदरशूल में, वह पित्त पथरी के कारण ही क्यों न हो, यदि दर्द पीठ की ओर तनने से (कोलोसिन्थ के विपरीत) कम मालूम पड़े तो 'डायस्कोरिया' देना चाहिए। 'डायस्कोरिया' में पित्त पत्थरी को भी समाप्त करने की ताकत होती है। इसका प्रयोग 30 या 200शक्तिक्रम में समान रूप से लाभकारी होता है। कुछ चिकित्सक मूल अर्क दिए जाने की अनुशंसा करते हैं।

कोलोसिन्थ 3x, 30 या 200 शक्तिक्रम में अधिकाधिक प्रयुक्त होता है।

उदरशूल के पुराने रोगियों को कोलोसिन्थ से आंशिक लाभ होने पर प्रतिदिन खाली पेट सल्फर 30 दो-तीन दिनों तक देना चाहिए। सल्फर से उदरशूल की जड़ पर आघात होता हैं वह रोग के पुनराक्रमण को भी रोकता है। कोलोसिन्थ से लाभ हो जाने पर भी एक-दो खुराक सल्फर खाली पेट सुबह दे देना लाभकारी होता है।

ह्रास-वृद्धि-क्रोध के बाद वृद्धि। सामने की ओर झुकने पर या दबाने से आराम।

(13) डल्कामारा

जब दिन में गरमी हो और रात में ठंडी तब सभी बीमारियों के प्रारंभ में (सर्दी, खाँसी, बुखार, खसरा, अतिसार, चर्मरोग, दर्द आदि में) डल्कामारा देना चाहिए।

जब बरसात भरपूर हो और हवा आर्द्रता से परिपूर्ण हो जाए तो भी डल्कामारा से वे सभी रोग ठीक होते है जो आर्द्रता के प्रभाव से उत्पन्न होते हैं। मामूली सर्दी खाँसी हो, वात हो, चक्षुप्रदाह हो अथवा पक्षाघात जैसी बड़ी बीमारी।

मेरी एक मात्र पुत्री, जब वह लगभग सात आठ माहों की थी, श्वासकष्ट के आकस्मिक दौरों से पीड़ित हो गई। अचानक नीली होकर अकड़ जाती, लगता श्वास रुक जाएगा। बरसात के दिनों का अंतिम काल था। हवा में काफी आर्द्रता थी। डल्कामारा 200 एक खुराक दी गई। उसके बाद उसे फिर दौरा नहीं आया। (लेखक)

आर्द्रता के प्रभाव से उत्पन्न ज्वर, ब्राकांइटिस आदि से पीड़ित अनेकानेक रोगियों को अब तक मैंने डल्कामारा से ठीक किया है। मैं या तो डल्कामारा 30 चार-पाँच खुराक 2-2 घंटे के अंतराल पर देकर फलाफल के लिए इंतजार करता हूँ या फिर डल्कामारा 200 शक्तिक्रम 2-3 खुराक 2-2 घंटों से देकर। प्रायः इसी से अगले दिन अच्छा नतीजा प्राप्त हो जाता है। लाभ न होने पर मैं या तो शक्तिक्रम बदलता हूँ अथवा अन्य औषधि के संबंध में सोचता हूँ। (लेखक)

एक अठारह वर्षीय नौजवान 'परागज ज्वर' याने 'हे-फीवर' से पीड़ित था। लगातार छींक, प्रायः नाक से श्वास-प्रश्वास की असुविधा, नाक और आँख से अत्यधिक तरल स्राव। जल की तरह। खुली हवा में वृद्धि। बंद घर में रहने पर आराम। कटे हुए घास के पास जाने से भी वृद्धि। गर्मी के मौसम में भी बंद घर में रहने को बाध्य होना। ''खुली हवा में वृद्धि एवं गरम बंद कमरे में रहने से आराम' इन लक्षणों को मैंने निर्णायक माना एवं उसे डल्कामारा 200 एक औंस जल में मिलाकर हर तीसरे घंटे एक-एक चम्मच देने लगा। इससे उसे पूरी तरह आराम हो गया।—डॉ. सी. डब्ल्यू. बोड्से।

हर रात पतले दस्त, ठंड में और अधिक पेट दर्द के साथ। साथ में बेचैनी और थकावट। रोगिणी एक महिला। डल्कामारा 3 प्रतिदिन लेने पर ठीक हो गई।—डॉ. स्माल।

रोगी को ठंडी लग गई। भयानक पेट दर्द के साथ उल्टी और टट्टियाँ होने लगी। डल्कामारा 200 से आरोग्य कर दिया।—डॉ. होयने।

शक्तिक्रम 30 तथा 200

ह्रास वृद्धि—रात में, खुली हवा में, ठंडी से, आर्द्रता एवं वर्षा में वृद्धि। चलने फिरने से या गरम प्रयोग से या बंद कमरे में रहने से आराम।

(14) फेरम फास

इसका पूरा नाम फेरम फास्फोरिकम है। यह सुसलर की एक बायोकेमिक दवा है।

यह प्रदाहों की या रोगों की आरंभिक स्थितियों के लिए एक शानदार दवा हैं। इसलिए फोड़ों अथवा सर्दी ब्रांकाइटिस आदि की शुरुआत में बहुलता से प्रयोग होता है। ज्वरों का आरंभ होते ही इसे देना चाहिए जबकि लक्षण एकोनाइट एवं बेलाडोना से तुंलनात्मक दृष्टि से मृदु हो एवं जेलसिमियम की तरह सुस्ती से पूर्ण न हो।

एकोनाइट के ज्वर में बेचैनी रहती है। बेलाडोना के ज्वर में चेहरे की त्वचा ललामी युक्त होती है। फेरम फास उन ज्वरों को दुरुस्त करता है जहाँ एकोनाइट जैसी बेचैनी अथवा बेलाडोना जैसी त्वचा में गहरी ललामी नहीं होती।

एकोनाइट के ज्वर लक्षणों में एकोनाइट ही देना चाहिए और बेलाडोना के ज्वर लक्षणों में बेलाडोना। कुछ लोग बायोकेमिक दवाओं की दुनिया के बाहर नहीं निकलना चाहते। वे कहते हैं कि बायोकेमिस्ट्री में न एकोनाइट होता है न बेलाडोना। इसलिए एकोनाइट एवं बेलाडोना के लक्षणों में भी फेरम फास देना चाहिए। यह उनकी भूल है। चिकित्सा शास्त्र का उद्देश्य रोगी को त्वरित एवं सुखद आरोग्य निर्दोष रूप से देना है।

एकोनाइट या बेलाडोना के लक्षणों में फेरम फास देने पर इस उद्देश्य की संप्राप्ति संभव नहीं।

एक रोगी को 104^0 ज्वर था। थकावट के साथ पेशियों और सिर में दर्द था। भूख घटी हुई। फेरम फास 12x दिया गया। दूसरे दिन रोगी के कष्ट और बढ़ गए। फेरम फास 6x दिया गया। अविलंब फायदा हुआ।–डॉ. जी. एच. मार्टिन।

फेरम फास 3x शक्तिक्रम में हिमोग्लोबिन बढ़ाता हैं इसलिए रक्ताल्पता की श्रेष्ठ औषधि है। यह उजले लाल रंग के रक्तस्राव को भी रोकता है। डॉ. कपूर एवं डॉ. रिचर्ड हयुजेस ने नकसीर फूटने के अनेक रोगियों को फेरम फास 1x शक्तिक्रम खिलाकर ठीक किए।

शक्तिक्रम–3x, 6x, शक्तिक्रम जल्दी जल्दी देने की बात बहुत से चिकित्सक करते हैं। पर 6, 30 एवं 200 शक्तिक्रम भी भरपूर कारगर होते हैं। डॉ. सुशलर 6x तथा 12x की सिफारिश करते रहे हैं। रात को 3x, 6x, नहीं देना चाहिए। नींद गड़बड़ा सकती हैं। डॉ. एम.एल. टाइलर के अनुसार फेरम फास उच्चशक्ति क्रम में सुक्ष्म उद्दीपन का कार्य अधिक अच्छी तरह करता है।

ह्रास-वृद्धि-रात में या प्रायः 4 से 6 के बीच वृद्धि। दर्द हिलने-डुलने पर बढ़ता है। ठंड से आराम।

(15) जेलसेमियम

इसका पूरा नाम जेलसेमियम सेम्परवाइरेनूस है।

कहा गया है कि इसके प्रयोग के लिए प्रमुख लक्षण अंग्रेजी के तीन 'D' से व्यक्त होते हैं। यथा—(1) D=Dullness = सुस्ती (2) D=Dizziness = चक्कर (3) D=Drowsiness = निद्रालुता। अर्थात किसी भी रोगी में सुस्ती या निद्रालुता या चक्कर के लक्षण मिले तो इस दवा को देने पर रोगारोग्य होगा।

बच्चों में कई तरह के ज्वर लक्षणों में चाहे सर्दी ज्वर हो या खसरा या यकृत-प्लीहा युक्त ज्वर कई बार बच्चे सुस्ती के साथ निद्रालुता की अवस्था में मिलते हैं। यदि साथ में उनके हाथ-पैर ठंडे मिले और नाक से तरल सर्दी निकलती हो तो भी सुस्ती और निद्रालुता के लक्षणों के आधार पर जेल सिमियम का प्रयोग करने पर जटिलता रहित सारे रोगी अच्छे हो जाते हैं। इसी कारण बच्चों के लिए इस औषधि को परम मित्र माना गया है।

परंतु इस औषधि के व्यापक प्रयोग के लिए निम्नांकित लक्षणों पर भी ध्यान दिया जाना चाहिए जो मिल जाने पर रोगियों को शानदार तरीकों से रोगारोग्य प्रदान करते हैं।—

(1) मन के स्तर पर साहस की कमी—इसी वजह से स्टेज पर जाने से या सामाजिक मेलजोल से कतराना। मंदिर, मस्जिद, चर्च, सिनेमा आदि स्थानों अथवा अन्य घरों में जाने से पहले पाखाना लग आना।

(2) अचानक आनंद, दुःख अथवा भय से उत्पन्न रोग।

(3) एक अंग में अथवा समूचे शरीर में कंपन।

(4) चालक पेशियों का पक्षाघात। पेशियाँ इच्छुनसार कार्य नहीं करती। तभी जीभ भारी हो जाती है या रोगी फुसफुसाकर बोलता है या खाये हुए पदार्थों को ठीक-ठीक गुटक नहीं पाता या आँखों की पलकें लटक जाती हैं। उनका बंद करना और खोलना कठिन हो जाता है या मल बिना जानकारी के निकल पड़ता है या पेशाब बंद हो जाती है या निकलने में कष्ट होता है या हाथ पैरों के परिचालन की शक्ति घट जाती है, आदि।

(5) द्वित्व दर्शन—प्रत्येक वस्तु दो-दो दिखना।

डॉ. आर स्किन व्हाइट ने लिखा है कि उन्होंने आक्षेप पीड़ित एक सद्यजात बच्चे को, जिसकी माँ उसके जन्म के तीन सप्ताह पूर्व अपने छोटे भाई को आग से जलते देखकर बुरी तरह भयभीत हो गई थी, जेलसेमियम देकर बचाया था। उसं बच्चे की ठुड्डी निरंतरता से काँपती थी। इसी लक्षण पर दवा दी गई। आधे मिनट में ठुड्डी कंपन बंद हो गया और तीन मिनट के भीतर शरीर का आक्षेप।

एक व्यक्ति तीन दिनों से अल्पविराम ज्वर से पीड़ित था। प्रातः 100.6^0 एवं

सायं 106.5° डिग्री ज्वर रहता। दोपहर 1 बजे से 3 बजे प्रचंड ठंडी लगती। इसके बाद ही उसे सुस्ती घेर लेती। सायं 5 बजे से 8 बजे तक अचेतावस्था में रहता। मल अनजाने निकलता। उसे जेलसेमियम 3x दी गई। यह ठीक हो गया।–डॉ. जार्ज रायल।

एक पैंतालीस वर्षीया महिला बरसात में खिड़की के पास जाने से डरती थी कि बिजली गिरेगी। वह अज्ञात व्यक्तियों के स्वर भी सुनती थी। नींद गायब हो गई थी, भूख मर गई थी। प्रतिदिन जेलसेमियम-6 तीन खुराक देने पर पर्याप्त सुधार आ गया।–डॉ. होयने।

रोगी को भाई के मरने का शोक। पर रोता नहीं था। मृत्यु के संबंध में सोचते ही छाती में धड़धड़ाहट बढ़ जाती। रात के अंतिम प्रहर में ही नींद आती। जेलसेमियम 1000 की तीन खुराकों से स्थायी रूप में ठीक हो गया।–डॉ. जे. सी. मारगन।

एक महिला को भयानक चक्कर की शिकायत थी। चक्कर के साथ दृष्टि में धुंधलापन और ज्वर रहता। साथ में नशा करने जैसी मानसिक स्थिति। जेलसेमियम 3 सुबह एवं रात खिलाने पर तेजी से ठीक हो गई।–डॉ. ए.ई. स्माल।

पैंतीस वर्षीया रोगिणी को तीन सप्ताहों से सिर के पिछले भाग में धीमा दर्द था। पूर्वाह्न में वह दर्द चलने की शक्ति की कुछ कमी के साथ उपस्थित होता। बाद में हर वस्तु दो-दो दिखने लगती। जेलसेमियम 30 जल में मिलाकर दी गई। तत्काल उन्नति आरंभ हो गई। छह दिनों में पूर्ण आरोग्य आ गया–डॉ. नारटन।

लंबे समय से अतिसार पीड़ित एक पाँच वर्षीय रोगी। अचानक गिरकर उठने में असमर्थता आ गई। हाथों के परिचालन में भी असमर्थता। मन और आँखों की शक्ति ठीक। बुलाए जाने पर मैंने तुरंत उसकी चिकित्सा जेलसेमियम से आरंभ की। बारह घंटे पूर्ण होने के पूर्व ही चलने फिरने की शक्ति लौट आई।–डॉ. एल. ए. कैलिगैंट।

रोगी उम्र बाईस वर्ष। कई वर्षों तक हस्तमैथुन करता रहा गया। संपूर्ण नपुंसकता–जैसे कि शिश्न पक्षाघात ग्रस्त हो गया हो। यौनेच्छा का भी पूर्ण अभाव। मन से खिन्न। दुबलापन। कब्जियत। भूख की कमी। एलोपैथी से कोई लाभ न हुआ। जेलसेमियम मूल अर्क 2 बूंद मात्रा में सुबह-शाम देने पर एक सप्ताह में परिवर्तन आ गया। कुछ सप्ताहों में पूरी तरह ठीक हो गया।–डॉ. उब्ल्यु. ई. रोगरस।

एक उन्हत्तर वर्षीय रोगी को धीमा परंतु कठिन सिर दर्द था। चलने की कोशिश करते ही थरथराने लगता। गहरी सुस्ती थी। जीभ निकालने पर काँपती थी। हाथों को उठाने पर हाथों में भी कंपन होता था। तीन माह पूर्व उसे आंत्रिक ज्वर हुआ था जिसमें मरने से बच गया था। चंद दिनों पूर्व बर्फीली ठंडी हवा की चपेट में आ गया था। जेलसेमियम-30 प्रति घंटे से देने पर आरोग्य हो गया।–डॉ. ई. बी. नैश।

श्री.. उम्र 51 वर्ष। खोंगापानी। शिक्षक।

दिनांक 5.2.95 को रात अचानक दाहिनी ओर के अर्धांग पक्षाघात (Hemiplegia) से आक्रांत। कालेरी के अस्पताल में तुरंत दाखिल कराए गए। पेशाब की निरंतरता। कोई नियंत्रण नहीं। बोलने में अस्पष्टता। थैली लगा दी गई। तीन दिनों में कोई परिणाम न होने पर मेरे पास ले आए गए। पिता की मृत्यु टी.वी. से हुई। एक भाई को दमा है। जलोदर से माँ की मृत्यु हुई।

दिनों में गर्मी चल रही थी पर रातों में ठंडी। स्वभावतः 8.2.95 को डल्कामारा 200 दो खुराक 2 घंटों से देकर चिकित्सा आरंभ की। रोगी 100 किलोमीटर दूर रहता है। अतः प्रतिदिन की निगरानी संभव नहीं थी। जेलसेमियम 30 प्रति 3 घंटों से लेने के लिए दे दिया। 10.2.95 को उत्साहजनक परिवर्तनों की सूचना मिली। पेशाब में नियंत्रण आ गया है। पैर में कुछ गति है। आवाज में थोड़ा सुधार। भूख लग रही है। पाखाना नहीं हुआ। जेलसेमियम 30 यथावत चलाने की हिदायत दी। 21.2.95 को टयूबरक्युलिन 200 एक खुराक। जेलसेमियम बंद रखने का निर्देश। प्लैसिबो। 26.2.95 को भारी सुधार। जेल्स 200 पाँच खुराक 2 घंटों से। साथ में प्लैसिबो। सुधार जारी। शीघ्र ही स्कूल जाने के योग्य हो गए। बाद में लंबे अंतराल पर जेलसेमियम एवं आवश्यकतानुसार अन्य दवाएँ दी गईं। (लेखक)

शक्तिक्रम-30 एवं 200 हानिरहित एवं अधिकतम प्रयुक्त। कुछ विज्ञ चिकित्सक इसके मूल अर्क अथवा बहुत निम्न क्रमों के प्रयोगों की मनाही करते हैं।

ह्रास-वृद्धि-तर ऋतु में कुहरे में, मानसिक तनाव से, बुरी खबर से, अपनी तकलीफों के संबंध में सोचने से वृद्धि।

भरपूर पेशाब आने से (जैसा कि सिर दर्द में), चलते फिरते रहने पर, खुली हवा से ह्रास।

(16) हिपर सल्फ या हिपर सल्फर

इसका पूरा नाम हिपर सल्फयुरिस कैल्केरियम है।

निम्नलिखित लक्षणों में इस औषध का आदर के साथ उपयोग होता है—

(1) त्वचा में अत्यधिक स्पर्श कातरता। छूने मात्र से यहाँ तक कि कपड़ा छू जाने से जान निकलना चाहती है। कई बार दर्द से बेहोश तक हो जाना। जैसे—बाधी या फोड़ा में। पर जब तक ललामी और दर्द रहे बेलाडोना देना होगा। इसके बाद ही प्रायः हिपर की आवश्यकता होती है। इस समय दर्द के साथ स्पर्श कातरता रहनी चाहिए। पीव होना चाहता है। ऐसी स्थिति में हिपर सल्फ 200 का प्रयोग करने से पीव सूखकर प्रादाहित स्थान सामान्य हो जाता है। कुछ चिकित्सकों के अनुसार यदि पीव काफी नीचे हो तो हिपर सल्फ निम्न क्रम बार-बार देने पर पीव ऊपर आकर फोड़ा फट जाता है। डॉ. नैश उच्च शक्ति

क्रम से भी ऐसा होना संभव मानते है। कुल मिलाकर इसमें पीव परिचालन की शक्ति है। पीव परिचालन की ऐसी शक्ति रहने के कारण ही हिपर सल्फ को 'होमियोपैथिक छूरी' कहा जाता है। पीव पैदा होने की प्रवणता भी हिपर सल्फ से ठीक होती है। जरा सी त्वचा छिल गई कि पीव पैदा हो जाना। इसे ही प्रवणता कहेंगे।

(2) सूखी ठंडी हवा के प्रति अति संवेदनशीलता। किसी भी रोग में, जब रोगी सूखी ठंडी हवा से बचा रहना चाहता है, अपने को ढांककर रखता है, खिड़की बंद करवा देता है। क्योंकि सूखी ठंडी हवा के हल्के से झोंके से भी उसके कष्टों में वृद्धि होती है, हिपर सल्फ का प्रयोग करना चाहिए। ऐसे प्रयोग से छोटी-बड़ी अनेक बीमारियाँ दुरुस्त होती हैं।

(3) पेशाब का धीरे निकलना। बूंद-बूंद टपक कर निकलता हैं कुछ देर बैठने पर ही पेशाब निकल पाना। पेशाब के बाद भी लगता है पेशाब और होगी।

(4) शरीर की तरह मन भी अति संवेदनशील। थोड़े से में क्रोध–मार डालना चाहता है।

एक पत्थर फोड़ने वाले मजदूर को एक वर्ष पूर्व सूजाक (Gonorrhea) की शिकायत हो गई थी। पारा से चिकित्सा हुई थी। पत्थर का टुकड़ा आँख में लगकर भयानक प्रदाह उत्पन्न हो गया। प्रकाश असहनीय था। परीक्षण से पीव का जमाव मिला। उसमें आत्महत्या की प्रवृत्ति जाग गई जो कि सायंकाल बलवती होती थी। हिपर 30 लगातार देने पर पीव अवशोषित होकर दस दिनों के भीतर दृष्टि सामान्य हो गई।–डॉ. ई. ए. फेरिंगटन।

एक लड़की, जिसे तीव्र ज्वर था, असहनीय दर्द सहित कान के कष्ट से पीड़ित थी। शल्य क्रिया निधारित थी। हिपर सल्फ सी.एम. एक खुराक से तेजी से ठीक हो गई। शल्य किया आवश्यक नहीं रही।–डॉ. एम.एल. टाइलर।

एक साढ़े चार वर्ष के बालक को पूर्व में निमोनिया का कष्ट हुआ था। तब से कभी अच्छा नहीं रहा था। इस समय सिर के पीछे के हिस्से में दर्द। तरल सर्दी की शिकायत, ठंडा पीने की इच्छा। कंधों के बीच मेरुदंड में वक्रता के लक्षण। श्वास की अत्यधिक तकलीफ। थोड़ी-सी भी ठंडी हवा असहनीय थी, तकलीफें बढ़ा जाती। हिपर 30 से डॉ. स्टीलमेन ने स्थायी आरोग्य प्रदान किया।

एक बीस वर्षीय व्यक्ति को गुर्दां के स्थान में दो वर्षों से दर्द था। बार-बार पेशाब लगती थी। गुर्दों के रथान में अत्यंत स्पर्श कातरता थी। मुश्किल से बूंद-बूंद करके पेशाब उतरती थी। कई दवाएँ दी गई पर सभी विफल हो गई। तब हिपर सल्फ 6 लगभग 4 माह लेने पर आरोग्य हो गया।–डॉ. लैडेरामैन।

शक्तिक्रम 30, 200।

ह्रास-वृद्धि-शुष्क ठंडी हवा से, स्पर्श से, हवा के झोंके से वृद्धि। आर्द्र हवा में, गरम से, सिर ढाँक रखने पर आराम। आर्द्र अथवा तर हवा में रोग घटने का लक्षण हिपर की भाँति अन्य किसी भी दवा में नहीं है–डॉ. ई.बी. नैश–"जो दमा सूखी ठंडी हवा में बढ़े और तर हवा में घट जावे, हिपर सल्फ उसकी श्रेष्ठ दवा है।"

(17) इपिकाक

इसका पूरा नाम 'इपिकाकु आन्हा' है।

इस औषध का सर्वप्रधान लक्षण है मिचली। बीमारी का नाम कुछ भी हो यदि रोगी को बार-बार मिचली आती है तो इपिकाक देने पर रोगारोग्य होगा।

उजले लाल रंग के लगातार होते रक्तस्राव की भी यह एक शानदार दवा है। यदि साथ में मिचली रहे तो सोने में सुगंध की तरह काम करती है। तदनुसार, नाक, आंत, फेफड़ा, गर्भाशय आदि सभी स्थानों में रक्त स्राव में उपयोगी है।

इपिकाक फेफड़ों के रोग की भी एक श्रेष्ठ दवा है। छाती में बहुत अधिक कफ भरा रहने, बहुत अधिक श्वास कष्ट के साथ सों सों आवाज होने और आक्षेपिक (Spasmodic) खाँसी आने पर इसका प्रयोग करना चाहिए। इस दृष्टि से यह दमा और निमोनिया जैसे रोगों की एक महत्त्वपूर्ण औषधि है। बच्चों के श्वासरोधक खाँसी में जब वह खाँसते हुए कड़ा और नीला पड़ जाता है या रक्त वमन के साथ उसके श्वासलोप होने की स्थिति उत्पन्न होती है, इपिकाक से आरोयकारी परिणाम प्राप्त होते हैं।

कुचले गए हरे रंग के घास की तरह जब हरा पानी की तरह या चिकनाहट मिला दस्त हो तो इपिकाक से वह दुरुस्त होता है। डॉ. नैश के मुताबिक शिशुओं के हैजा या एंटरो-कोलाइटिस को भी इस लक्षण के आधार पर इपिकाक 200 की एक खुराक से ठीक किया जा सकता है।

सविराम ज्वर या मलेरिया की भी इपिकाक एक श्रेष्ठ औषधि है। ऐसे ज्वर में जब किसी भी दवा के लक्षण स्पष्ट नहीं होते तो डॉ. जार प्रारंभ में ही इसके 30 शक्तिक्रम की एक-दो खुराक प्रयोग की सलाह देते हैं। उनके अनुसार उन्होंने इस प्रक्रिया से अनेक रोगी आरोग्य किए हैं। परंतु ज्वर के साथ ओकाई रहे तो उसे आरोगय करने में इपिकाक की शक्ति चुनौतियों के परे है।

पल्सेटिला अध्याय में यह बतलाया गया है कि पूड़ी, मांस, तेल, धी आदि की बनी चीजें खाकर पेट गड़बड़ाने पर पल्सेटिला आरोग्य करती है। ऐसे मामलों के लिए इपिकाक भी एक असाधारण दवा है। दोनों में फर्क निम्नांकित रूप में है–

(1) पल्सेटिला की जीभ लेपयुक्त होती है। इपिकाक की साफ रहती है।

(2) पल्सेटिला में खाया हुआ द्रव्य पेट में बना रहता हैं पर इपिकाक में वमन

होकर निकल जाता है और तिस पर भी मिचली आती रहती है।

एक व्यक्ति को पुरानी दमा के साथ चर्मरोग था। लक्षण मिलने पर इपिकाक उच्चशक्तिक्रम की कुछ खुराकें देने पर तत्काल लाभ आना आरंभ हुआ। दमा और चर्म रोग दोनों में परिवर्तन आ गया। एक वर्ष से अधिक समय से ठीक।—डॉ. एम. एल. टाइलर।

महिला चौबीस वर्ष। जरायु के रक्तस्राव से पीड़ित हो गई। उजला रक्त—वेग से आ रहा था। हलकी मिचली थी, गर्भाशय के स्थान पर दर्द था। रक्तस्राव की प्रकृति से भयभीत थी कि वह मारकर ही रुकेगा। हिलने-डुलने से भी रक्तस्राव बढ़ जाता। इपिकाक 200 जल के साथ एक-एक घंटे से इस हिदायत के साथ कि स्राव में कमी आते ही दवा बंद हो जाएगी। चौथी खुराक के बाद ही स्राव कम होने लगा। तीसरे दिन संपूर्ण रूप से ठीक हो गई। फिर इस तरह कभी नहीं हुआ।—डॉ. एम. एल. टाइलर।

बाइस वर्षीया महिला, ढाई साल के एक बच्चे की माँ। एक वर्ष पूर्व गर्भपात से पीड़ित होकर चिकित्साधीन थी। कमजोर हो गई थी, फिर भी ठीक थी। बैठे-बैठे कुछ हल्का फुल्का बुनाई का काम कर रही थी। अचानक प्रबल रूप में जरायु स्राव आरंभ हो गया। उसे तुरंत लिटा दिया गया एवं मुझे खबर दी गई। मेरे पहुँचने के पहले वह दो-तीन बार बेहोश हो गई। जब मैं पहुँचा वह गंभीर हालत में थी। बोलना बंद था। रक्तस्राव से उसके कपड़े बिस्तर सब गीले हो गए थे। जमीन के एक स्थान पर रक्त का जमाव हो गया था। रक्त उजले लाल रंग का था। पैरों में ठंडक आ गई थी—जीवन तेजी से समापन की ओर दौड़ रहा था। कुछ-न-कुछ तुरंत ही किया जाना आवश्यक था। मैंने एक छोटी खुराक इपिकाक 10 हजार शक्तिक्रम की आधा ग्लास पानी में डालकर उसका एक चम्मच उसे तुरंत पिलाया। दवा ने जादू जैसे असर किया। स्राव की गति में एक मिनट के भीतर कमी आ गई। पंद्रह मिनट बाद दूसरी खुराक दी गई। पर्याप्त सुधार आ गया। मैंने रोगिणी को न हिलाने-डुलाने की हिदायत देकर सूखे कपड़े उसकी त्वचा के नीचे सावधानी से रख देने का निर्देश दिया। फिर कुछ औषधविहीन खुराकें दे दी। अगले दो दिन हल्का हल्का रक्त बहकर फिर स्राव पूरी तरह बंद हो गया। चूँकि वह अत्यधिक कमजोर हो गई थी उसे कुछ अंतराल पर तीन खुराक चाइना 10 हजार शक्तिक्रम की दी गई। वह तेजी से सामान्य हो गई। डॉ. एम. एल. टाइलर।

एक बुजुर्ग महिला को पुरानी दमा थी। प्रायः दमा के दौरे पड़ने पर नींद खुल जाती। लगता अगली साँस न ले पाएगी। ढीले घरघराहट वाले कफ से छाती भरी हुई थी। पर खखार कर निकाल नहीं पाती थी। इपिकाक 200 से वर्तमान दौर में लाभ हो गया। बाद में प्रति सप्ताह एक-दो खुराक लेने पर बीमारी नहीं लौटी।—डॉ. होयने।

प्रसवोत्तर रक्तस्राव। 'प्लेसेंटा' याने 'फूल' अटका हुआ था। भयावह रक्तस्राव था। इपिकाक 200 से दस मिनटों के भीतर रक्तस्राव रुक गया।–डॉ. जे. बी. बेल।

अड़तीस वर्षीय रोगी। मलेरिया के लिए क्वीनाइन लेता रहा था। एक दिन रुककर जाड़ा-ज्वर और पसीने की शिकायत। निद्राहीनता–रात में खूब पसीना निकलता। दोपहर 1 से 2 के बीच जाड़ा लगता। एक सप्ताह के अंतर पर दो खुराक आर्सेनिक 200 दिया गया। प्रारंभिक लाभ के बाद ज्वर का चरित्र भयानक शीत के साथ बदल गया। साथ में सिर दर्द, ओकाई और वमन। इपिकाक 200 देने पर जाड़ा बंद होकर तेजी से दुरुस्त हो गया।–डॉ. डब्ल्यू. एफ. एडमंडसन।

शक्तिक्रम-30 एवं 200 अधिक प्रयुक्त।

(18) कैलिम्युर

इसका पूरा नाम कैलिम्युरेटिकम है। यह डॉ. सुसलर की एक बायोकेमिक दवा है।

इस औषध के सरलतम प्रयोग का केवल एक ही विशेष-लक्षण याद रखना चाहिए–**"जीभ का अथवा शरीर से निकले स्रावों (जैसे श्वेत प्रदर) का दूध की तरह सफेद होना।"**

इस विशेष लक्षण की उपस्थिति रहने पर कैलिम्युर से असंख्य बीमारियाँ दूर की जा सकती हैं। बीमारी का नाम कुछ भी हो।

बायोकेमिक शास्त्र के अनुसार फेरम फास प्रथमावस्था की दवा है एवं कैलिम्युर द्वितीयावस्था की। कई लोग रोगों की प्रथमावस्था में ही फेरम फास के साथ कैलिम्युर का पर्यायक्रम से प्रयोग करने की सलाह देते हैं। इससे द्वितीयावस्था आने के पूर्व ही बीमारी दूर हो जाती है। द्वितीयावस्था में, जब जीभ सफेदीयुक्त हो, अकेले कैलिम्युर देना चाहिए।

डॉ. विजय कुमार बसु ने डिप्थीरिया के अनेक रोगियों को प्रारंभ से ही फेरमफास 6x एवं कैलिम्युर 6x शक्तिक्रम 1-1 घंटे में पर्यायक्रम से देकर आरोग्य करने में सफलता अर्जित की।

डॉ. बोरिक एवं डॉ. डिवी ने फेरमफास-कैलिम्युर पर्यायक्रम से प्रयोग करके असंख्य ब्रंकाइटिस, ब्रांकोन्युमोनिया एवं अन्य वक्ष संबंधी रोगों को (विशेषतः बच्चों के मामलों में) आरोग्य किए जाने का उल्लेख किया है।

डॉ. एलि जी. जोन्स ने दावा किया है कि कैंसर रोगियों को, जिनकी जीभ दूध जैसी सफेद होती है, तीन माह तक कैलिम्युर 6x पाँच ग्रेन मात्रा में प्रति 3 घंटों के अंतराल पर देने से आरोग्यकारी लाभ प्राप्त होता है।

शक्तिक्रम–3x, 6x का अधिकाधिक उपयोग होता है। 6, 30, 200 भी भरपूर उपयोगी।

ह्रास-वृद्धि–मसालेदार या चर्बीयुक्त भोजन करने से तथा संचरण से वृद्धि।

(19) कैलिफास

इसका पूरा नाम कैलिफास्फोरिकम है।

यह भी बायोकेमिक दवा के रूप में विख्यात है। आम तौर पर 3x एवं 6x शक्तिक्रम का बार-बार प्रयोग होता है। कुछ चिकित्सक उच्चतम शक्तिक्रम में अल्पतम मात्रा में देना पसंद करते हैं।

स्नायुविकारों की यह एक उत्कृष्ट दवा है। स्नायु (Nerve) संबंधी सभी विकारों में इस दवा को सबसे पहले सोचा जाना चाहिए। तदनुसार अवसाद या थकावट, मानसिक गड़बड़ियाँ, उदासीनता, तनाव, अहेतुक रोना-धोना, संदेह करना, गृहासक्ति, स्मृतिहीनता या भुलक्कड़पन, अनिद्रा, मिरगी, हिस्टीरिया, सिर घूमना, उन्मता, स्थानीय या सार्वागिक पक्षाघात आदि में कैलिफास की व्यवस्था प्रासंगिक होती है। प्रसव विलंबित होने पर इसके जल्दी-जल्दी प्रयोग से प्रसव कार्य जल्दी होता है। मानसिक लक्षणों के साथ ऋतुलोप होने पर ऋतुस्राव नियमित हो जाता है।

किसी चिकित्सक ने कहा था—"कैलिफास का प्रयोग ठीक-ठीक होने लगे तो अनेक पागलखाने बंद हो जाए।" इस कथन से कैलिफास के क्षेत्राधिकार का काफी कुछ आभास होता है।

उच्चताप में, हत्पिंड की क्रिया लोप होने की स्थिति में या नाड़ी दब जाने पर—चाहे आंत्रिक ज्वर में हो अथवा अन्य परिस्थिति में—कैलिफास का जल्दी-जल्दी प्रयोग करना चाहिए।

सड़न या ग्रैंग्रीन में, अत्यंत दुर्गन्धयुक्त घावों में भी कैलिफास देना वांछनीय होता है।

प्रसव वेदना को बढ़ाने के लिए मैंने लगातार तीन वर्षों तक कैलिफास 4x शक्तिक्रम का प्रयोग 10-10, 15-15 मिनटों में किया। शायद ही कभी तीसरी खुराक की आवश्यकता हुई।—बोरिक एवं डिवी।

एक 26 वर्षीया महिला घरेलू कारणों से मनोविकार ग्रस्त हो गई। अनिद्रा के साथ उदासीनता ने उसे घेर लिया। मनाने पर ही भोजन लेती। दुर्बल हो गई थी। प्रायः रोती रहती। मतिभ्रमित थी—नाना प्रकार की आवाजें सुनती। उसे कैलिफास दिया गया। कुछ दिनों के बाद स्वास्थ्य के साथ मानसिक सुधार आ गया। गीतों तथा पियानों वादन में रुचि लेने लगी। उसे घर भेज दिया गया। (डब्ल्यू, ई. टेलर, अधीक्षक, पागलखाना के रिकार्ड से)

एक युवती को कई माहों से माहवारी नहीं हो रही थी। छाती में भी दर्द था। कैलिफास 30 सुबह-शाम देने पर कुछ ही दिनों में माहवारी खुल गई। चार सप्ताहों में छाती का दर्द भी पूरी तरह ठीक हो गया।

एक महिला तीन सप्ताहों से धार्मिक उन्मत्तता से ग्रसित थी। कैलिफास 6

ने उसे एक सप्ताह में ठीक कर दिया (डॉ. आर्नबर्ग)

ह्रास-वृद्धि—ठंडी हवा में वृद्धि गरम तथा विश्राम में ह्रास।

(20) लाइकोपोडियम

इस औषध से निम्नांकित बीमारियाँ ठीक होती हैं—

(1) वे सभी रोग जिनके लक्षण सायँ 4 से 8 बजे के बीच बढ़ते हैं।

(2) वे रोग जो केवल शरीर के दाहिनी ओर हो एवं/अथवा दाहिनी ओर से बाईं ओर जाने की प्रवृत्ति प्रदर्शित करते हैं। ('एपिस' में भी रोग दाहिनी ओर से बाईं ओर जाने की प्रवृत्ति प्रदर्शित करता है।) सिर दर्द, चक्षु प्रदाह, टांसिल, मम्पस, वक्ष प्रदाह, उदरशूल, डिंबाशय प्रदाह, अंडकोष का सूजन, हर्निया आदि।

(3) मस्तिष्क की शक्तिहीनता। स्मरण शक्ति की कमी। शब्द प्रयोग में उचित शब्दों का संयोजन भूल जाना। एक विषय के साथ दूसरे विषय जोड़ डालना।

(4) वे रोग जिनमें नाक की दीवार तेजी से सिकुड़ती-फैलती है। मस्तिष्क, श्वास प्रश्वास तथा उदर संबंधी अनेक विकारों में ऐसा होना संभव होता है।

(5) पेशाब साफ रहने पर भी उसमें लाल बालू जैसा तलछट जमना।

(6) वयस्क व्यक्तियों की नपुसंकता।

(7) पेट में वायु संचय—उदर के निचले हिस्से में अधिक जमाव। पेट गड़गड़ाता है। अधोवायु से आराम आता है। (डकार से आराम-कार्बोवेज) थोड़ा-सा खाने पर ही पेट भर जाता है। हाजमे की कमजोरी। भोजन खट्टा लगना। खट्टी डकार। खट्टा वमन अन्न नलिका जलते रहना।

डॉ. पी. सी. मजूमदार ने एक 14 वर्षीय बालक की चिकित्सा की। उसके पूरे शरीर में सूजन थी। तिल्ली बढ़ने की एलोपैथी चिकित्सा हुई थी। सायंकाल 4 से 8 बजे के भीतर बुखार आता था। लाइकोपोडियम 3 ने आराम कर दिया।

एक दस वर्ष की बालिका को टांसिलों के इर्दगिर्द भयानक प्रदाह हो गया। श्वास प्रश्वास तीव्र था। नाक की दीवारें तेजी से फैल सिकुड़ रही थी। लाइकोपोडियम 200 शक्ति प्रति दो घंटे देने पर दो दिनों में पूरी तरह ठीक हो गई (डॉ. हाठन)

एक सज्जन को कई सप्ताहों से उदर में वायु संचय से कष्ट था। थोड़ा-सा खाते ही उदर की शिकायत ओर बढ़ जाती थी। लाइकोपोडियम 200 एक खुराक से आराम आ गया। (डॉ. जे. बी. बेल)

रोगी की उम्र 48 थी। कोई पाँच वर्षों से गुर्दे की पथरी से परेशान थे। उदर में वायु संचय—सिर दर्द। सभी कष्ट सायंकाल 4 बजे के बाद से संध्या तक बढ़ते थे। लाइकोपोडियम 3 तथा 200 से आरोग्य हो गए। (डॉ. हैकेट)

जब प्रौढ़ व्यक्ति दूसरी-तीसरी बार विवाह करते हैं और उनमें रति शक्ति का अभाव होता है, उस समय एक मात्रा लाइकोपोडियम सेवन करने से रमण-सामर्थ्य

लोट आता है।–डॉ. नैश

शक्तिक्रम–30 तथा 200।

ह्रास-वृद्धि–दाहिनी ओर, दाहिनी ओर से बाईं ओर, सायँ 4 से 8 बजे, गरम प्रयोग (गला-पेट छोड़कर जो कि गरम प्रयोग से बेहतर रहते हैं।) वृद्धि।

हिलने-डुलने या शीतलता से ह्रास। गला पेट के लक्षण गरम प्रयोग से बेहतर।

(21) मैग्नेशिया फास

पूरा नाम मैग्नेशिया फास्फोरिकम है। लगभग हर प्रकार के दर्द की ही यह एक शानदार दवा है। स्नायविक दर्दों में इसका सबसे पहले स्मरण करना चाहिए।

आँख, कान, दाँत, पेट, छाती, गर्भाशय जहाँ कहीं भी दर्द की शिकायत हो यदि दर्द–गरम प्रयोग से घटता है अथवा ऐंठन के साथ दर्द आता है अथवा दबाने से घटता है तो मैग्नेशिया फास शानदार असर दिखाएगा। ऋतु शूल की यह खास दवा है।

मैग्नेशिया फास को आक्षेप निवारक माना गया है। स्वभावतः बायोकेमिक सिद्धांतों के प्रणेता डॉ. सुसलर के अनुसार अकड़ना-फड़कना को भी यह दुरुस्त करने में सक्षम है। इसलिए मिरगी, धनुष्टंकार में भी इसका प्रयोग किया जाना चाहिए। परंतु डॉ. नैश इस पर अविश्वास करते हैं। उनका मानना है कि ''समः समं शमयति' के सिद्धांतों पर प्रयुक्त दवाओं से ही आरोग्य संभव है।

एक छह वर्षीया बालिका नर्तन रोग (Chorea) से ग्रस्त हो गई। बोलना दूभर हो गया। मैग फास 6x देकर डॉ. क्लार्क ने उसे ठीक कर दिया।

मिस...48 वर्ष। पीठ में दर्द था। यह दर्द मेरुदंड के दाहिनी 'सायटिक नर्व' तक फैलता था। यह 'फ्लू' के बाद आरंभ हुआ था। मैग फास 3x प्रति मात्रा 5 ग्रेन देने पर ठीक हो गया। (डॉ. बोई)

शक्तिक्रम 3x, 6x। गुनगुने जल के साथ जल्दी-जल्दी देने पर तीव्र वेदना में शीघ्र लाभ पहुँचाता है। कुछ लोग उच्च शक्तिक्रम के हिमायती है। डॉ. सेंटी और डॉ. नैश स्वयं तैयार की हुई 55 एम शक्तिक्रम से ऋतुशूल की चिकित्सा सफलता से करते थे।

ह्रास-वृद्धि–दाहिनी ओर, स्पर्श से, ठंडक से, रात में वृद्धि। गरम प्रयोग से, दबाव से, सामने झुकने से ह्रास।

(22) मर्क साल

इसे मर्क्युरियस सालिब्युलस भी कहा जाता है।

यह पारा है। थर्मामीटर में पारा का प्रयोग होता है। गरमी से यह ऊपर चढ़ जाता है और ठंड से नीचे आ जाता है। जैसे कि ठंड और गरमी उसे कतई बर्दाश्त

नहीं। ऐसे ही जिन रोगियों को ठंडी और गरमी बिल्कुल बर्दाश्त नहीं होती, उन्हें **मर्कसाल की आवश्यकता** होती है।

कहावत है पाप और पारा हजम नहीं होते। फूटकर निकलते हैं। **संयम से हटकर जो यौन संसर्ग** होते हैं, उनके दुष्परिणाम अपने ढंग पर होते हैं। उपदंश (Syphilis) पीड़ित स्त्री-पुरुष अपनी विषाक्तता एक-दूसरे को बाँटते हैं। संक्रमण हो जाने पर उसे छुपाया जाना संभव नहीं होता। उपदंश से रक्त दूषित हो जाता है—जननेन्द्रिय में धाव, ग्रंथियों का फूलना, कंपन होना, हड्डियों में दर्द होना, आदि कितनी ही तकलीफें पैदा हो जाती हैं। पारा या मर्क साल उपदंश दूर करनेवाली एक श्रेष्ठ दवा है। जब रोगी की तकलीफें **रात को बढ़े अथवा बिस्तर की गरमी से बढ़ जावे अथवा बरसात की ठंड आर्द्र हवा से बढ़े** तब मर्क साल उपदंश को या उसके दुष्परिणामों को शानदार तरीकों से दूर करती है।

निम्नांकित रोग लक्षणों में भी मर्क साल शानदार असर दिखाती है—

(1) खूब पसीना निकलना। पर उससे कष्ट रंचमात्र न घटना। बल्कि बढ़ना। अनेक ज्वर रोगियों में यह स्थिति प्रायः प्राप्त होती हैं। पसीना निकलते रहने पर भी यदि ज्वर न घटे तो मर्क साल देना चाहिए।

(2) मोटी थुलथुली जीभ, उस पर दाँतों के दाग आ जाना।

(3) मुँह में प्रचुरता से लार रहना व मुँह से लार बहना। कभी उसका स्वाद कटु, उसमें पारा की सी गंध। लार से मुँह तर रहने पर भी अत्यधिक प्यास।

(4) मुँह-श्वास में बदबू। साथ में दाँतों का ढीलापन और सरलता से खून निकलना।

(5) कंपन रहना।

(6) दाहिनी करवट लेटने की असमर्थता। दाहिनी करवट लेटने से रोगवृद्धि। (बाईं करवट लेटने की असमर्थता—फास्फोरस)

(7) मलोत्सर्जन के पूर्व व समय बहुत कूथन। मलोत्सर्जन के बाद भी कूंथन बना रह जाता है।

(8) फोड़ों में, जब बेलाडोना की अवस्था पार हो जाती है और हिपर सल्फ की स्पर्शकातरता नहीं रहती, इसका उच्चक्रम फ़ोड़ों को बैठा देती है। निम्नक्रम में पीव पैदा हो जाता है।

वात ज्वर में पसीना होते रहने पर भी ज्वर न घटना एवं दर्द की रात में वृद्धि होना, इन दो लक्षणों के आधार पर मैंने अनेक रोगी **मर्क वाइवस** (मर्क साल के समतुल्य) से ठीक किए। (डॉ. क्लार्क)

एक नवयवुती के दाँत बहुत सुंदर थे। पर एक पखवाड़े से उनमें दर्द रहने लगा, जड़ें ढीली हो गई, खून रिसने लगा। तकलीफें रात में बढ़ती थी। मर्क साल

200 से एक सप्ताह में ठीक हो गई। (डॉ. सी.ए. टित्से)

दाँत-दर्द कान तक फैलता था। रात में वृद्धि। मुँह में लार अधिक बनना। बार-बार थूकना पड़ता था। मार्क 30 से ठीक हो गया।

एक तेरह वर्ष की बालिका को कुछ दिनों से रक्तामाशय की शिकायत हो गई। दस से बीस बार मलोत्सर्जन। रात में सबसे अधिक बार जाना पड़ रहा था। पेट में ऐंठन का दर्द—मल निकलने से पूर्व, निकलते समय और बाद में भी। प्रति 4 घंटे में मर्क साल 200 देने पर 2 दिनों में ठीक हो गई। (डॉ. बेल)

उपदंश के घाव के लिए **मर्क कार 30 या 200** ज्यादा उपयोगी है। एक गाड़ीवान को लिंगमुंड की त्वचा पर उपदंश का घाव हो गया था। लक्षणों के आधार पर मर्क कार 200 प्रति तीन घंटे अंतराल पर दिया गया। एक सप्ताह में ठीक हो गया। इसी तरह एक बढ़ई को लिंगाग्र चर्म पर घाव हो गया जो कि विषाक्त यौन संसर्ग के आठ दिनों बाद प्रगट हुआ। मर्क कार 200 प्रति तीन घंटे से देने पर एक सप्ताह से भी कम समय में ठीक हो गया। (डॉ. होयने)

एक कसाई को एक माह से सूजाक की शिकायत थी। लिंगाग्र चर्म सूज गया था—लिंगमुंड पर खींचकर लाने में कठिनाई होती थी। मूत्रपथ से पीला स्राव निकलता था। मर्क साल 200 से एक सप्ताह में ठीक हो गया। (डॉ. ग्रांस)

एक बालक को, जिसकी उम्र एक वर्ष थी, कई दिनों से मवादयुक्त दानों की शिकायत हो गई। ये दाने नाना प्रकार की आकृति के थे और शरीर के यत्रतत्र हो गए थे। रात को बिस्तर में जाने के बाद उसका कष्ट बढ़ता था। डॉ. नैश ने उसे मर्क साल से तीन सप्ताह में ठीक कर दिया।

शक्तिक्रम 30 एवं 200।

ह्रास-वृद्धि—रात में, आर्द्र हवा में, दाहिने करवट लेने पर तथा पसीना निकलने पर वृद्धि। आराम करने पर ह्रास।

(23) नेट्रम म्युर

इसका पूरा नाम 'नेट्रम म्युरिटिकम' है। यह साधारण खाने का नमक है जिसका शक्तिकरण द्वारा होमियोपैथी में व्यापक उपयोग होता है।

"लोग भरपूर मात्रा में रोज नमक खाते हैं पर नमक से रोग आराम नहीं होता। उन्हें तभी फायदा होता है जब शक्तिकृत रूप में उसका आश्चर्यजनक गुण विकसित होता है।...क्या यह आश्चर्य की बात नहीं है कि कुछ चिकित्सक शक्तिकृत दवा पर विश्वास नहीं करते। (क्योंकि शक्तिकृत दवा में औषधीय अणु प्राप्त नहीं होते) परंतु 00.004 मिलिमीटर से लेकर 00.007 मिलिमीटर की आकृति के कीटाणुओं के भय से डरे हुए कौए की तरह भागते हैं ?"—डॉ. नैश।

जब आँखों से न दिखने वाले कीटाणु बड़ी बीमारी पैदा कर सकते हैं तो क्या

बड़ी बीमारियाँ आँखों से न दिखने वाले शक्तिकृत दवा से आरोग्य नहीं हो सकती ? शक्तिकृत नमक इसका उत्तर देता है।

शक्तिकृत होकर साधारण नमक असाधारण आरोग्य शक्ति का प्रदर्शन करता है। तभी लक्षण मिल जाने पर इससे रक्ताल्पता से लेकर बाँझपन तक अनगिनत बीमारियाँ आरोग्य हो जाती है।

इसके प्रयोग के लिए निम्नांक्ति लक्षण निर्णायक होते हैं–

(1) किसी भी बीमारी में अधिक मात्रा में नमक खाने की लालसा अथवा आदत। नमकीन द्रव्य पसंद करना।

(2) रक्ताल्पता के साथ शारीरिक शीर्णता। गर्दन का पतला पड़ जाना। चेहरा चमकीला और मटमैले रंग का। हाथ पैरों में बर्फीला ठंडापन। अच्छा खाते रहने पर भी शरीर पुष्ट ना होना। रोगी का दुर्बलता के साथ धड़कन से पीड़ित रहना।

(3) आंतरिक जाडा/ठंडी जल्दी पकड़ लेती है, फिर भी खुली हवा पसंद। सविराम ज्वर जाड़ा लगकर प्रातः 10 बजे से 11 बजे के बीच वढ़ता है। हद्कंपन के साथ हृदय में ठंडक लगना।

(4) सहज रूप में आँखों से आँसू झरना–छींक आने पर, खाँसने पर, हँसने पर, सर्दी लगने पर। नाक से पानी की तरह रंगहीन प्रबल सर्दी का स्राव।

(5) ओंठों से लेकर मलद्वार तक श्लेष्मिक झिल्लियों की शुष्कता। निचले ओंठ का मध्य भाग में फटना। कब्जियत। मल मुश्किल से बाहर निकल पाता है–टुकड़ों में निकलता है। मल का सूखापन। रक्तस्राव भी। योनि की शुष्कता के कारण यौन संप्रयोग के समय असाधारण कष्ट। अत्यधिक प्यास।

(6) नाना प्रकार के सिर दर्द। सूर्योदय से सूर्यास्त तक। आंशिक अंधत्व के साथ। रक्ताल्पता के साथ। स्कूलों में पढ़नेवाली बच्चियों का/समुद्र तट पर बढ़ने वाला। हथोड़े की चोट जैसा। सविराम ज्वर के साथ। पुराना सिर दर्द। ऋतु स्राव के बाद सिर दर्द उत्पन्न होना। वमन के साथ सिरदर्द।

(7) रोने की प्रवृत्ति। हँसना भी रोने में बदल जाना। अकेला रहने की इच्छा। सांत्वना देने पर उत्तेजित हो जाना।

(8) लार अथवा बलगम का स्वाद नमकीन होना।

(9) नाक, ओंठ और जीभ का सुन्न होना–साथ ही सुरसुराहट। जीभ नक्शे की तरह थूक से ढंकी हुई। ओंठों में चमकीले ज्वर के दाने।

(10) शीतपित्त–नया तथा पुराना। स्वतंत्र रूप से अथवा सविराम ज्वर के साथ।

(11) दूसरों की उपस्थिति में पेशाब करने की असमर्थता। छींक या खाँसी के साथ पेशाब निकल आना।

एक वयस्क महिला ने अपनी एकमात्र पुत्री को खो देने के बाद से खाट पकड़ ली। बात बहुत कम करती थी। सांत्वना देने पर उसका दुःख प्रबल हो जाता था—चीखने-चिल्लाने के दौरे पड़ने लगते। तीन महीनों तक प्रति तीसरे सप्ताह नेट्रम म्युर 1000 देने पर पूरी तरह ठीक हो गई।—डॉ. डुलैक।

सिर दर्द—प्रकाश से बढ़ने वाला—सूर्योदय से सूर्यास्त तक। दोपहर को दर्द प्रबल हो जाता। आँखें दर्द से भर जाती। प्रकाश असह्य। नमक अधिक लेने की अभिलाषा। नेट्रम म्युर से पूरी तरह ठीक हो गया।—डॉ. सी. एम. चेम्बरलेन।

महिला, उम्र पैंतालीस। तीन वर्षों से खाँसी से पीड़ित थी। सुबह नमकीन स्वाद का बलगम निकला करता था। सुबह 10 बजे से सिर दर्द भी रहता। नेट्रम म्युर 1000 की एक ही खुराक से ठीक हो गई।—डॉ. एच. एन. मार्टिन।

श्रीमती... दुर्बलता की शिकार थी। राक्षसी भूख, फिर भी शीर्णता। चेहरा मलिन। कब्जियत। सिर दर्द। परिश्रम से श्वास भर जाना। हाथ-पाँवों में ठंडापन। बार-बार आंतरिक ठंडी का प्रकोप। धड़कन और विषाद। नेट्रम म्युर 30 से ठीक हो गई।—डॉ. सी.पी. हर्ट।

तीस वर्षीया महिला। अनिद्रा, कब्जियत, सिर दर्द तथा अन्य स्नायविक लक्षणों के साथ पीठ दर्द से पीड़ित। सिर दर्द सुबह बढ़ता है। मुँह का स्वाद नमकीन। भोजन से अरुचि। बीच-बीच में हृदकंपन की अनुभूति। नेट्रम म्युर 200 से ठीक हो गई।—डॉ. रॉ

पैंसठ वर्षीय रोगी। सविराम ज्वर से पीड़ित। छह वर्ष पहले 'क्वीनिन' से चिकित्सा तब हुई थी जब सोलह माह तक लगातार ज्वर का भोग चला। 'क्वीनिन' चिकित्सा से कथित रूप में अच्छा होने पर भी ज्वर फिर से आता रहा। इस समय ठंडी सुबह 10 बजे लगती थी जो कि एक डेढ़ घंटे चलती। यह ठंडी हिला देती। बाद में तीव्र ज्वर और प्रबल रूप में पसीना निकलता जो कि दुर्गंधयुक्त होता। जाड़ा लगते वक्त पूरे शरीर में, विशेषतः धुटनों और पैरों में दर्द होता। ज्वर चढ़ने पर तेज प्यास, सिर दर्द और विकास। पसीने की हालत में आराम। नेट्रम म्युर 200 की एक खुराक से ठीक हो गया।—डॉ. एच. व्ही. मिलर।

एक रोगी को मैं किसी तरह आरोग्य नहीं कर पा रहा था। उसके नाक, ओठ और जीभ में सुन्नपन था और वहाँ सुरसुराहट होती थी। डॉ. लिपि ने मुझे नेट्रम म्युर देने की सलाह दी। मैंने उसे नेट्रम म्युर सी. एम. दी और वह ठीक हो गया। —डॉ. नैश।

ज्वरावस्था में नेट्रम म्युर नहीं देना चाहिए—एक सावधानी।

जब छींक के साथ कच्ची सर्दी निकलती हो, नेट्रम म्युर का असर अमोघ होता है। इस स्थिति में 30 शक्तिक्रम की चंद खुराकें काफी होती है।—डॉ. विलियम बोरिक।

नेट्रम म्युर 6 शक्ति लगातार खाने से सर्दी की प्रवृत्ति नष्ट होती है।

शक्तिक्रम-30 और 200 अधिकाधिक।

ह्रास-वृद्धि—समुद्र तट पर, 10 बजे प्रातः, गरम कमरे में, गरम से, सांत्वना से वृद्धि।

खुली हवा से आराम।

(24) नेट्रम सल्फ

इसका पूरा नाम मेट्रम सल्फ युरिकम है।

सुसलर की बायोकेमिक दवाओं में से एक प्रमुख दवा है।

परीक्षणों से देखा गया है कि वे लोग जो कभी सूजाक (Gonorrhea) से पीड़ित रहे हैं, अथवा जिनके शरीरों में सूजाक पीड़ित माता-पिता का रक्त है, वे प्रायः बरसात में बीमार पड़ जाते हैं। उनकी यह भी एक विशेषता होती है कि वे आर्द्रता या नमी किसी प्रकार बर्दाश्त नहीं कर पाते। जलाशय के किनारे रहने पर, ककड़ी जैसे जलयुक्त फल खाने पर, जलाशय में रहने वाली मछली या जलों में पैदा होनेवाला सिंघाड़ा खाकर वे जल्दी बीमार पड़ जाते हैं। सर्दी हो जाती है अथवा अतिसार अथवा अन्य कोई बीमारी। ऐसे रोगियों को जलीय धातु (Hydrogenoid constitution) वाला रोगी कहा जाता है।

नेट्रम सल्फ जलीय धातु वाले रोगियों की शारीरिक संरचना बदल देने की योग्यता रखने वाली दवा है।

जो रोग बरसात में बढ़ते हैं अथवा हवा में आर्द्रता आ जाने पर बढ़ते हैं या जलाशय के किनारे रहने पर बढ़ते हैं अथवा मछली, ककड़ी आदि जल में रहने वाले पदार्थ खाने से बढ़ते हैं, उनकी पहली दवा नेट्रम सल्फ होगी।

नेट्रम सल्फ की समय की दृष्टि से रोग वृद्धि प्रातःकाल 4 या 5 बजे के आसपास होती है। इसलिए प्रातःकाल बढ़ने वाले रोगों दमा या अतिसार आदि में नेट्रम सल्फ देना चाहिए। जलीय धातु वालों के मधुमेह की भी नेट्रम सल्फ खास दवा है।

यदि उन रोगियों को जो जलीय धातु के हैं, मुँह का स्वाद नीम जैसा कड़ुवा हो अथवा उन्हें उल्टियाँ नीम जैसे कड़ुवेपन की आती हो अथवा उनका बलगम नीम जैसा कड़ुवा स्वाद देता हो तो नेट्रम सल्फ बहुत ही कारगर दवा होगी।

जब मैं अपने व्यस्तता के क्षणों में रोगी का धातुगत अध्ययन पूरा करते हुए सभी लक्षणों को विस्तार से लेने में असमर्थ रहता हूँ, यदि रोगी अपने मुँह का स्वाद, वमन का स्वाद या बलगम का स्वाद कड़ुवा होना बतलता है तो नेट्रम सल्फ 3x अथवा 6x बार-बार लेने को निर्देशित करता हूँ। अनेक रोगी इसी से ठीक हो जाते

हैं। यदि प्रातःकालीन वृद्धि साथ में हो तो दवा शायद ही विफल होती है। (लेखक)

जलीय धातु की सर्वश्रेष्ठ दवा थूजा है। इसलिए रोगी का धातु परिवर्तन करने के लिए प्रति सप्ताह थूजा 30 एक खुराक देकर नियमित नेट्रम सल्फ 6x खिलाना एक अच्छा नुस्खा है। (लेखक)

बरसात में रोगारंभ होने पर, विशेषतः ज्वर की स्थिति में, फेरम फास और नेट्रम सल्फ अदल बदलकर देने से आरोग्य गतिमान होता है।

सिर में चोट लगकर उत्पन्न होने वाले रोगों की भी यह एक अच्छी दवा है।

एक युवा व्यापारी को सिर में गेंद से चोट लगने के बाद से चक्कर की शिकायत हो गई। व्यापार से मन हट गया। नेट्रम सल्फ ने दुरुस्त कर दिया। (डॉ. केंट)

डॉ. ल्बैक्उड ने एक ऐसे 10 वर्ष के मिरगी रोगी को नेट्रम सल्फ 200 से ठीक किया जिसे सिर में चोट लगने के बाद ही मिरगी की शिकायत हुई थी।

नेट्रम सल्फ ने जलीय धातु के असंख्य दमा रोगियों को आरोग्य किया है। (डॉ. डिवी)

शक्तिक्रम–3x, 6x, 30, 200

ह्रास-वृद्धि–बरसात में, नम प्रभाव से, प्रातःकाल वृद्धि।

शुष्क आबोहवा से, दबाव से ह्रास।

(25) नक्सवोमिका

यह बैठे-बैठे कामकाज करने वाले, देर रात तक जगने वाले, नान प्रकार की दवाएँ खाते रहने वाले, चिंताग्रस्त, नशा करने वाले, मसालेदार भोजन करने वाले, अथवा अत्यधिक चाय-काफी पीनेवाले, व्याभिचार करने वाले लोगों की दवा है। इस कथन का मूल आशय यह है कि ऐसे ही लोगों में प्रायः नक्सवोमिका के लक्षण उत्पन्न होते हैं। ऐसे लोग प्रायः चिड़चिड़ा, ईर्ष्यालु, आसानी से उत्तेजित हो जानेवाले लोग होते हैं।

जिन लक्षणों पर नक्सवोमिका का सफल प्रयोग होता है वे निम्नांकित हैं–

(1) बार-बार पाखाना लगना। पाखाना जाने पर थोड़ा सा मल निकलना जिससे तसल्ली न होना। पाखाना खुलासा होने पर आराम मालूम होना।

(2) प्रातःकाल रोग वृद्धि।

कुछ वर्ष पूव 31 अगस्त 1992 को मेरे ज्येष्ठ पुत्र को जो एक बैंक कर्मचारी है, उसके मित्रों ने गंभीर उदरशूल की स्थिति में शहडोल के एक नर्सिंग होम में दाखिल करा दिया। उसे राइल्स टयूब लगाकर ड्रिप में रखा गया था। भारी बरसात थी। कठिनाई से जूझते हुए मैं लगभग बारह घंटे बाद उसके पास पहुँचा। उसका मल रुका हुआ था, कोई हाजत नहीं थी। पेशाब अत्यल्प मात्रा में हो रही थी। ऐसे में दो दिन पार हो गए। कोई दवा उसे राहत नहीं दे पा रही थी। रोग अज्ञात था।

तीसरी सुबह उसे पाखाने की इच्छा सताने लगी। थोड़ी-थोड़ी देर से तीन बार जाने पर भी मलोत्सर्जन नहीं हुआ। इस पर मैंने उसे चुपचाप नक्सवोमिका 200 की एक खुराक खिला दी। उसे आधे घंटे के भीतर ही अगली बार पाखाना होकर दर्द से छुटकारा मिल गया। इसके बाद हम उसे बिलासपुर ले आए। वहाँ विस्तार से जाँच पड़ताल करके विख्यात एलौपैथ स्व. डॉ. एम. के. बनर्जी ने बतलाया कि उसे जानलेवा 'पैक्रियाटाइटिस' की बीमारी ही थी। यह बीमारी आमतौर पर नशा करने वालों को होती है और वह चाय तक का स्वाद नहीं जानता था। जो हो, नक्स 200 ने उसे जीवनदान दिया था। इसके बाद दिल्ली-बंबई के कई विशेषज्ञों ने भी उसे देखा। पर वे उसे पूर्णारोग्य प्रदान नहीं कर सके। उसे बार-बार दर्द-होकर अस्पताल दाखिल होना पड़ता। अंततः पारिवारिक इतिहास में यक्ष्मा एवं मिरगी रहने को दृष्टिगत रखते हुए उसे लंबे अंतराल पर टयुबर्क्युलिनम 200, 1000 एवं 10 एम क्रम किया गया। सात वर्षों से उसे दर्द नहीं हुआ। (लेखक)

यदि आसन्न प्रसवा का जरायु मुख भरपूर न खुले और बार-बार पाखाना जाने की इच्छा हो तो नक्स 200 एक खुराक से पाखाना खुलकर प्रसव में प्रगति हो जाती है। (डॉ. गर्नसी)

एक सज्जन को 18 वर्षों से बादी बवासीर की शिकायत थी। मस्से काफी बड़े थे। एक स्थान में अधिक समय तक बैठने में कठिनाई महसूस करते थे। बार-बार पाखाना जाते थे—खुलासा मलोत्सर्जन नहीं होता था। नक्सवोमिका ने उसे भारी राहत पहुँचाई।

(3) समय से काफी पहले माहवारी का स्राव होना और अधिकता से होना। स्राव कई दिनों तक चलता है। ऐसा बार बार होना।

(4) भोजन के 1-2 घंटों के बाद से ही पेट फूलना, पेट में भार मालूम होना, मुँह में पानी भर आना। साथ में बार-बार पाखाना जाने की इच्छा होती हो तो नक्सवोमिका सोने में सुगंध की तरह नतीजा देगा। रक्तामाशय में मल उतरते ही ऐंठन बंद हो जाती है।

(5) यदि किसी भी प्रकार के बुखार में बुखार अधिक हो, शरीर जल रहा हो, किंतु रोगी कपड़े ढांककर रहना चाहता हो, क्योंकि कपड़े हटाते ही तेजी से सर्दी लगती है, तो नक्स आरोग्य करेगा।

(6) अति संवेदनशीलता—ध्वनि, प्रकाश, सुगंध से मानसिक उत्तेजना बढ़ती है।

(7) आक्षेप या अकड़न। स्पर्श से बढ़ना ऐच्छिक एवं अनैच्छिक पेशियों में समान रूप से।

(8) सर्दी में दिन भर स्राव निकलता है। रात में नाक बंद हो जाती है।

चेहरे का स्नायविक दर्द। 3 वर्ष से। प्रति दिन। दोनों आँखों के गहरों से कपाल

तक फैलना। तीखा अकड़नयुक्त। विरेचक दवाएँ लेते रहने का अभ्यास। सर्वाधिक कष्ट प्रातःकाल। नक्स 200 एवं 1000 से ठीक हो गई। (डॉ. वेशेलहोल्ट)

ग्रीवास्तंभ रोग में (In Torticolis) सिर बाएँ कंधे की ओर झुक गया था, ठुड्डी दाईं ओर घूम गई थी। हाथ से सिर को सीधा करने में दर्द होता था। दिन बढ़ने के साथ-साथ अकड़न का कष्ट बढ़ता था। रोगी जो कि एक बालक था सप्ताह भर से बहुत डरा हुआ था। भय से काँपता रहता। एलोपैथी चिकित्सा विफल रही। नक्सवोमिका 200 प्रति तीन घंटे से देने पर दो दिनों में बालक अच्छा हो गया। (डॉ. ए. एफ. स्वीअर)

शक्तिक्रम 30, तथा 200।

ह्रास-वृद्धि—सुबह, मानसिक श्रम से, भोजन के बाद, गरिष्ठ भोजनादि से, ठंड से वृद्धि।

थोड़ी देर सो सकने पर, सायंकाल, जोर से दबाने पर, आर्द्र हवा में ह्रास।

नक्स के बाद सल्फर देने पर नक्स की असंपूर्ण क्रिया पूर्ण होती है।

(26) ओपियम

यह अफीम है। दर्दनाशक दवा के रूप में इसने असंख्य लोगों को इसका गुलाम बनाया है या कि अफीमची। यह दर्द को कम नहीं करती, केवल एक ऐसी बेहोशी प्रदान करती है जो दर्द को अनुभव नहीं करने देती। "सर्जरी में इसकी कभी आवश्यकता हो सकती है, पर रोगारोग्य के नाम रोगी के कमरे में इसकी स्थूल मात्रा को कभी नहीं लाना चाहिए।" (डॉ. केंट)

शक्तिकृत अफीम या होमियोपैथिक 'ओपियम' से सब बीमारियाँ आरोग्य होती है, जब निम्नांकित लक्षण मिले—

(1) बेहोश अथवा बेहोशी जैसी निद्रालुता। शरीर में हलचलों का अभाव। श्वास प्रश्वास में घरघराहट की आवाज। आँखों की पुतलियों का संकोचन याने छोटा हो जाना। शिवनेत्र या अधखुली आँखें। गरम-गरम पसीने से शरीर का तर हो जाना।

विख्यात चिकित्सक डॉ. पियर स्मिड्ट, एम.डी. लिखते हैं—

"मुझे अपनी बयासी वर्षीय माँ से संबंधित घटना याद आती हैं। एक सुबह मैं उसे देखने गया। दरवाजे की घंटी बजाने पर उत्तर नहीं मिला। सौभाग्य से मेरे पास चाबी थी। अंदर जाकर हर जगह देखा, वह नहीं मिली। तब मैंने खर्राटों की आवाज सुनी। शयन कक्ष में मैंने उसे लेटा पाया। वह पूरी तरह बेहोश थी, साँस में ऐसी घरघराहट थी जो आसन्न मृत्यु को सूचित करती है। उसके शरीर में कोई हलचल नहीं थी। पिन चुभाने पर भी प्रतिक्रिया नहीं हुई। पुतलियाँ सिकुड़ी हुई थी—उनमें प्रकाश की भी कोई प्रतिकिया नही थीं। इस उम्र के व्यक्ति को शान्तिपूर्ण

मृत्यु का हक है। पर मैं किंकर्तव्य विमूढ़ था, सहसा समझ नहीं आया क्या करूँ ? फिर मुझे लगा होमियापैथी में ऐसी स्थिति की औषधि है। सो, मैंने लक्षणानुसार ओपियम 200 की कुछ गोलियाँ माँ की जीभ पर रख दी। दस मिनट बाद मैंने देखा उनकी बाईं आँख खुली और बंद हुई, फिर यही दाहिनी आँख में भी हुआ। आधे घंटे बाद उसकी पलकों में हरकत होने लगी और हाथों में गति आई। शाम तक उसकी शारीरिक क्रियाएँ बढ़ने लगी, पुतलियाँ फैलने लगी। मैंने उसे तीन खुराकें और दी। प्रभाव आश्चर्यजनक था। आठ दिनों बाद वह बैठने-बोलने लगीं। यकीन कीजिए, एक माह बाद वह पेरिट-सालेक पहाड़ पर फूल चुन रही थी। वह तीन सालों तक और जीवित रही।''

(2) जहाँ दर्द होना चाहिए, वहाँ दर्द की अनुपस्थिति।
यह 'ओपियम' के प्रयोग का एक जबर्दस्त लक्षण है। कार्बंकल या अन्य प्रकार के घाव जिनमें दर्द रहना चाहिए कतई दर्द न होना। अथवा पेट में वायु जमता है, पेट फूल उठता है, डकारें आती हैं, पर पेट फूलना कम नहीं होता, किंतु किसी तरह पेट में दर्द नहीं होता। ऐसी स्थितियों में 'ओपियम' आरोग्यकारी असर दिखाती है।

(3) आंशिक या पूर्ण पक्षघात। मस्तिष्क का या जीभ का। संन्यास रोग—एपोप्लेक्सी-मस्तिष्क में रक्तस्राव या रक्तावरोध के कारण पक्षाघात। आंतों की प्रसारण लहरें (Peristalsis) या कीटाकर गति समाप्त होकर अंत्रावरोध (Intestinal Obstruction) होना। आंतों में मल भरा रहता है पर मल नहीं निकलता—वेग भी नहीं होता। मूत्राशय में मूत्र भरा रहना, पेशाब नहीं निकलना। (कब्जियत, गोटा-गोटा मल निकले, पाखाने का वेग ही न रहें ओपियम 30 प्रति दिन 4-5 खुराक देना चाहिए। पेट में दर्द आवे तो दवा बंद कर देना चाहिए।—डॉ. एन. सी घोष)

(4) भय से उत्पन्न रोग। भयभीत हुई माँ का दूध पीकर बच्चे का अस्वस्थ होना, अकड़ना।

(5) निद्रालु, पर नींद न आना। आने पर भी तुरंत जग जाना।

(6) मल का वमन।

एक छः माह के बच्चे को श्वासावरोध की कठिन शिकायत थी। घरघराहट सहित श्वास प्रश्वास। एक बार साँस लेने पर लगता बच्चा मर जाएगा। कठिनाई से दुबारा साँस ले पाता। ओपियत 30 से अच्छा हुआ।—डॉ. आक्फोर्ड।

रोगिणी। बिना एनिमा मल कभी नहीं निकलता, हर प्रकार की दवाएँ खा चुकी थी। अनिद्रा। जल्दी भयभीत होने की आदत। ओपियत 200 ने स्थायी रूप से आरोग्य कर दिया।—डॉ. होयने।

बारह वर्ष का ग्रामीण रोगी प्रतिदिन तालाब में स्नान करता। तालाब में एक दिन निर्जनता थी। स्नान के लिए जाने लगा तो एक व्यक्ति ने मजाक किया–"आज तालाब में कोई नहीं है। नहाएगा तो भूत पकड़ेगा।" स्नान के बाद घर लौटकर अस्वाभाविक हरकतें करने लगा। अकारण रोता–कहता डर लग रहा है। झाड़ फूँक की गई। स्थिति नहीं बदली। मेरे पास आने पर ओपियम 200 की दो खुराकें 2 घंटे से दी गई। दूसरे ही दिन से स्वाभाविक हो गया। (लेखक)

डॉ. युनान एक बार रोगी देखने जा रहे थे। रास्ते में पशु चिकित्सालय में अपने मित्र पशु चिकित्सक से मिलने रुक गए। प्रांगण में एक घोड़ा स्थिर होकर गिरा पड़ा था। मित्र चिकित्सक ने बतलाया कि अंत्रावरोध से पीड़ित है। थोड़ी देर में मर जाएगा। डॉ. यूनान ने उसे प्रयोग के बतौर ओपियम 200 की एक खुराक खिला दी। फिर रोगी देखने चले गए। कुछ समय बाद लौटते हुए उन्होंने घोड़े की जानकारी ली। उसका रुका हुआ मल निकल गया था और वह खड़ा-खड़ा मजे से घास खा रहा था।

शक्तिक्रम–30 और 200 अधिकाधिक प्रयुक्त।

ह्रास-वृद्धि–गरम से वृद्धि। ठंड से एवं लगातार चलने से ह्रास।

(27) फास्फोरस

जिन परिवारों में टी.बी. की शिकायत रही है उन परिवारों के ऊँचे, लंबे, पतले, सुंदर आकृति वाले रोगियों में प्रायः इसकी आवश्यकता होती है।

निम्नांकित लक्षणों के आधार पर इसका प्रयोग होता है–

(1) रोगाक्रमण में आकस्मिकता। यथा, आकस्मिक थकावट, बेहोशी, पसीना, तीव्र दर्द आदि।

(2) बर्फीले ठंडे पानी की प्यास। जठर में उत्तेजना रहने पर पीये हुए जल का जठर में गरम होते ही वमन।

(3) बाईं करवट लेटने की असमर्थता। (दाहिने करवट लेटने की असमर्थता–मर्क साल)

(4) छोटे से घाव से प्रचंड रक्तस्राव। रक्तस्राव की प्रवृत्ति।

(5) अति संवेदनशीलता। प्रकाश, ध्वनि, गंध, स्पर्श, गरज के साथ होने वाले तूफान से प्रभावित हो जाना।

(6) हर जगह जलन। गुख जठर, पाकाशय, गलनली आदि स्थानों में। हथेली गें जलन। (सल्फर गें गैरों के तलवों का जलन औषध निर्वाचन में निर्णायक। फास्फोरस में हथेली का।)

एक पाँच वर्ष के बालक को जिला अस्पताल में दो सप्ताह भर्ती करके रखा गया था। उल्टियाँ आती थी। आराम न आने पर उसे मेरे पास लाया गया। बालक

ने पीने के लिए पानी माँगा। जानबूझकर कुछ गरम सा पानी दिया गया। उसने ग्लास उठाकर फेंक दिया। तब उसे भरपूर ठंडा पानी दिया। उसने संतुष्ट होकर उसे गटागट पी लिया। पर पाँच मिनट बाद ही, जैसे ही वह ठंडा पानी, पेट में जाकर गरम हो गया, उल्टी होकर वह पानी बाहर गया। उसे एक खुराक फास्फोरस 200 दिया गया। उल्टियाँ बंद हो गई। (लेखक)

सात वर्षीय रोगी। रक्तस्रावी त्वचा (Purpura haemorrhagica) से ग्रसित था। रात सोने के बाद तकिया में रक्त के दाग उभर आते थे। पूर्ण जाँच में रोग का काफी अधिक स्थानों में फैलाव प्राप्त हुआ। धोखे से पिन लग जाने पर कई-कई कपड़े खून से गीले हो जाते थे। फास्फोरस 200 दो खुराकों से पूरी तरह ठीक हो गया। (डॉ. बायसी)

शक्तिक्रम-30, तथा 200।

ह्रास-वृद्धि—स्पर्श मानसिक श्रम, संध्या, गरम खान-पान, मौसम का बदलाव, सायंकाल, गरजयुक्त तूफान, बाईं करवट लेटना, से वृद्धि।

दाहिनी करवट लेटने से, नींद से, ठंडा भोजन से, बर्फीला ठंडा जल पीने से, आराम।

(28) पल्सेटिला

जो रोगी नरम स्वभाव के होते हैं, अपनी तकलीफों को कहते-कहते अश्रुपूर्ण हो जाते हैं, उनके लिए इसकी आवश्यकता है। निम्नांकित लक्षणों में इसका बहुलता से प्रयोग होता है—

(1) लक्षणों की परिवर्तनशीलता। जैसे, दर्द एक जोड़ में आज, कल दूसरे में परसों तीसरे में। दो बार के पाखाना का रंग एक समान नहीं होता। क्षण में प्रसन्न, क्षण में दुखी।

(2) मुँह सूखा रहने पर भी प्यास न रहना। सुबह मुँह का स्वाद बिगड़ा रहना।

(3) तेल, घी, रबड़ी, खोवा, पूड़ी, कचौरी, चर्बी, गोश्त आदि खाकर पेट गड़बड़ होना।

(4) सायंकाल वृद्धि। खुली हवा में कष्ट घटते हैं। पर ठंड महसूस करती है।

(5) विलंब से माहवारी होना। अल्प। दर्द शुदा। डॉ. बोजेनस ने दो युवतियों की चिकित्सा की। उन्हें माहवारी न होने की शिकायत थी। दौरे भी पड़ते थे। एक को प्रतिदिन 6 शक्तिक्रम एक खुराक एवं अन्य को 30 शक्तिक्रम प्रतिदिन एक खुराक देने पर दोनों पूरी-पूरी तरह ठीक हो गई।

(6) सभी स्राव गाढ़ा, अनुत्तेजक, पीला-हरा रंग लिए हुए। सर्दी या प्रदर सभी में यह स्राव की प्रकृति बनी रहती है।

"वे सभी रोग जिनके सिर-पैर परिवर्तनशील लक्षणों के कारण अस्पष्ट होते हैं, पल्सेटिला के योग्य हैं।" (डॉ. नैश)

एक सैंतीस वर्षीया महिला को कई वर्षों से सिर दर्द था। आंरभ होने पर 2-3 दिनों तक रहता था। वमन और नींद से राहत मिल पाती थी। गरम घर में जाने पर दर्द बढ़ता था। खुली हवा से राहत। पल्सेटिला 200 एक खुराक से हमेशा के लिए अच्छी हो गई। (डॉ. पारसन)

एक 22 वर्षीय युवक, जिसे कई सप्ताहों से स्थान परिवर्तन करने वाले वात की तकलीफ थी, की आँखों में वात का प्रभाव आ गया। अल्पकालीन अंधत्व के लक्षण उत्पन्न हो गए। कुछ खुराक पल्सेटिला से ठीक हो गया (डॉ. स्माल)

एक रोगिणी मन्दाग्नि से पीड़ित थी। भोजन के बाद पेट में दर्द होता था। सुबह मुँह का स्वाद बिगड़ा हुआ। पिपासाहीन थी। खुली हवा अच्छी लगती थी। पल्सेटिला 30 शक्तिक्रम से ठीक हो गई (डॉ. स्पेन्स)

शक्तिक्रम-30 तथा 200। पल्सेटिला 3 प्रतिदिन तीन बार लेने पर खसरा (Measles) के फैलाव के दिनों में प्रतिरोधक का काम करता है। (डॉ. जे. एच. क्लार्क)

ह्रास-वृद्धि—सायंकाल, तैलाक्त द्रव्य सेवन से, गरम में रहने पर वृद्धि।

खुली हवा में, संचरन से आराम।

(29) रसटॉक्स

इसका पूरा नाम 'रसटाक्सिकोडेन्ड्रन' है।

दर्द जो स्थिर रहने पर बढ़ता है अथवा प्रथम बार हलचल करने के समय बढ़ता है और हलचल से या चलने पर क्रमशः कम होता है—इस औषध के प्रयोग किए जाने का सर्वोच्च लक्षण है। यह 'ब्रायोनिया' का उल्टा लक्षण है। 'ब्रायोनिया' का दर्द स्थिर रहने पर घटता है।

आंत्रिक ज्वर में या वात रोगियों में रसटॉक्स के ये लक्षण हरदम देखने को मिलते हैं। रोगी बिस्तर में एक करवट लंबे समय तक नहीं लेट पाता। दर्द के कारण बार-बार करवट बदलता रहता है। कुछ देर बैठने या नींद से जगने के बाद उठने के समय वात रोगी को कमर या पैरों या घुटनों में दर्दयुक्त जकड़न महसूस होता है, यह जकड़न धीरे-धीरे चलने पर ही कम हो पाता है। इस प्रकार के लक्षण युक्त दर्द में रसटॉक्स देना चाहिए। इससे आरोग्य होगा। रसटॉक्स के रोगी को गरम सेक अच्छा लगता है। यदि दर्द में गरम प्रयोग अच्छा लगे तो रसटॉक्स कभी विफल नहीं हो सकता।

वर्षा में भींग कर, तालाब या नदी में देर तक स्नान कर या सीड़ भरे स्थान में रहकर सीड़ से प्रभावित होकर अथवा घने कुहरे की नमी से सतत रूप में प्रभावित होकर जो रोग उत्पन्न होते हैं, उनकी रसटॉक्स एक शानदार दवा है।

मुझे एक ढाई वर्ष के बच्चे की याद आती है। कई वर्ष पूर्व वह मेरे पास लाया गया था। आयुर्विज्ञान संस्थान दिल्ली सहित कुछ स्थानों में उसकी चिकित्सा दो माह तक हुई थी; परंतु कोई लाभ नहीं हुआ था। उसके दोनों पैर पोलियों के कारण लकवाग्रस्त थे। थोड़ा भी हिलाना-डुलाना संभव न था। खोद खोदकर पूछने पर मालूम हुआ रोगारंभ के पूर्व वह वर्षाकाल में, मिट्टी की फर्श पर, जिसमें सींड रहा सकती थी, कई बार बैठकर खेलता रहता था। मैंने उसे रसटॉक्स 200 शक्तिक्रम में प्रति सप्ताह एक-एक खुराक देना आरंभ किया। दूसरे माह में 1000 शक्तिक्रम की दवा और अधिक अंतर पर दी गई। तीन माह में वह लगभग पूरी तरह ठीक हो गया। बीस वर्ष बाद, जब वह ग्रेजुएट हो चुका था, उसे देखने का मुझे फिर अवसर मिला। वह एक स्वस्थ नौजवान था—चाल में लगभग दस प्रतिशत फर्क था। —(लेखक)

प्रासंगिक रूप में डॉ. के. सी. भंज की निम्नांकित पंक्तियाँ ध्यान दिए जाने योग्य है—

"शिशु पक्षाघात में रसटॉक्स एक विशिष्ट दवा हैं विशेषतः वात प्रभावित मामलों में।...एक बार मुझे समुद्र सतह से सात हजार फीट ऊपर एक स्थान में रहने का अवसर मिला। वह स्थान कुहरे से ढका रहता और वहाँ ठंड भी तीव्र थी। वहाँ एक जर्जर गोशाला में, जहाँ गाएँ सीड़ भरी जमीन में बैठा करती थी, मुझे तीन गायों की चिकित्सा का अवसर मिला। तीनों बच्चा जनने के बाद लकवाग्रस्त हो गई थी। तीनों को थोड़े से जल में मिलाकर रसटॉक्स की कुल दो-तीन खुराके दी गई। तीनों गाएँ ठीक हो गई।"

आंत्रिक ज्वर या टाइफायड में जब भी रसटॉक्स की जरूरत पड़ती है दर्द की प्रकृति निर्णायक होती है। अनेक रोगियों में इस दर्द के साथ ही जीभ में एक विचित्र लक्षण भी रहता है—लेप चढ़ी जीभ में सामने के हिस्से में एक तिकोनिया क्षेत्र की उपस्थिति जिसका रंग लाल रहता है। इसे रसटॉक्स की जीभ का 'तिकोनिया दाग' भी कहा जाता है। रसटॉक्स के चरित्रगत दर्द के साथ यह रहने पर रोगारोग्य कभी असंभव नहीं होता।

किसी-किसी रोगी में स्वतंत्र रूप में भी बिना दर्द की उपस्थिति के--जीभ का यह लक्षण मौजूद होता है। इस लक्षण पर निर्भर रहते हुए भी रसटॉक्स का प्रयोग किया जा सकता है।

रसटॉक्स चर्मरोगों की भी एक विशिष्ट औशधि है। ज्वर युक्त या स्वतंत्र रूप से लालिमा और सूजनयुक्त चर्मरोग में जिसमें भयानक खुजली और जलन हो—रसटॉक्स

से तब आराम होता है जब उसके दर्द के लक्षण भी चर्मरोग के साथ उपस्थित हो। वर्षा या नमी से प्रभावित होकर उत्पन्न होने का इतिहास रहने पर भी चर्मरोग में इसका प्रयोग करना चाहिए। यह दवा एक विषाक्त पौधे से तैयार होती है। जिसकी विषाक्तता रात में बढ़ती है और जो अंधेरापन लिए सीड़ में विकसित होता है। किसी-किसी को उस पौधे के नीचे से जाने मात्र से शरीर पर ददोरे निकल आते है। स्वाभाविक रूप में रसटॉक्स सीड प्रभावित रोगों की एक विशिष्ट दवा मानी गई और यह शीतपित्त की भी एक शानदार दवा हैं जैसा हमने ऊपर कहा है। रसटॉक्स में दर्द गरम प्रयोग में घटता है। वे रोगी जिनके शरीर में शीतांश होता है, वे ही गरम प्रयोग चाहते हैं। यदि चर्म-रोगों में गरम प्रयोग से आराम मिलता है तो रसटॉक्स पर अवश्य विचार करना चाहिए एवं अन्य लक्षणों के साथ मिलाकर इसका प्रयोग होना चाहिए। रसटॉक्स त्वचा के उन उद्भेदों (Eruptions) को भी शानदार तरीकों से दूर करने की क्षमता रखता है जो फफोलों जैसे दिखे और रंगहीन तरल से पूर्ण हो। इस दृष्टि से चूँकि पनसाहा चेचक (Chicken pox) में इस प्रकार के दाने होना आम है, रसटॉक्स को पनसाहा चेचक की विशिष्ट औषधि का दर्जा दिया गया। मैंने कितने ही पनसाहा चेचक के रोगियों को अल्पावधि में रसटॉक्स 30 या 200 की चंद खुराकें देकर आरोग्य करने में सफलता अर्जित की। बहुत अधिक लक्षणों पर ध्यान न देकर मैंने केवल रंगहीन तरलयुक्त दाने देखकर ही इसका प्रयोग किया। ऐसे दानों के चलते 'हार्पिज' जैसे रोगों में भी इसका सफल प्रयोग होता है। (लेखक)

एक व्यक्ति जिसके चेहरे पर मुहाँसे के काफी दाने थे, ठंड लगकर सिर दर्द, श्वास कष्ट आदि से पीड़ित हो गया था। पहले ब्रायोनिया 30 दिया गया। दूसरे दिन देखने में आया कि उसके मुँह के चारो ओर अनेक फफोले जैसे दाने निकल आए थे। रसटॉक्स 30 ने पूरी तरह आरोग्य कर दिया।—डॉ. पेनी।

छत्तीस वर्षीया महिला को श्वासकष्ट की शिकायत थी। सीढ़ी चढ़ने में तकलीफ बढ़ती थी। पूर्वातिहास में पता चला कि वह कई घंटे नदी के जल में गीला होकर रही थी एवं साथ में सूर्य ताप भी प्राप्त होता रहा था। रसटॉक्स 12 शक्तिक्रम के एक सप्ताह प्रयोग से बिल्कुल ठीक हो गई।—डॉ. पेलिसर।

डिंबाशय क्षेत्रों में दर्द—चलने पर कोथे में सब खिसक जाने जैसी अनुभूति। मलद्वार में खुजली। कमर टूट जाएगी ऐसा लगना। संधियों में दर्द। हलचल से आराम। रसटॉक्स 500 शक्तिक्रम से पूरी तरह आरोग्य।—डॉ. एच.एन. मार्टिन।

चालीस वर्षीय रोगी। भींग कर पीड़ित हो गया। निम्नांगों में भयानक दर्द। अस्थिर। किसी भी स्थिति में चैन नहीं। बंदर की तरह लगातार नाचता रहा था। रसटॉक्स निम्नक्रम बारह घंटों तक दी गई। कोई लाभ न हुआ। एक खुराक 200 शक्तिक्रम से चंद घंटों में पूरी तरह ठीक हो गया।—डॉ. गुजनो।

दाहिनी ओर की सायटिका। कूल्हे से पैर तक दर्द। रात्रि और ठंडी आर्द्र हवा

में वृद्धि। मालिश और सेंक से आराम आता। निद्राहीनता भी। एक ही स्थिति में रह पाने में असमर्थता। रसटॉक्स 30 ने तेजी से आराम कर दिया।–डॉ. गार्डन।

श्री...मरवाही, 25 वर्ष। तीन वर्षों से छाती में वातजन्य दर्द से पीड़ित। पेंड्रा शासकीय असपताल के हृदयरोग विशेषज्ञ ने मेरे पास भेजा। रोगी का दर्द प्रातः सोकर उठने पर बढ़ता था, रात्रि में सोने के बाद भी बढ़ता था और दबाने पर, गरम सेक से अथवा बार-बार करवट बदलने पर घटता था। एक वर्ष पूर्व खुजली हुई थी जिसका बाहरी उपचार किया गया।

दिनांक 27.10.87 को रसटॉक्स 30 सुबह शाम खाने के लिए व्यवस्था दी गई। रोगी 5.11.87 को काफी अच्छा था। रोगी को प्लैसिबो पर रखते हुए 7.11.87 को रसटॉक्स 200 एक खुराक दी गई एवं 20.11.87 को एक खुराक सल्फर 200 देकर चिकित्सा समाप्त कर दी गई।

श्रीमती...। 44 वर्ष। धनपुर। एक वर्ष से कमर दर्द से बेहाल। एलोपेथी चल रही थी–बेल्ट दिया गया है। 8.2.90 को एक्सरे हुआ जिसकी रिपोर्ट इस प्रकार थी–

"Osteoarthrits of the lumber vertebra with diminshed space between L5-S1 Vertabrae."

स्पष्टतः कटि कशेरुकाओं के मध्य का अंतर कम होकर दर्द हो रहा था। पहली बार के हलचल में दर्द बढ़ता था एवं लगातार हलचल से घटता था। रात में बिस्तर में भी दर्द के कारण बार-बार करवट बदलनी पड़ती थी। ब्रह्मतालु के पास गर्माहट महसूस होती थी। प्यास अधिक थी।

दिनांक 12.6.90 को प्रति 4 घंटे रसटॉक्स 3 लेने के लिए दिया। बेल्ट न पहनने की भी हिदायत दी। बहुत अधिक आवश्यक लगे तभी पहनने की छूट दी गई। 26.6.90 को सल्फर 30 सुबह-शाम 4 खुराक देकर रसटाक्स यथावत चालू रखने को कहा। 11.7.90 को रोगिणी बेहतर थी। सल्फर 30 की खुराकों के बाद ही प्रतिक्रिया अनुकूल मिली। 28.7.90 से रसटाक्स 30 प्रतिदिन एक खुराक। 2.8.90 से रसटाक्स 30 बंद। इसी दवा का 200 शक्तिक्रम केवल 2 खुराक 2 घंटों के अंतर से। 7.8.90 को काफी परिवर्तन। 5.9.90 को रसटाक्स 1000 की दो खुराक 2 घंटों से दी गई। रोगिणी पूरी तरह अच्छी थी। दर्द नहीं था बेल्ट किसी प्रकार आवश्यक नहीं हो रहा था। रोगिणी आज भी अच्छी है। (लेखक)

शक्तिक्रम–30 एवं 200 अधिकाधिक प्रयुक्त।

ह्रास-वृद्धि–भींगकर, आर्द्र हवा से या सीड़ भरे जमीन से प्रभावित होने पर वृद्धि। रात में, स्थिर रहने पर एवं प्रातःकाल रोगवृद्धि।

हलचल से, मलने पर, गरम प्रयोग से आराम।

(30) साइलिशिया

(1) मवादयुक्त रोगों की यह एक विशिष्ट औषधि है। नासूर-भगंदर की श्रेष्ठतम दवा है। अस्थिक्षतों में भी कारगर, हड्डी के टुकड़े निकलते हों, तो भी।

इसका काम धीरे पर बहुत गहराई से होता है।

प्रदाह जब मवादयुक्त हो जाता है, इसका स्मरण करना चाहिए। **विशेषतः पुरानी** हालतों में। प्रादाहित स्थान से मवाद निकलना शुरू हो **जाने पर उसे** सुखाने के लिए इसका प्रयोग होता है। प्रादाहित स्थान **में दर्द और** स्पर्श कातरता रहने पर हिपर सल्फ की आवश्यकता होती है। **इसके** बाद ही, जब दर्द और स्पर्शकातरता नहीं होते, साइलिशिया की आवश्यकता होती है। **साइलिशिया उन मवादयुक्त स्थानों में ज्यादा कारगर होती है जहाँ गरम प्रयोग से आराम आता है। साइलिशिया का मवाद पतला, रक्तमिश्रित और दुर्गंधयुक्त** होता है। नई हालतों में, फोड़ों के फट जाने पर जब दर्द न रुके, साइलिशिया तब तक देना चाहिए जब तक घाव के किनारे कड़े हों। किनारे नरम पड़ते ही **कैल्केरिया सल्फ 6x या 30** बार-बार देना चाहिए। इससे मवाद जल्द सूखेगा। कैल्केरिया सल्फ में मवाद सुखा देने की जबर्दस्त ताकत होती है। मवाद को प्रवाहित होने का पथ मिल जाने पर कैल्केरिया सल्फ का प्रयोग किया जाता है। पीले गाढ़े मवाद को कैल्करिया सल्फ विशेषता से ठीक करती है।

(2) साइलिशिया का रोगी शीत पीड़ित होता है। व्यायाम करने पर भी उसके शरीर में इच्छित गरमाहट नहीं आ पाती। मानसिक या शारीरिक परिश्रम से जल्द थकता है। दुर्गंधयुक्त पसीना पैरों में। सिर, चेहरा, आदि में भी दुर्गंधयुक्त अथवा खट्टी गंधयुक्त पसीना निकलता है।

(3) उस कब्जियत की साइलिशिया एक श्रेष्ठ औषध है जिसमें बालक या वयस्क मल के लिए जोर तो लगाता है पर मल नीचे उतरते उतरते फिर ऊपर चढ़ जाता है। ऐसी कब्जियत के साथ अन्य कोई गंभीर रोग रहे तो उसे भी साइलिशिया दूर करती है।

(4) टीकों के दुष्परिणामों को भी दूर करती है जैसे थूजा से दूर होता है। एक प्रोफेसर के नाती को कई बार चेचक के टीके लगे। टीके न पक कर अकड़न आरंभ हो गए। इसी तरह एक अन्य दस वर्षीय बालक को भी चेचक के टीके लगाने पर अकड़न आरंभ हो गए। डॉ. हेरिंग ने दोनों को साइलिशिया 30 एक-एक खुराक से ठीक कर दिया।

(5) समुचित रूप में भोजन प्राप्त करने पर भी जब बच्चे दुर्बल और क्षीण रह जाते हैं तो साइलिशिया उनको समुचित स्वास्थ प्रदान करती है। उन बच्चों के लिए यह विशेष रूप से कारगर है जिनके सिर बड़े होते हैं, ब्रह्मरंध्र खुला और सिर पसीने से पूर्ण रहता है। बड़ा पेट वाले दुर्बल बच्चे जो ठीक से चल नहीं पाते।

एक बच्चे को सूखा रोग हो गया था। यथोचित आहार के बाद भी उसका शरीर पनप नहीं पा रहा था। साइलिशिया 30 प्रति सप्ताह एक खुराक ने उसे तीन सप्ताहों में आमूल चूल परिवर्तित कर दिया।

(6) पैरों का पसीना दबकर रोगोत्पत्ति। साइलिशिया से पसीना खुलकर रोग आरोग्य हो जाता है।

एक ग्रामीण के पैरों से हमेशा पसीना निकलता रहता था। एक बार वर्षा जल से भींगने के बाद उसके पैरों से पसीना निकलना बंद हो गया। पैर ठंडे रहने लगे—चक्कर आने लगा। वह कमजोर होता चला गया। साइलिशिया देने पर वह जल्द आरोग्य हो गया।—डॉ. गोलन।

(7) साइलिशिया मिरगी रोग की भी श्रेष्ठ दवा है। रोग यदि अमावस्या या पूर्णिमा में बढ़ता है तो साइलिशिया उसे आरोग्य करता है।

कुमारी...10 वर्ष, पेंड्रा—दोनों कानों से 8 वर्षीय पुराना पीव स्राव। कानों में पर्दे—छिद्रमय। सर्जन ने दोनों कानों का आपरेशन आवश्यक बतलाया। जाँच में दोनों तालुमूल ग्रंथियाँ सुपारी जैसी बड़ी दिखी। खट्टा खाना खूब पसंद था। पढ़ाई लिखाई में बहुत तेज नहीं थी। **पीव स्राव में बदबू थी। स्राव पतला था।**

सन् 1987 के उत्तरार्ध में साइलिशिया एक लाख शक्तिक्रम की दवा प्रति पंद्रह दिन में एक खुराक देकर चिकित्सा की गई। 2 माह बाद कुछ सुधार दिखने पर दवा प्रति माह एक खुराक कर दी गई। 6 माहों में काफी अंतर आ गया। परंतु स्राव में पूर्ण सुधार नहीं हुआ। चिकित्सा को तालुमूल ग्रंथियों के सूजन की ओर मोड़ना उचित लगा। बैराइटा कार्ब 10 हजार एक खुराक प्रति पंद्रह दिन साइलिशिया के साथ देने लगा। साल भर के अंत तक रोगिणी पूरी तरह स्वस्थ हो गई। तालुमूल ग्रंथियाँ पूरी तरह स्वाभाविक अवस्था में हो गई। (लेखक)

शक्तिक्रम—30 एवं 200 आमतौर पर प्रयुक्त।

ह्रास-वृद्धि—सुबह, ठंड से, अमावस्या-पूर्णिमा में वृद्धि। गरम प्रयोग से, सिर ढाँककर रखने से आराम।

साइलीशिया में ऊतकों में समाहित बाहरी पदार्थ निकाल देने की शक्ति है। इसलिए कांटा गड़ जाने पर साइलिशिया का प्रयोग होता है।

(31) सल्फर

यह सोरा दोषघ्न औषधियों का राजा है।

केवल यही दवा प्रवलन में रहे तो भी होमियापैथी अमर रहेगी। लक्षण रहने पर कैंसर सहित असंख्य छोटे-बड़े रोगों को यह ठीक करती है। निम्नांकित परिस्थितियों में यह दवा असाधारण रूप में काम करती है–

(1). शरीर के किसी भी स्थान में खुजलाने वाले उद्भेद (Eruption) निकले जिसमें खुजलाने पर जलन हो या चर्मरोगों की मल्हम चिकित्सा के बाद रोगोत्पत्ति।

(2) सारे शरीर में विशेषकर पैर के तलवों में जलन होती हैं, ठंडा प्रयोग से इस जलन में आराम आता है। तभी रोगी बिछावन के चादर की ठंडक में पैर के तलवों को स्पर्श करता रहता हैं अथवा सारा शरीर ढांककर भी पैरों को चादर के बाहर रखता है। इस लक्षण पर सल्फर दिए जाने पर छोटे बड़े सभी रोगों में उपकार होता है। कुछ रोगी जलन की निवृत्ति गें ठंडी जमीन में सोते हैं या लेटते हैं।

(3) शरीर के सभी द्वारों–ओंठ, कान, नासापथ, मलद्वार, मूत्रमार्ग, आदि–में लालिमा आ जाना जैसे कि उन स्थानों में खून भर गया हो।

(4) प्रातः लगभग 11 बजे पेट के भीतर खाली-खाली लगना। भूख बर्दाश्त नहीं होना। इसी समय पेट के भीतर जलन।

(5) ठंडक की चाहत। ठंडी हवा भी पसंद। पर न नहाने की प्रवृत्ति। नहाने पर रोग बढ़ता है।

(6) पैरों में शीतलता। पर सिर के भीतर गर्माहट, जैसे आग हो।

(7) बिस्तर से उठते ही प्रातःकाल भागकर पाखाना जाना पड़ता है। अन्यथा कपड़े खराब होने का भय।

जब चुनी हुई दवाएँ भरपूर काम नहीं करती तब एक-दो खुराक सल्फर देने पर आंतरिक बाधाएँ दूर होकर आरोग्य का मार्ग खुल जाता है। एकोनाइट तथा नक्सवोमिका की असंपूर्ण क्रिया पूर्ण करने के लिए अंत में इसका कई बार प्रयोग करना पड़ता है।

एक बालक को खुजली थी। बाह्य प्रयोग की दवा से उसे ठीक कर दिया गया। तीन दिनों के बाद उसके चेहरे व हाथ पैरों में सूजन आ गया। सल्फर 200 एक खुराक से दबी हुई खुजली बाहर निकल आई और सूजन दूसरे तीसरे दिन गायब हो गया।–(लेखक)

एक रोगी, उम्र 45, की नेत्र ज्योति छह वर्षों से धीमी होती आ रही थी। प्रकाश की ओर देखने में कष्ट होता था। सुबह आँखों से पानी आता था। पलकों

के किनारे एवं आँखें लालिमायुक्त। सल्फर 200 एक खुराक ने एक माह में ठीक कर दिया। (डॉ. मैक्फारसन)

अस्सी वर्षीया रोगिणी तीन सप्ताहों से अस्वस्थ थी। प्रातःकाल तकलीफें बढ़ती थी। मलोत्सर्जन के लिए वेग आते ही भागना पड़ता था—नियंत्रण की क्षमता नहीं थी। सल्फर 200 ने त्वरित आरोग्य प्रदान किया (डॉ. सी. डब्ल्यू.)

गर्भाशय ग्रीवा का कैंसर। 59 वर्ष उम्र की महिला। दर्द और जलन। स्राव रक्तमय एवं दुर्गंध युक्त। सिर में गर्माहट। पैर में ठंडक। पेट में खालीपन। शरीर में गर्माहट की लहर। जबर्दसत कब्जीयत। सल्फर 1000 एवं उच्चतर शक्तियों ने काफी राहत दी। (डॉ. थाम्पसन)

एक्जिमा। नाक और ओठों में। कई सालों से। खुजली और भयानक जलन। सल्फर 30 प्रति सप्ताह देने पर कुछ माहों में ठीक हो गई। (डॉ. हेनरीच)

सविराम ज्वर। क्वीनन से चिकित्सा हुई। पर फायदा नहीं हुआ। रोगी के शरीर में गर्माहट की लहर चलती थी। रात्रि में पैर के तलवों में जलन होती थी। सल्फर 200 से आरोग्य हो गया। (डॉ. मिलर)

श्री..., 25 वर्ष। प्रेम में असफल होने के बाद से चक्कर की शिकायत हो गई थी। मानसिक दृष्टि से अवसन्न (Depressed) हो गए थे। बार-बार स्वप्नदोष की शिकायत। हाथों के तलवे जलते थे। **पूर्व में चर्मरोगों की मल्हम चिकित्सा हुई थी। प्यास ज्यादा लगती थी। ठंडा जल अधिक परिमाण में पसंद करते थे।**

दिनांक 26.4.86 को सल्फर 1000 एवं 24.5 को सल्फर 1000 एक-एक खुराक दी गई। 1.7.86 तक चिकितसाधीन रहे। अन्य औषधियों की आवश्यकता नहीं हुई। स्वस्थ होकर प्रेम की असफलता झेलने की शक्ति से संपन्न हो गए। (लेखक)

श्री...26 वर्ष, खोंगापानी। नपुंसकता थी। शिश्न में कड़ापन का अभाव था एवं शीघ्रपतन की शिकायत थी। 10 वर्ष पूर्व से प्रायः दौरे (Fits) आते थे। दौरों का प्रारंभ उसी समय से हुआ जब हस्तमैथुन की आदत थी। यह आदत दो वर्षों तक रही। पिता को यक्ष्मा एवं माँ को रक्त शर्करा की शिकायत थी। स्वयं को अतीत में खुजली हुई थी एवं कई चेचक के टीके लगे जो कभी नहीं पके।

दिनांक 22.2.87 को थूजा 1000 की दो खुराकें 12 घंटों के अंतर से दी गई एवं 15.3.87 को सल्फर 1000 की खुराक दी गई। रोगी ने 5.4.87 को बतलाया कि वह बेहतर था। दौरा एक बार भी नहीं आया था, किंतु जनेंनेद्रिय की शक्ति की कमी यथावत बनी हुई थी। 20.4.87 को सल्फर 10 हजार 2 शक्ति की एक खुराक दी गई। रोगी ने लंबा समय पार करके 18.12.88 को भेंट की। वह पूरी तरह ठीक था। (लेखक)

शक्तिक्रम 30 तथा 300

ह्रास-वृद्धि—आराम के समय, खड़ा रहने से, बिस्तर की गरमी से, स्नान के

बाद, प्रातःकाल, 11 बजे सुबह, रात्रि में अथवा मियादी तौर पर वृद्धि।

शुष्क, गरम आबोहवा से, दाहिने करवट लेटने से, हाथ-पाँव सिकोड़ने से आराम।

(32) थूजा

इसका पूरा नाम थूजा आक्सिडेंटलिस है।

यह प्रेमह दोषनाशक औषधियों में सर्वश्रेष्ठ है। त्वचा जननेन्द्रिय तथा मूत्र यंत्र पर विशेष कारगर।

जलीय धातु (नेट्रम सल्फ में विस्तार से समझाया गया है) की विशिष्ट दवा है।

निम्नांकित लक्षणों पर इसका प्रयोग होता है–

(1) दबे हुए सूजाक (Gonorrhea) के बाद रोगोत्पत्ति।
(2) जननांग या मलद्वार में मासांकुर।
(3) फूलगोभी की आकृति जैसे छोटे-बड़े मस्से।
(4) भरपूर पेशाब निकलने पर भी मूत्रपथ में जलन।
(5) प्रमेह स्राव।
(6) टीकों के दुष्परिणाम से उत्पन्न रोग।
(7) सडी गंधयुक्त कान का पीव।
(8) पूरे शरीर में पसीना–केवल सिर में नहीं।
(9) शरीर में प्रमेह विष के साथ उपदंश विष की भी उपस्थिति।
(10) प्रातः 3 या सायं 3 बजे रोग वृद्धि।
(11) रोगों की बाईं ओर उत्पन्न होने की प्रवृत्ति।

एक मरणासन्न 2½ माह उम्र के बच्चे को देखने डॉ. बर्नेट को बुलाया गया। बच्चे को अपना दूध पिला सके ऐसी एक नर्स तीन दिनों से रखी गई थी। नर्स टीकों के दुष्परिणामों से पीड़ित थी। डॉ. बर्नेट ने दोनों को थूजा 6 शक्तिक्रम की दवा दी। बच्चा ठीक हो गया।

एक 38 वर्षीय पुरुष के दाहिने स्तन में एक अंडाकार गोला उभर आया। उसकी पत्नी की टी.बी. से मृत्यु हो गई थी एवं परिवार में दो व्यक्तियों की कैंसर से मृत्यु हो चुकी थी। स्वभावतः वह भयभीत था। लक्षणों में एक ही बात प्राप्त हो सकी कि उसे दो बार चेचक के टीके लगें पर दूसरी बार का टीका न पककर बैठ गया। (शरीर विजातीय द्रव्यों को स्वीकार नहीं करता। तभी कांटों को पकाकर प्रकृति बाहर निकाल देती है। टीकों का पकना विजातीय द्रव्य की प्रकृति द्वारा अस्वीकृति है। न पकने का अर्थ उस विष का रक्त में समाहित हो जाना है। इसके अनेक दुष्परिणाम होते हैं।) स्वभावतः लगभग दो-दो माहों के अंतराल पर उसे थूजा 10 हजार शक्ति खिलाई गई। पाँच माहों में गोला गायब हो गया। (लेखक)

रोगिणी 49 वर्ष। बाईं ओर के सिर दर्द से पीड़ित। मलद्वार के पास दुर्गंधयुक्त पसीना। थूजा 30 की कुछ खुराकों से एक सप्ताह में ठीक हो गई। (डॉ. होपेन)

"अनेक मस्सों के रोगियों की चिकित्सा थूजा 30 और 200 से करते हुए मैंने यह देखा है कि अधिकांश रोगी सात सप्ताहों में ही ठीक हो पाते हैं। कुछ में और अधिक समय लगता है।"—डॉ. लिन्से। मेरा भी अनुभव लगभग ऐसा ही है। (लेखक)

श्रीमती..., 59 वर्ष बैकुंठपुर। शासकीय अस्पताल की रिटायर्ड नर्स। बाईं ओर ऊपरी मसूड़े में एक बड़ी सुपारी के आकार का फूलगोभी सदृश्य अर्बुद था। 26 वर्षों से खूनी बवासीर की शिकायत थी, 4 वर्षों से श्वासकष्ट। किसी भी प्रकार की सुगंध से वृद्धि होती थी। व्यक्तिगत इतिहास में अनेक बार चेचक के टीके लेने का इतिहास था। टीके कभी भी नहीं पके। चिकित्सकों ने (Gum Cancer) संदेह किया। मेडिकल कालेज न जाकर होमियोपैथी कराने की इच्छुक थी।

28.7.87 को थूजा 1000 की दो खुराकें 12 घंटों के अंतर से दी गई। 25.8.87 को अर्बुद के आकार में कमी आई। खूनी बवासीर व श्वासकष्ट में कमी थी। पैरों में जलन थी, सोने के समय चादर से पैरों का बाहर निकालना अच्छा लगता था। 25.8.97 को सल्फर 200 एक खुराक दी गई। 29.9.87 को अर्बुद लगभग गायब था। थूजा 10 हजार की एक खुराक देकर 11.11.87 से चिकित्सा बंद कर दी गई। (लेखक)

श्री...26 वर्ष, खोंगापानी। नपुंसकता थी। शिश्न में कड़ापन का अभाव था एवं शीघ्रपतन की शिकायत थी। 10 वर्ष पूर्व से प्रायः दौरे (Fits) आते थे। दौरों का प्रारंभ इसी समय से हुआ जब हस्तमैथुन की आदत थी। यह आदत दो वर्षों तक रही। पिता को यक्ष्मा एवं माँ को रक्त शर्करा की शिकायत थी। स्वयं को अतीत में खुजली हुई थी एवं कई चेचक के टीके लगे जो कभी नहीं पके।

दिनांक 22.2.87 को थूजा 1000 की दो खुराकें 12 घंटों के अंतर से दी गई एवं 15.3.87 को सल्फर 1000 की खुराक दी गई। रोगी ने 5.4.87 को बतलाया कि वह बेहतर था। दौरा एक बार भी नहीं आया था, किंतु जननेंद्रिय की शक्ति की कमी यथावत बनी हुई थी। 20.4.87 को सल्फर 10 हजार 2 शक्ति की एक खुराक दी गई। रोगी ने लंबा समय पार करके 18.12.88 को भेंट की। वह पूरी तरह ठीक था। (लेखक)

श्री..., 47 वर्ष, रामनगर। शिश्न में लंबरूप में मांस वृद्धि जन्य सूजन। कैंसर की संभावना बताई गई। कोष परीक्षण नहीं हुआ। 10 माह से यह कष्ट। दर्द-हीन। परंतु उत्तेजना की अवस्था में शिश्न में कड़ापन आने पर दर्द। शिश्न उत्तेजना की स्थिति में टेढ़ा भी हो जाता है। बाएँ कंधे व बाईं ओर की कमर में दर्द। 20 वर्ष पूर्व गर्मी (Syphilis) हुई थी जिसकी एलोपैथिक चिकित्सा हुई।

दिनांक 7.6.89 को थूजा 1000 की दो खुराकें 2 घंटों से एवं 5.7.89 को

थूजा 10 हजार दो खुराकें 2 घंटों से दी गई। 12.10.89 तक मांस वृद्धि सहित सभी कष्टों में 95% आराम। इसी दिन सल्फर 500 एक खुराक। 17.11.89 को थूजा एक लाख 1 शक्तिक्रम की एक खुराक एवं 14.2.90 को थूजा एक लाख 3 शक्ति की एक खुराक। इसके बाद दवाओं की आवश्यकता नहीं हुई। (लेखक)

श्री..., उम्र 49 वर्ष। कोतमा। म.प्र. के एक अधिकारी उच्च रक्तचाप एवं मधुमेह से पीड़ित। रक्तशर्करा 145 एवं रक्तचाप 180/100 सुबह। सन् 81 में सुजाक हुई थी एवं एक्जिमा में मल्हम चिकित्सा हुई। भाई को टी.बी.। कमर दर्द-आर्द्र हवा में बढ़ता है।

दिनांक 20.7.92 को थूजा 200 दो खुराक 2 घंटों से देकर नेट्रम सल्फ 30 सुबह-शाम लेने का निर्देश। 19.8.92 को रक्त शर्करा फास्टिंग 75 एवं भोजनोपरांत 180 था। रक्तचाप सामान्य था। (लेखक)

श्री..., 32 वर्ष। अनुपपुर।

पिछले छह माह से रुक-रुक सविराम ज्वर का आक्रमण। जाड़ा लगकर सुबह 3 से 4 के बीच ही ज्वर का आना। बरसात असहनीय। रक्त जांच में मलेरिया के कीटाणु पाए गए। भोजन लेने में अनियमितता होने पर पेशाब में जलन हो जाती है। सुजाक होने की बात से अस्वीकार।

दिनांक 13.3.94 को थूजा 10 हजार एक खुराक एवं नेट्रम सल्फ 3x प्रति 8 घंटे 3 ग्रेन की मात्रा में। 20.3.94 से सामग्रिक परिवर्तन आरंभ। आगे नेट्रम सल्फ 6x कुछ दिनों तक लेने रहने के लिए निर्देश। (लेखक)

श्री...23 वर्ष, पेंड्रा।

एक वर्ष से पेशाब में जलन एवं पीले रंग का पीव निकलना। जलन पेशाब उतरते समय।

दिनांक 13.3.93 को थूजा 6 प्रति 3 घंटे के अंतर पर। 16.3.93 को 50 प्रतिशत आराम आ जाने की बात कही। वही दवा चालू रखी गई। 25.3.93 को सल्फर 30 दो खुराक सुबह-शाम दी गई। 27.3.93 को थूजा 200 एक खुराक देकर चिकित्सा बंद कर दी गई। (लेखक)

श्री..., 55 वर्ष, खोंगापानी। 3 वर्षों से दमा। बरसात में आरंभ हुई थी। रोगवृद्धि प्रत्येक बरसात में। दमा आरंभ से पूर्व सूजाक की शिकायत हुई थी। प्रति—सुबह बलगम निकलता था।

दिनांक 1.2.87 को थूजा 30 प्रति सप्ताह एक खुराक एवं प्रतिदिन नेट्रम सल्फर 6 तीन मात्रा की व्यवस्था दी गई। 21.3.87 को पंद्रह दिनों तक दवा देकर चिकित्सा बंद कर दी क्योंकि कष्ट बाकी नहीं था। (लेखक)

अन्य उदाहरणों के लिए प्रथम अध्याय के अ/8 टीकों का इतिहास देखें।

शक्ति 30 और 200।

ह्रास-वृद्धि—प्रातः 3 बजे एवं सायं 3 बजे, आर्द्र हवाएँ, टीकों के बाद, वृद्धि। हल्के सहलाने से ह्रास।

(33) वेरेट्रम अल्बम

जिस किसी रोग में, जब जीवनी शक्ति का पतन होकर पूरा शरीर ठंडा हो जाता है, नीला पड़ जाता है और गंभीर कमजोरी आ जाती है, नाक नुकीली हो जाती है, इस दवा की जरूरत पड़ती है।

कपाल में ठंड पसीना आना भी एक बड़ा निर्णायक लक्षण है। कपाल के ठंडे पसीने के आधार पर असंख्य रोगों की चिकित्सा संभव है। कब्जियत है वेग होने पर कपाल में ठंडा पसीना आ जाता है। हैजा है, कपाल में ठंडा पसीना आ गया। दमा है, न्युमोनिया है, पेट दर्द है, कपाल में ठंडा पसीना निकल रहा है। वेरेट्रम अल्बम दो। रोगी अच्छा हो जावेगा।

वेरेट्रम अल्बम पागलपन की भी एक शानदार दवा है। जब रोगी अश्लील बातें करें, धर्म के संबंध में उन्माद प्रकट करें और काटने फाड़ने (विशेषतः कपड़ों को) की इच्छा प्रदर्शित करें, वेरेट्रम अल्बम आरोग्य करता है।

जब जर्बदस्त वमन हो, साथ में पतली टट्टियाँ, जिनका रंग चावल धोए पानी की तरह हो। इसके साथ ही पेट में काटने-फाड़ने जैसा दर्द। कभी दर्द नहीं भी रह सकता है। प्रायः हैजा में ये लक्षण उत्पन्न होते हैं। वेरेट्रम इसकी खास दवा है।

26 वर्षीया रोगिणी। गंभीर अस्वस्थता के बाद मनोविकार से ग्रस्त हो गई पति व बच्चों के प्रति उदासीन हो गई। घर छोड़ना चाहने लगी। नाना प्रकार की आकृतियाँ देखती। अज्ञात मूर्ति के साथ रहती थी। उसी से बात करती। वेरेट्रम अल्बम के निरंतर प्रयोग से ठीक हो गई (डॉ. फ्रास्ट)

हैजा में। 2 घंटों से हालत खराब थी। चावल धोये जल की तरल मल निकल रहा था। पानी की तरह वमन हो रहा था। ठंडा जल पीने की अदम्य इच्छा थी। नाक-कान बर्फ की तरह ठंडा। अन्य हिस्से साधारण रूप में गरम। पैरों की पेशियों में अकड़न का दर्द। वेरेट्रम अल्बम ने एक घंटे में ठीक कर दिया।

शक्तिक्रम 30 तथा 200।

●●●

कामरेड का बक्सा

कामरेड का बक्सा

सूरज बड़त्या

वाणी प्रकाशन

वाणी प्रकाशन

4695, 21-ए, दरियागंज, नयी दिल्ली 110 002

शाखा

अशोक राजपथ, पटना 800 004

फ़ोन: +91 11 23273167 फ़ैक्स: +91 11 23275710

www.vaniprakashan.in
vaniprakashan@gmail.com

KAMRED KA BAKSA
by Suraj Badatiya

ISBN : 978-93-5072-612-9
Collection of Stories

प्रथम संस्करण

मूल्य : ₹ 200

हर्ष प्रिंटर्स, दिल्ली-110 093 में मुद्रित

वाणी प्रकाशन का लोगो मक़बूल फ़िदा हुसेन की कूची से

आदरणीय

डॉ. जनार्दन द्विवेदी जी

को

जिन्होंने एक नये मार्ग को चुनने और

चलने का रास्ता सुझाया

जो एक धैर्यवान नेता से पहले

बुद्धिजीवी हैं!

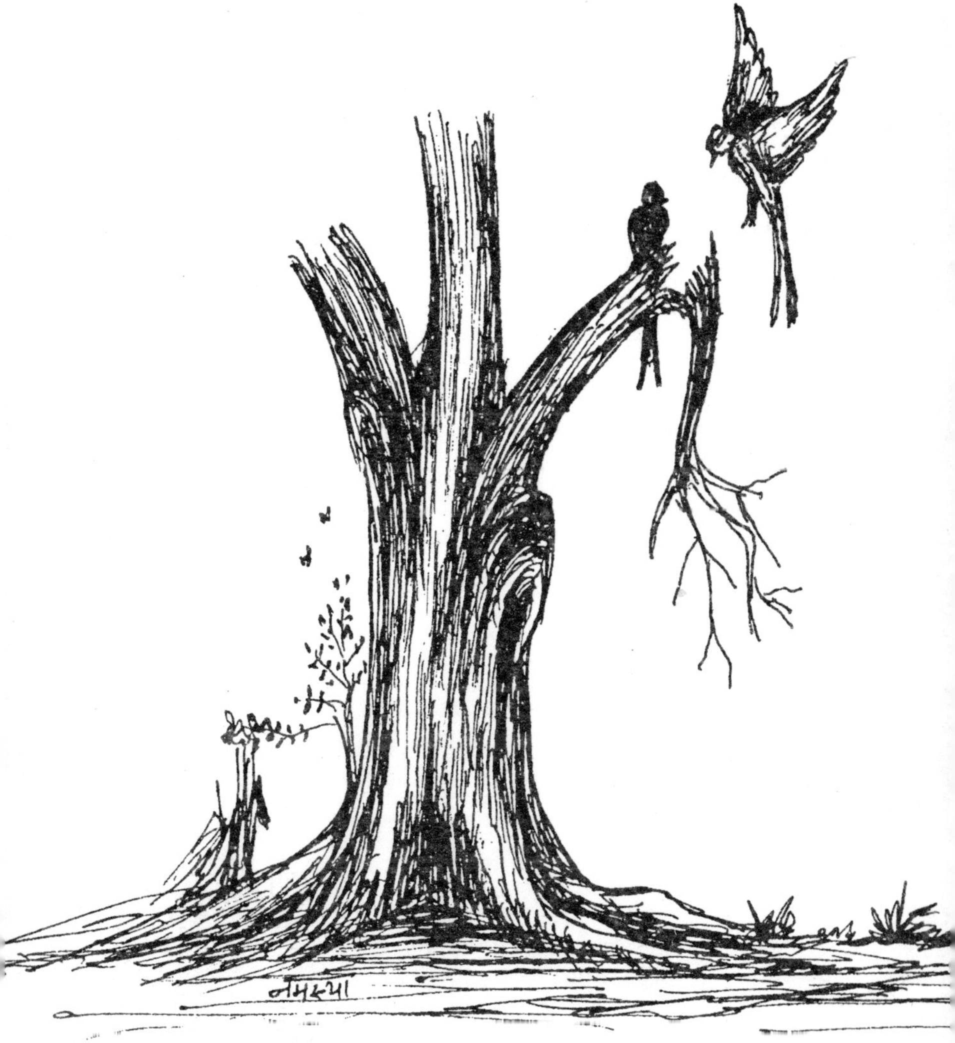

अपनी बात

मेरी यह पाँच कहानियों का संग्रह मेरे अपने जीवनानुभवों और सामाजिक सरोकारों की एक जीवन्त बानगी है। ये कहानियाँ कहीं भी न तो कल्पना की उड़ान भरती हैं और न ही भावावेश का आडम्बर रचती हैं। जैसा कि बहुत-सी गैरदलित कहानियाँ करती हैं। हालाँकि मैंने कभी भी अपने को एक सृजनात्मक लेखक नहीं माना। कविता और कहानी लिखना मेरे लिए सबसे अधिक चुनौतीपूर्ण और कठिन कार्य रहा है। मेरा हमेशा से मानना रहा है कि रचनात्मक लेखन वैचारिक लेखन से कहीं अधिक चुनौतीपूर्ण है क्योंकि रचनात्मक लेखन में वैचारिक प्रतिबद्धता और जीवनानुभवों को शब्दों में ढालकर कलात्मक रूप से प्रस्तुत करना होता है। इसीलिए इन जीवनानुभवों को कहानी का रूप देना हमेशा से ही मुश्किल रहा। कुछ कहानियाँ तो दो साल तक लिखकर किताबों के नीचे दब गयीं और भूल गया। फिर नयी कहानी का प्लाट आया और वह भी आधी-अधूरी लिखकर छोड़ दी। 'गुफाएँ' कहानी उन्हीं में से एक है। यह सन् 2006 में लिखी गयी लेकिन सन् 2009 में प्रकाशित हो पायी। इसके बाद अपने एक करीबी मित्र की त्रासदपूर्ण और संघर्षी जीवन के अनुभवों को आधार बनाकर 'गुज्जी' कहानी लिखी और वह भी दो साल तक प्रकाशित नहीं करा पाया। अन्य कहानियों की भी स्थिति वैसी ही रही। अभी भी दर्जनभर कहानियाँ अधपकी-अधलिखी रखी हैं। कहने का मतलब सिर्फ इतना ही है कि अपने रचनात्मक लेखन से कभी भी सन्तुष्ट नहीं हो पाया।

ये सभी कहानियाँ अलग-अलग प्रकार के जातिवादी अनुभवों और

स्वरूप की बानगी है। 'फीलगुड' कहानी उस समय की है जब पत्रकार बनने की धुन सवार हुई और एक विश्वविद्यालय में प्रवेश ले लिया था। यह अपनी जातिगत हीनता बोध और वर्णवादी सामाजिक व्यवस्था की अमानवीयता का विश्लेषण करती है। अन्य कहानी 'गुफाएँ' दलित समुदाय के भीतर के जातिवाद का विश्लेषण है। यह कहानी स्पष्ट दिखाती है कि ब्राह्मणवाद केवल तथाकथित ऊँची जातियों में ही नहीं है बल्कि वह दलित समुदाय के भीतर भी गहरे रूप में मौजूद है। इसी कारण बहुत कम दलित जातियाँ हैं जो अम्बेडकरवाद को मानकर भिन्न दलित जातियों में विवाह करती हैं। दलितों में उपजातिवाद का यह नया ब्राह्मणवादी रूप समतामूलक समाज में बाधक है। हम जातिवाद के लिए केवल तथाकथित सवर्ण जातियों पर ही इल्ज़ाम नहीं लगा सकते बल्कि इसके लिए दलित समुदायों को भी आत्मविश्लेषण, आत्मसंघर्ष और आत्मालोचना की प्रक्रिया से गुजरना होगा। यह कहानी दलित पुरुषों के भीतर बैठे पितृसत्तात्मक मूल्यों और संस्कारों की भी पहचान कराती है और स्त्री मुक्ति के लिए नयी वैचारिकी, औजारों को चिह्नित करने की बात करती है। तीसरे स्तर पर यह कहानी बताती है कि चाहे अम्बेडकरवाद हो या मार्क्सवाद, समाजवाद हो या कट्टर हिन्दूवाद—ये सभी विचारधाराएँ स्त्री मुक्ति की बात तो करती हैं लेकिन व्यावहारिक रूप में सभी के भीतर गहरा, गैर-संवेदनशील मर्दवाद बैठा है। इसीलिए कहानी की पात्र अपूर्वा सभी विचारधाराओं को स्त्री मुक्ति के सवालों के लिए अधूरा एवं भोथरा मानती है तथा वह स्त्री विमर्श की नयी सम्भावनाओं का मार्ग प्रशस्त करती है।

संग्रह की अन्य कहानी 'कामरेड का बक्सा' मार्क्सवाद और अम्बेडकरवाद के बीच के अन्तःसम्बन्ध, अन्तर्विरोध और यान्त्रिकता का विश्लेषण करते हुए मानवीय प्रश्नों को सामने रखती है। इस कहानी का पात्र जतिन अम्बेडकरवाद और मार्क्सवाद के बीच सम्बन्ध सूत्रता की नयी राह तलाशता है। यह एक प्रकार से वैचारिक संघर्ष की कहानी है जिसमें मेरे अपने आत्मसंघर्ष, आत्मविश्लेषण और वैचारिक मन्थन के अनुभवों का प्रस्तुतीकरण भी है। प्रथम कहानी 'कबीरन' दलित साहित्य में एकदम अनछुए सवाल को उठाती है। इसकी पात्र कबीरन एक हिजड़ी है। हमारे समाज में वह न तो स्त्री है और न ही पुरुष। उसकी अपनी कोई लैंगिक पहचान नहीं है। और इसमें भी वह एक दलित

हिजड़ी। एक नये प्रश्न, आयाम और स्वरूप को लिये यह कहानी अनुभवों के नये रचाव की कोशिश भर है। इस कहानी का पात्र सुमेघ मेरी नयी सम्भावनाओं, समझ और सृजनशीलता का प्रतीक है। जीवन का गुदगुदाता नगमा एवं आयाम।

दलित साहित्य समानता, स्वतन्त्रता, न्याय और सामुदायिकता की भावना को लेकर चला है। इसीलिए दलित साहित्य को केवल दलितों तक सीमित करके न देखा जाए। दलित साहित्य के अन्तर्गत वे सभी समुदाय, जातियाँ नस्ल शामिल हैं जो इस समाज में जाति, लिंग, धर्म, क्षेत्र और अन्य प्रकार के अन्याय को सदियों से सहती आ रही हैं। इनमें से कुछ सीमान्त पर रहते हुए इस अन्याय को सहते हैं तो कुछ समाज के केन्द्र में बन्द कमरों में कोठरियों में रहते हुए। इसलिए दलित साहित्य का दायरा आज बहुत ही व्यापक हो चला है।

समय के अन्तराल और जीवन संघर्ष ने मेरी समझ को बदला है। अब मैं यह मानता हूँ कि वक्त आ गया है कि दलित साहित्य की परिधि को व्यापक रूप दिया जाए। गैरदलित द्वारा लिखे गये उस साहित्य को भी दलित साहित्य के अन्तर्गत माना जाना चाहिए जो वर्णविरोधी हो, समता, न्याय, सामुदायिकता की बात करे। लैंगिक भेद को मिटाने वाला हो और गहरे मानवीय सरोकारों से युक्त हो। अम्बेडकरवादी वैचारिकी को माने, बुद्ध की अहिंसा के मूल्य को अपनाये।

आज दलित साहित्य के नाम पर बहुत-सा ऐसा साहित्य लिखा जा रहा है जो गाली-गलौज की भाषा का इस्तेमाल करते हुए स्त्री के सवालों को संजीदगी से नहीं रखता बल्कि दलित साहित्य के भीतर दैहिक विमर्श को बढ़ावा देता है। दूसरे प्रकार का लेखन केवल सवर्ण जातियों को गरियाते हुए अम्बेडकरवादी नारेबाजी को प्रस्तुत करता है। इस प्रकार के साहित्य में न तो समाज का गहरा विश्लेषण होता है और न ही मानवीय सरोकारों की प्रस्तावना। ऐसी दोनों प्रकार की प्रवृत्तियों को हमें दलित साहित्य से बाहर का रास्ता दिखाना होगा। केवल जन्मना दलित होकर ही किसी को भी यह अधिकार नहीं दिया जा सकता कि वह प्रतिक्रियावादी या भगवा मूल्यों को स्थापित करने वाला साहित्य लिखे और उसे दलित साहित्य मान लें।

इन कहानियों को प्रकाशित कराने का दबाव पिछले तीन साल से

मैं महसूस करता रहा हूँ। अब आत्मीय मित्रों का और आठ वर्षीय बेटे कबीर का दबाव बढ़ता गया। कबीर मेरी कहानियों के बारे में हमेशा मुझसे पूछता रहता, उन्हें सुनता और अपनी मासूम नादान राय भी देता जो कभी-कभी महत्त्वपूर्ण बन जाती। हमसफर नियत भी अक्सर मेरी कविताओं और कहानियों की प्रथम श्रोता होती रही। इन दोनों के आत्मीय लम्हों को चुराकर यह कहानियाँ लिख पाया हूँ, वर्ना इतनी भागदौड़ भरी जिन्दगी में...। माँ-पिताजी के वे स्वप्न हैं जो उन्हें मेरी रचनाओं के द्वारा पूरे होते दिखते हैं। उनका ऋण तो कभी न उतार पाऊँगा। इन सबके साथ जिसे सबसे अधिक मिस करता हूँ, सिद्धार्थ को कैसे भुला दूँ।

मैं आज जहाँ हूँ उसमें कुछ ऐसे दोस्तों का अमूल्य सहयोग रहा है जिनका यहाँ उल्लेख करना मात्र औपचारिकता भर नहीं है। दिलीप, कमलेश, रामअवतार (रामू), संजीव कुमार, गुलाब, नरोत्तम और उदय। ये सभी उन प्रतिकूल लम्हों में साथ बने रहे, जो मेरे जीवन के सबसे अधिक जोखिम, चुनौतीपूर्ण और संघर्ष भरे दिन थे। इनका आभार किये बिना क्या आगे बढ़ पाऊँगा। प्रो. विमल थोरात, बैजवाडा विल्सन, प्रो. सुखदेव थोरात, प्रो. चौथीराम यादव का अगर सबल और निर्देशन न मिलता तो कठिन राह में चलना बहुत ही कठिन होता। उन सभी मित्रों और सहयोगियों का भी आभार जो मेरी आलोचना करते हुए आत्मविश्लेषण को मजबूर करते रहे, चुनौती देते रहे और उनकी चुनौती ही प्रदत्त की गयी कठिनाइयों में एक सृजनात्मक और प्रतिबद्ध सम्भावना बनती रही। डॉ. नमस्या के रेखांकन का उनकी बिना इजाज़त के यहाँ देने के लिए माफी और आभार।

कहानी संग्रह को शीघ्रता से सहर्ष प्रकाशित करने के लिए वाणी प्रकाशन के मित्र-मालिक श्री अरुण माहेश्वरी जी का भी बहुत-बहुत आभार।

सूरज बड़त्या

अनुक्रम

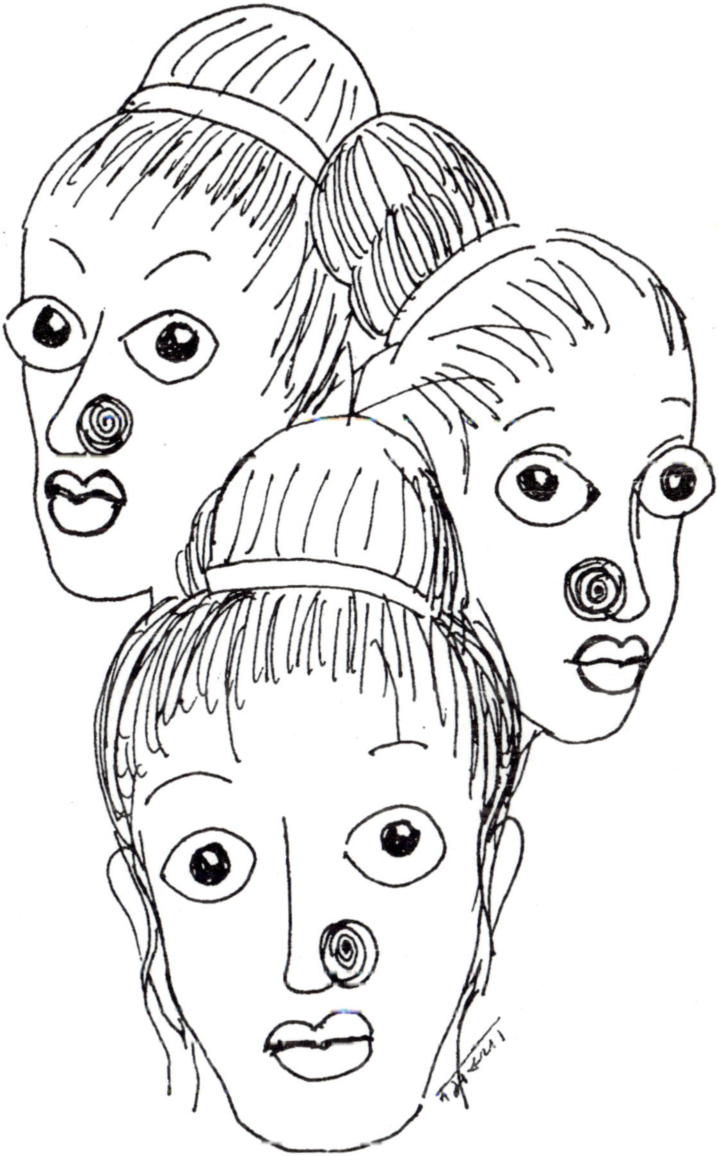

कबीरन

अक्सर वह सुमेघ को ट्रेन में दिखाई दे जाती थी। कभी अपने समूह में तो कभी अकेली। सुमेघ उसे देख अपने पास बुला लेता या वह खुद ही चली आती। ऐसा लगता जैसे वो उसे पहचानती है। सुमेघ ने कई बार सोचा कि उसके बारे में जाने लेकिन सार्वजनिक जगह और समय की कमी ने कभी भी मौका ही नहीं दिया। वह बहुत सुन्दर थी और गाती भी गज़ब का थी। ट्रेन की फ़िज़ा में उसकी सुरीली आवाज से सुमेघ के भीतर कुछ खुदबुदाने लगता। उसकी आवाज में कितनी सम्मोहन भरी गहराई थी–

'बना के क्यूँ बिगाड़ा रे ऽऽऽऽऽऽऽ

बिगाड़ा रे नसीबा ऽऽऽऽऽऽऽ ऊपर वाले ऽऽऽऽऽऽऽ ओ ऊपर वाले ऽऽऽऽऽऽऽ।'

कितना दर्द होता था उसके बोल में। हालाँकि वह हँसती थी, मुस्कुराती थी पर दर्द का एक पूरा दरिया उसकी आँखों के भीतर उमड़-घुमड़ रहा होता, जैसे वह दरिया थोड़ा भावुक होने पर बहने लगेगा।

कभी-कभी किसी के द्वारा बेहूदा मजाक या फिकरे कसे जाने पर उसका चेहरा एक पल को रक्ताभ होता तो दूसरे ही पल वह उसे संयमित कर हँस देती। गहरा व्यंग्य होता था इस हँसी में, जैसे इस हैवानी सिस्टम पर हँस रही हो।

उसका हिजड़ी (हिजड़ों में स्त्री और पुरुष हिजड़ा दोनों होते हैं) होना इस मानवता पर कलंक था। उसका व्यक्तित्व बहुत ही आकर्षित

था और वह मोनालिसा सी सुन्दर दिखती। सधी हुई नाक, नाक के दोनों गोलों के ठीक नीचे गुलाबी ओठ, नुकीली ठोढ़ी, आँखों में एक उदास चमक हमेशा तैरती दिखती...। सुमेघ को उसमें अपनापा सा लगता—आकर्षक, आत्मीय अपनापा।

सुमेघ को चण्डीगढ़ आये पाँच साल हो आये थे। समय को उसने सजा की तरह काटा। नौकरी थी यूनिवर्सिटी में। पढ़ता-पढ़ाता। शाम को अक्सर निकल जाता लम्बी वीरान काली सड़कों को नापने। कभी किसी बाजार को निहारता। शहर अच्छा था, व्यवस्थित तरीके से बसाया हुआ। पर यह किसी मनु नक्शागो की क्रियेशन नहीं थी। वर्ना ये शहर भी चार वर्णों की तरह चार हिस्सों में बँटा होता। या फिर केन्द्र और सीमान्त की वर्गीय मानसिकता से बना होता। सुना है किसी फ्रांसीसी या जर्मनी नक्शागो ली कोर्बुज़िए ने इस शहर का नक्शा रचा था, डिजाइन किया था। एक चौड़ी सड़क, सड़क के साथ रिक्शा और साइकिल चलाने को अलग से लेकिन बड़ी सड़कों के समानान्तर छोटी सड़कें। सड़क के दोनों किनारों पर घने पेड़, पार्क, खुले आँगन वाले घर। सरकारी कार्यालय। बाजार के लिए निर्धारित स्थल। सब कुछ व्यवस्थित। ऐसा लगता था कि जैसे शहर की व्यवस्था को ली कोर्बुज़िऐ ने व्यवस्थित कर दिया था और शहर के लोगों के दिमाग को गुरुओं के उपदेशों ने। तभी तो भारत के अन्य शहरों की तरह जाति का गर्वीला अहं यहाँ कम ही दिखता। कभी-कभी सुमेघ को लगता कि पूरी दुनिया का नक्शा किसी ली कोर्बुज़िए को बनाना चाहिए था और लोगों के दिमाग में सन्त-गुरुओं के विचारों की महक बसी रहती तो यह भेदभाव न रहता।

सुमेघ को हिजड़ों से गहरा अपनापा सा लगता था। उसे वे भी सीमान्त पर ठहराये घुमन्तु से लगते। नगर-गाँव, शहर से बेदखल किये हुए। चाहे कहीं भी हो, गौर से उनके चेहरों, हाव-भाव को पढ़ने की कोशिश करता, पहचानता, ढूँढ़ता रहता कुछ। इस दरम्यान बेचैनी का बवण्डर उसके भीतर उठता। उसके दोस्त सनकी और पागल समझते थे उसे।

उसे याद है जब वह दसवीं में था स्कूल में एक लड़की आयी थी गाने के लिए। वह उसे देखता ही रह गया था। बला की खूबसूरत। उसने पास बैठी निहाली से कहा था—"कितनी सुन्दर लड़की है न?

जैसी सुन्दर वैसी ही आवाज...।''

निहाली उसकी तरफ देखकर हँस पड़ी, ''बेवकूफ ये लड़की नहीं है बल्कि हिजड़ी है।'' विश्वास नहीं हुआ था सुमेघ को। कोई हिजड़ी इतनी खूबसूरत...? फिर वह हिजड़ी गाते-गुनगुनाते नाचने लगी थी। उसे निहाली की बात पर विश्वास नहीं हुआ था। घर आकर अम्मा को यह बात बतायी। अम्मा सुनकर परेशान सी हो गयी। अम्मा ने सुमेघ को अपनी गोद में बिठाकर कहा था– ''हाँ बेटा, कुछ हिजड़े बहुत ही सुन्दर होते हैं'' यह बताते हुए अम्मा की आँखें पनीली हो गयी थीं। ''कुछ जन्म से ही ऐसे होते हैं। और कुछ बाद में बनाये जाते हैं जोर-जबरदस्ती से।'' ''पर माँ वो इतनी सुन्दर थी और उसकी आवाज...।'' बोलते-बोलते सुमेघ ने देखा कि माँ की आँखों के कोनों से पानी ढुलकने लगा था। वह चुप हो गया।

''क्या हुआ अम्मा?'' सुमेघ ने पूछा था।

''कुछ नहीं बेटा...। ऐसे ही''–कह अम्मा वहाँ से उठकर चली गयी।

कई बार सुमेघ ने उस सुन्दर हिजड़ी को अपनी बस्ती में भी समूह के साथ नाचते-गाते देखा था। कभी-कभी वह हिजड़ी उनके घर चली आती। एक बार उसने देखा कि अम्मा ने हिजड़े को अपने गले से लगा रखा है, और दोनों रो रही हैं। सुमेघ को पास आता देख दोनों जल्दी से अलग हो गयीं। हिजड़ी ने सुमेघ को प्यार किया, सिर पर हाथ फेरा, सुमेघ को कुछ रुपये देने चाहे, उसने मना कर दिया। फिर वह चली गयी। उसने अम्मा की तरफ आँखों में उग आये सवालों से देखा। अम्मा ने टाल दिया और अपने काम में लग गयी। अब वह अक्सर उस हिजड़ी को अपने गाँव में देखता। वह भी जब उसे देखती तो उसके पास चली आती थी। उससे बात करती। लेकिन सुमेघ उससे दूर भागने की कोशिश करता। सुमेघ को बस्ती और गाँव के लड़के चिढ़ाने भी लगे थे। कोई कहता–''तुझे पसन्द कर लिया है हिजड़ी ने, तुझे भी ये अपने में शामिल करेंगे।'' कोई कहता–''तेरा कोई रिश्ता है क्या इस हिजड़ी से? देख तुझे देखते ही भागकर मिलने चली आती है। तुझसे प्यार हो गया है इसे।'' उसे चिढ़ होती, गुस्सा आता और डर भी लगता।

सुमेघ के बापू सफाई का काम करते थे। सुबह सोफी में जाते थे घर से और भरी शाम शराबी होकर लौटते। पता नहीं गाँव में कितनी

गन्दगी थी कि रोज साफ करनी पड़ती, पर कम होने का नाम ही न लेती। सुमेघ ने बापू से कई बार कहा था– "बापू, तू शराब न पिया कर... मन्ने अच्छा नी लगता...।"

पर बापू का रटा-रटाया एक ही डायलॉग होता–"बेट्टा, सारे गाँव का मल-मूतर साफ करदे-करदे खुद से भी बदबू आंदी है...। साले ऽऽऽऽ अपणा गन्दा भी हमसे साफ कराते हैं...। हम ही इनका गन्द साफ करें और गन्दे भी हमही कहे जावें। बिना दारू के ये काम नहीं कर सकता मैं...।" सुनकर वह चुप हो जाता। उसे गुस्सा आता। वह चाहता था कि बापू ये काम न करे पर?

अम्मा-बापू का सपना था कि सुमेघ पढ़-लिख जाए तो उन्हें इस 'दलिद्रता' से मुक्ति मिले। वह खूब मन लगाकर पढ़ता। 'अम्मा-बापू को इस दलिद्रता से मुक्ति दिलानी है तो पढ़ना होगा।' वह मन लगाकर पढ़ता गया और आज चण्डीगढ़ यूनिवर्सिटी में इतिहास का प्रोफेसर हो गया था। सप्ताह के अन्त में अपने गाँव आता, अम्मा-बापू के पास। उसने बापू से सफ़ाई का काम छुड़वा दिया था। वे समय से पहले ही बूढ़े हो गये थे। बापू की उम्र के कई लोगों को वह चण्डीगढ़ में और गाँव में देखता, उनके चेहरों की लाली बनी हुई थी, शरीर की गठावट में बहुत फर्क नहीं आया था। चाल में जाति अहं दूर से ही उनकी पर्सनेल्टी में दिखता। पर उसके अम्मा-बापू वक्त से पहले जर्जर हो गये थे। यह केवल शरीर का जर्जर होना नहीं था, सपनों का, चाहतों का, आकांक्षाओं का और एक पूरी पीढ़ी के सुनहरे भविष्य का मर जाना था। सुमेघ को हमेशा लगता कि यह जाति व्यवस्था उनके जैसे श्रम करने वालों की हत्यारी है।

सुमेघ ने नौकरी लगने के बाद अम्मा-बापू से कहा भी था कि वे चण्डीगढ़ चलें, पर वे नहीं माने–"बेटा जब म्हारी सारी जिन्नगी यहाँ कटेगी तै अब वहाँ जाकै कै करेंगे।" अम्मा ने कहा था। एक दिन उसने अम्मा को बताया कि वह हिजड़ी जो उनकी बस्ती में आती थी, वैसी ही शक्ल की ट्रेन में दिख जाती है। उसने अम्मा के चेहरे पर परेशानी को बैठते देखा। वह सुमेघ की तरफ टकटकी लगाये देखती ही रही। "क्या हुआ अम्मा?" अम्मा कुछ नहीं बोली, पर वो वहाँ से उठकर चली गयी। सुमेघ जान गया था कि अम्मा की आँखें अब दरिया बनकर बहने वाली हैं। अम्मा कभी किसी के सामने नहीं रोती थी। जब भी वह भावुक

होती उठकर चली जाती। अम्मा का गौर वर्ण का चेहरा रक्ताम हो जाता। कभी-कभी वो कल्पना करता कि उस हिजड़ी के रक्ताम और बेचैन चेहरे और अम्मा के चेहरे में क्या कोई समानता थी? उसने यह बात बापू को बतायी तो वे भी बेचैन होकर उठकर चले गये। यह कैसा अजीब दहशत भरा जिक्र था कि सुनकर अम्मा-बापू...?

सप्ताह के अन्त में वह चण्डीगढ़ से करनाल अपने घर आता। वह जिस ट्रेन से आता तो अक्सर हिजड़ों का वह समूह भी होता और उसमें वह भी शामिल होती सुन्दर, गाने वाली हिजड़ी। एक बार ट्रेन के डिब्बे में वह बैठा था, भीड़ कम थी। उसमें अकेले-दुकेले लोग ही आ-जा रहे थे। वह भी उसी डिब्बे में थी और उसके गाने की आवाज आ रही थी। सुमेघ ने तय किया कि वह आज उससे बात करेगा।

'क्या यह महज एक संयोग था कि उससे अक्सर सुमेघ की मुलाकात हो ही जाती। संयोग, महज संयोग तो नहीं होते, लगातार घटते संयोगों के बीच कुछ तो रिश्ता होता ही होगा।' सुमेघ ने सोचा। जब वह हिजड़ी उसके पास आयी तो सुमेघ ने कहा—"आपने पहचाना मुझे।" सुनकर वह चौंक गयी...। इतने तहज़ीब भरे शब्द उसके कान सुनने के आदी नहीं थे। उसने सुमेघ की तरफ ध्यान से देखा। उसके चेहरे पर उग आये प्रश्नों को सुमेघ पढ़ सकता था। "मैं वही हूँ... आप हमारे गाँव, बस्ती और मेरे घर में आती थीं। आप शायद मुझे नहीं पहचान पा रही हो, पर मैं आपकी आवाज और शक्ल को नहीं भूला। मैं वही...?" कहकर सुमेघ चुप हो गया। उसके चेहरे पर उगे सवालों की फसल को सुमेघ ने काट डाला, पर हैरानी की नयी फसल रक्ताम गोरे चेहरे पर लहलहाने लगी थी। "आप? आपकी अम्मा कैसी है? घर में सब कैसे हैं? बाबूजी?" बोलते हुए शब्द काँपने लगे थे और जैसे उसके साथ शब्द, फ़िज़ा और सभी वस्तुएँ घबराकर सिसकने लगी हों। वह उसके साथ वाली सीट पर बैठ गयी। अपने को नाकाम संयमित करते हुए शब्द जैसे किसी गहरे कुएँ से टकराकर लौटे हों—"आप यहाँ कैसे बाबूजी? अरसा हुआ वह शहर छूटे, हमारा वैसे भी अपना कोई तो है नहीं जिसके लिए एक जगह रुकें, ऐसे ही गाते, बजाते, नाचते जहाँ पेट ले जाता है, चले जाते हैं।" "मैं यहाँ यूनिवर्सिटी में पढ़ाता हूँ", सुमेघ ने उसके चेहरे पर निगाह टिकाये हुए कहा। 'पढ़ाते हो?' उसकी आवाज में सुखद आश्चर्य, जैसे किसी अपने की खुशी में शरीक हुई हो।

फिर उसके समूह के अन्य हिजड़े भी आ गये। न चाहते हुए भी वह जाने लगी, तो सुमेघ ने उसे कुछ पैसे देने चाहे तो उसने मना कर दिया और वह चली गयी।

घर पहुँचकर सुमेघ ने आज हुई मुलाकात और बातचीत की सूचना बापू और अम्मा दोनों को दी। दोनों के चेहरों पर उदासी और चिन्ता को सुमेघ ने स्पष्ट बैठे देखा था। "क्या आप लोग उसे जानते हो अम्मा?" सुमेघ ने दोनों की तरफ देखते हुए कहा।

अम्मा ने बापू की तरफ देखा। बापू उठकर बाहर चले गये। बापू दोपहर को गये थे और शाम घिर आयी। पर बापू नहीं लौटे। अम्मा को भी चिन्ता होने लगी। अम्मा ने सुमेघ से बापू को ढूँढ़कर लाने को कहा। सुमेघ बापू को ढूँढ़ने बाहर निकल ही रहा था कि उसने देखा कि बापू लड़खड़ाते कदमों से घर में दाखिल हो रहे हैं। बापू ने खूब शराब पी रखी थी "आज मन थोड़ा भारी था बेट्टा, मैंने पी ली, तू बुरा ना मानियो, फेर नहीं पीऊँगा।" थके, घायल शब्द थे जो किसी तरह बापू मुँह से निकाल पाये थे। अम्मा की आँखों से दरिया निकल रहा था। वह दरिया जो वर्षों से रुका था आज बाँध को तोड़कर सैलाब बन गया था। सुमेघ समझ गया था कि कहीं कुछ गहरे में अटका है। उसका मन भी दुःखी हो गया। वह घर से बाहर निकल आया।

भावुक फ़िज़ा और काली रात के बाद भोर हुई थी। चाय पीकर वह अम्मा के पास बैठ गया। "बताओ अम्मा क्या बात है? सब कुछ बताओ आज। अगर अपने ही अपनों से दुराव रखें, फिर परायों का क्या?" अम्मा ने सुमेघ की ओर देखा। कुछ सोचा और...।

"बेटा, बात तेरे पैदा होने से चार साल पहले की है। मुझे बच्चा हुआ था, और मैं बेहोश थी। होश आया तो, अपने पास बच्चा न देखकर मैंने पास बैठी तुम्हारी दादी की तरफ देखा। दादी के चेहरे पर उदासी और तनाव था। दादी ने कहा था—अरी बच्चा मरा हुआ पैदा हुआ था इसलिए। पास में ही दाई बैठी थी जो मेरे सिर को सहला रही थी। अधेड़ दाई मुँह लटकाये बैठी थी। मेरे मुँह से सिसकियाँ सुन दाई मुझे समझाने लगी—बेट्टा भगवान की जै मरजी। उसके आगे म्हारा क्या? हमारे निपूते करम ही ऐसे थे। उसने दिया था तै उसने अपणै धौरे बुला लिया। पर मैंने तो बच्चे की किलकारी सुनी थी। भारी मन और आँसुओं से लबालब चेहरे से अम्मा ने दाई और दादी से कहा। अरे नहीं तू तो बेहोश

थी। तुझे क्या होश। बेहोशी में बड़बड़ा रही थी। दाई ने कहा था। पर मुझे उसका चेहरा तो दिखा देते। मैं गिड़गिड़ाई थी। फिर दादी भुनभुनाते हुए बाहर चली गयी।" कहकर अम्मा चुप हो गयी। सुमेघ ने अम्मा का हाथ अपने हाथ में लेकर उसके पास सरकते हुए कहा– "बताओ अम्मा फिर क्या हुआ?"

अम्मा ने फिर बताना शुरू किया–"मैं दाई के सामने रिरियाई। बताओ मुझे, लड़की थी या लड़का? 'लड़की थी'। 'कैसे दिखती थी?' अम्मा ने पूछा। चाँद सी थी एकदम, दूध जैसा रंग था तेरे जैसा? अरी अंग्रेजन थी, अंग्रेजन अगर जीवित रहती तो। भारी मन से कहते हुए दाई भी बाहर चली गयी।

"पर मेरा मन नहीं मानता था कि बच्ची मरी पैदा हुई, पहली सन्तान थी परिवार में, सबके सपने, खुशी, उम्मीदें उससे जुड़े थे। और मैं तो माँ थी, मेरी बच्ची, नौ महीने पेट में सहेजा था। कैसे सहती सब। मैंने तुम्हारे बापू से पूछा, कसमें दीं। कहा कि मैं मर जाऊँगी, तब जाकर उन्होंने मुझे सच बात बतायी।

"तेरे बापू ने कहा बच्ची तो जिन्दा थी पर वह लड़की थी या लड़का पता नहीं चलता था। मैं तो उसे रखना चाहता था पर माँ (दादी) ऐसा नहीं चाहती थी। मैंने कहा भी था। कोई नी हम पाल लेंगे, किसी को क्या पता चलेगा। पर माँ इज्जत-मान की कहने लगी। दिल पर पत्थर रखकर मैंने उसे अनाथालय भेज दिया। माँ तो कहती थी कि उसे मार दो, उसने दाई को मारने के लिए जहर भी दिया था, पर मैंने साफ मना कर दिया। चाँद जैसी सुन्दर थी। कहकर तेरे बापू रोने लगे थे।" सिसकते हुए अम्मा ने बताया।

"फिर क्या हुआ अम्मा?" सुमेघ ने अम्मा को ढाढस बँधाते हुए पूछा।

"तेरे बापू ने उसका नाम कबीरन रखा था। वो उससे नियमित मिलने जाते, मैं भी जाती थी। बेहद सुन्दर और प्यारी थी। दसवीं तक ही पढ़ पायी थी वो लेकिन अनाथआलय में ये बात छिपी न रह सकी और हिजड़ों का एक समूह उसे अपने साथ लेकर चला गया। मैंने और तेरे बापू ने बहुत कोशिश की, पर क्या करते। उसे हिजड़ों के एक समूह से दूसरे समूह में बेचा गया जिससे उसकी पहचान छुपी रहे।"

"कैसी पहचान अम्मा?" सुमेघ ने बेचैनी से पूछा।

"बेटा, म्हारी छोटी जात, जात तो जात है बेट्टा, वह चाहे इंसानों में रहे चाहे हिजड़ों में, फर्क तो पड़ता ही है।"

"पर अम्मा हिजड़े भी तो इंसान हैं।"

"कौन मानता है बेट्टा इसे...। तू पढ़-लिख लिया इसलिए ऐसा कहता है, वरना, हम क्यों अपनी कबीरन को घर से निकालते। इससे तो अच्छा होता हम उसे मार डालते, बेचारी माँ-बाप, भाई के होते हुए दर-दर की ठोकरें तो न खाती।" कहकर अम्मा जोर-जोर से रोने लगी थी। सुमेघ भी रुलाई को न रोक सका। वह उठकर कमरे से निकल गया और इस क्रूर समाज पर...?

"मैं अपनी बहन, कबीरन को वापस घर लाऊँगा," सुमेघ ने मन ही मन तय किया। वह वापस यूनिवर्सिटी पहुँचा, पर पढ़ाने में उसका मन न रमता। उसने कई बार हिजड़ों के समूहों में कबीरन को तलाशने की कोशिश की पर वह कहीं नहीं मिली। वह उसे हर ट्रेन में भी तलाशता। पर वह न दिखती।

लगातार दो साल तक वह उसे ढूँढ़ता रहा। एक दिन सप्ताह के अन्त में वह ट्रेन में घर आने के लिए बैठा। सुमेघ चौंक पड़ा था। उसे सुखद अनुभूति हुई जब उसने वही सुरीली आवाज सुनी। 'बना के क्यूँ बिगाड़ा रे ऽऽऽऽऽऽऽ बिगाड़ा रे नसीबा ऽऽऽऽ ऊपर वाले ऽऽऽ ओ ऊपर वाले ऽऽऽऽऽऽऽ।'

वह अपने को रोक नहीं पाया और तेजी से उठकर आती आवाज की दिशा में चल पड़ा। वह कबीरन ही थी। वह कबीरन के सामने पहुँचा। कबीरन उसे अपने पास खड़ा देख, गाते-गाते रुक गयी। डिब्बे में बैठे लोग भी उसकी तरफ देखने लगे। "मुझे तुमसे बात करनी है दीदी।" सुमेघ ने फीलिंग्स को संयमित करते हुए कहा था। 'दीदी' सुनकर डिब्बे में बैठे लोग आश्चर्य और बेहूदेपन से सुमेघ की तरफ देखने लगे। कबीरन ने भी भावुक होकर सुमेघ को देखा।

"आप अपनी सीट पर चलिये बाबूजी मैं अभी आती हूँ।"

"पर तुम अभी मेरे साथ चलो दीदी।"

"क्यों भाई साहब जरा गाना तो सुना लेने दो फिर ले जाना।" ठहाका लगाते हुए भोंडेपन से, कहीं से आवाज आयी। संयम रखते हुए सुमेघ अपनी सीट पर जाकर बैठ गया। तब तक उसके समूह के अन्य हिजड़े भी उसके पास पहुँच गये थे। वे भी बेशर्म लोगों का मनोरंजन

करने लगे। कुछ देर बाद कबीरन सुमेघ के पास आकर बोली—"कहिये बाबूजी, क्या बात है? घर में सब ठीक तो है?"

"दीदी मुझे तुमसे अकेले में बात करनी है, अम्मा ने मुझे सब कुछ बता दिया है।" भावुक बेचैनी और आसुँओं को किसी तरह जज़्ब करते हुए सुमेघ ने कहा था। "पर मुझे नहीं मिलना आपसे बाबूजी। और वैसे भी हम लोगों के पास बेकार और पीछे छूट गये रिश्ते निभाने की फुर्सत नहीं है," कहते हुए कबीरन थोड़ी तल्ख हो गयी थी।

"फुर्सत नहीं है या अब मिलने की हसरत नहीं बची है दीदी।" गिड़गिड़ाया था वह। सुमेघ ने पुनः कहा—"ये मेरा फोन नं. है दीदी, अगर तुम्हें लगे और फुर्सत मिले तो फोन कर लेना...। मैं तुम्हें घर वापस ले जाने आया हूँ दीदी।" कहा था सुमेघ ने। ट्रेन के डिब्बे का यह एक अलग ही दृश्य था। समूह के अन्य हिजड़ों ने भी यह सब सुना, देखा। वे सुबकती-सिसकती कबीरन को अपने साथ लेकर चले गये। उसे एहसास हुआ, समय ने रिश्ते के दरिया को सुखा दिया है। उसके सामने केवल मरुस्थल है।

अम्मा-बापू के पास जाने का सुमेघ का मन न हुआ। भारी मन से वह यूनिवर्सिटी में मिले क्वार्टर पर लौट आया। शाम को खाना बनाने आयी राधा से भी उसने कुछ नहीं बनवाया। दूध पीकर वह सोने की कोशिश करने लगा। उसका मन दुःखी और बेचैन था। कितने खराब और बेहूदे समाज में रहते हैं हम। जात-पाँत में तो यह बैर ही है पर एक हिजड़े को भी वह अपने में शामिल नहीं कर पाया। उसे अम्मा-बापू पर गुस्सा भी आता और उनकी मजबूरी पर रहम। सवेरे उठा। सिर भारी था। उसका कहीं जाने को मन नहीं था। फिर से कबीरन से मिलने की इच्छा होने लगी। वह उसकी बहन है। उसे भी तो इस अमानवीय समाज से मुक्त होना होगा। उसकी बहन जैसी न जाने कितनी कबीरन? यहाँ सभी सीमान्त वाले जाति-धर्म-पितृसत्ता में कैद हैं। पर हिजड़े समुदाय के लिए ऐसी हैवानियत और बेदखली किस वैचारिक सत्ता की बदौलत है? इनकी आवाज, अस्मिता, गरिमा को लेकर कहीं कोई आन्दोलन नहीं? अपनापा नहीं? न ये आदमी हैं न औरत। पर हैं तो इंसान ही। जीते-जागते इंसान। इनकी विशेष अस्मिता की बात तो हमें ही करनी होगी, ये तो दलितों में भी दलित, अछूतों में भी अछूत, अनाथों के अनाथ हैं। उसकी बेचैनी बढ़ रही थी। फोन की घंटी ने उसे विचारों की यातना

से बाहर निकाला।

"बाबूजी मैं कबीरन बोल रही हूँ। आप मिलना चाहते थे न, बताओ कहाँ मिलोगे?" आवाज सुनकर घबरा गया था सुमेघ। 'दीदी'। शब्द बेसब्री से बेसाख्ता बाहर निकल आये थे। "दीदी यहीं चली आओ न यूनिवर्सिटी में।" उसने जल्दी से अपने क्वार्टर का पता कबीरन को बताया।

"मैं तो वहाँ आ जाऊँगी बाबूजी, पर आपको लोग क्या कहेंगे ? एक हिजड़े को घर में बुलायेंगे जिसे अम्मा-बापू घर में नहीं रख पाये उसे आप घर में?"

"नहीं दीदी आप घर पर ही आ जाओ।" कहकर रो ही पड़ा था सुमेघ।

कबीरन के फोन के बाद सुमेघ कभी कमरे में तो कभी बाहर गली में टहलता रहा। उसके मन में कई तरह के विचार एक साथ आते और चले जाते। भावनाओं का बवण्डर उठता और उसे कहीं पर पढ़ी कबीर की पंक्ति याद हो आयी–**अवधू भूलै को घर लावै। सो नर हमको भावै**। पर क्या ऐसा हो पाएगा? सोचा था उसने। समाज क्या कहेगा। अम्मा-बापू उसे रख पायेंगे...। और रिश्तेदार, समाज? उसने झटके से सवालों को रौंद डाला। 'नहीं...। वह मेरी दीदी है...। बिछड़ी हुई, बेदखल की हुई। मैं रखूँगा उसे।' उसने तड़पकर निर्णय लिया।

गली में टहलते हुए उसने दूर से ही कबीरन को देख लिया था। लम्बा कद, गौर वर्ण। कितनी सुन्दर दिख रही थी दीदी। पास आने पर उसे लगा जैसे धूप कबीरन की आँखों में उतर आयी हो। चेहरे पर कैसा तेज था। चाल में अल्हड़ता लिए आत्मविश्वास...। 'क्या मीराबाई ऐसी ही रही होगी?' सोचा था सुमेघ ने। उसने देखा कि आज कबीरन ने एकदम अलग सलीके का लिबास पहना था, अगर किसी को न बताया जाए कि वह...?

"नमस्ते दीदी।" कहा था सुमेघ ने।

"नमस्ते बाबूजी।" बिना अपनापन के विनम्र तल्खी से कबीरन ने उत्तर दिया। दोनों के बीच खामोशी पसर गयी। सुमेघ बिना बोले उसके साथ-साथ चलते हुए अपने क्वार्टर तक पहुँचा। "पानी पीओगी दीदी?" कबीरन कुछ नहीं बोली। आँख उठाकर सुमेघ को देखा था। कबीरन की आँखों में गहरा तेज था। अनेकों सवाल थे। उनका सामना सुमेघ नहीं कर पाया और पानी लेने किचन में चला गया। कबीरन ने

घर में इधर-उधर देखा। किताबें, दीवारों पर कुछ तस्वीरें। चार कुर्सियाँ सुमेघ के अकेले रहने का अहसास करा रही थीं। सुमेघ वापस ड्राइंगरूम में आया। उसने पानी का गिलास कबीरन की ओर बढ़ा दिया।

"आपने अभी तक शादी नहीं की बाबूजी?"

"नहीं दीदी। नहीं की।" बेचैनी से बोला। "दीदी, आप मुझे बाबूजी मत कहो, मैं तुम्हारा छोटा भाई हूँ। तुम मुझे सुमेघ कह लो न। प्लीज दीदी।" रो ही पड़ा था सुमेघ और उठकर दूसरे कमरे में चला गया। थोड़ी देर बाद लौटा था, अब वह संयमित था। "हाँ दीदी, तुम बताओ अपने बारे में कुछ। मैं तो तुम्हारे बारे में बिल्कुल भी नहीं जानता था। वो तो उस दिन मैंने ही जबरदस्ती अम्मा-बापू से पूछ लिया था। पता है दीदी, अम्मा-बापू तुम्हें बहुत मिस करते हैं। उस दिन जब मैंने तुम्हारे बारे में पूछा तो बापू ने बहुत दिनों बाद बहुत शराब पी और खूब रोये थे।" बताते हुए सुमेघ की आँखें फिर से भर आयी थीं। फिर से दोनों को खामोशी मुँह चिढ़ाने लगी। खामोशी को सुमेघ के शब्दों ने ही हटाया था।

"चाय पीओगी दीदी।"

"हाँ, पी लूँगी, पर तुम्हें परेशानी न हो तो मैं बना लूँ।" कबीरन 'बाबूजी' और 'आप' से 'तुम' शब्दों पर उतर आयी। सुमेघ को अपनापा लगा था। चाय बनाकर कबीरन ड्राइंगरूम में आ बैठी।

"अच्छा दीदी तुम बताओ अब। बापू ने बताया था कि तुम दसवीं तक पढ़ी थीं। बहुत ही इंटेलिजेंट भी थीं पढ़ने में?" कई सारी बातें एक साथ सुमेघ ने बाहर को उंड़ेलीं।

"मेरे पास बताने को कुछ भी तो नहीं बाबूजी। अब हमारा परिवार, रिश्ते-नाते, सब यही समुदाय तो है। हम यहीं अपनी पूरी जिन्दगी जी लेते हैं। भाई-बहन, पति-पत्नी, माँ-बाप सब यहीं होते हैं। पर मैं पूरे विश्वास से कह सकती हूँ कि तुम्हारी दुनिया से अच्छी होती है हमारी दुनिया। किसी को धोखा नहीं देते, दुत्कारते नहीं हैं। हम मेहनत करते हैं, गाते-बजाते हैं, उसके बदले कुछ लेते हैं। हमारा समाज... तुम्हारी बेरहम दुनिया से अलग है बाबूजी।" कहते-कहते तल्ख होती गयी थी कबीरन।

सुमेघ एकटक कबीरन को देखता रहा था।

मेरा क्या कसूर था जो बापू ने मुझे घर निकाला दिया? आज मैं

दर-दर की ठोकरें खा रही हूँ तो क्यूँ? परिवार को दोषी मानूँ? समाज को? किसे? पता है बाबूजी, हम हिजड़ों में भी स्त्री और पुरुष हिजड़े होते हैं। मैं तो औरत हिजड़ा हूँ, जब अनाथालय में थी तो वहाँ तुम्हारी दुनिया के पुरुष ने ही मुझसे पहली बार बलात्कार किया था। पर मैं किसे बताती कि मेरे साथ। कौन विश्वास करता कि हिजड़े के साथ बलात्कार हुआ। कहीं किसी कानून में लिखा है कि हिजड़े के साथ बलात्कार की क्या सजा है? तुम्हारा समाज न तो हमें स्त्री मानता है और न ही पुरुष। तुम मुझे इस बलात्कारी दुनिया में वापस ले जाना चाहते हो। पर क्यूँ?''

सुमेघ सन्न रह गया था सुनकर। उसे कबीरन बहुत ही ज्ञानी लगी थी। वह नाचते-गाते, घूमते-फिरते जैसे ज्ञान पा रही हो। कबीर-सा अनुभवजन्य ज्ञान। उस अनुभव को पीकर वह सच में कबीरन बन गयी हो। पर थी तो अनाथों की अनाथ ही।

''हम तो सीमान्त वाले हैं बाबूजी। कभी न कभी तो तुम लोगों के बनाये इन किलों और मठों को ढहा ही देंगे।'' उसका चेहरा गहरा रक्ताम होता गया और लहज़ा तल्ख़।

''अब तुम जान ही गये हो। तुम मेरे अपने हो और अपनों से लड़ना जोखिम भरा एडवेंचर होता है। पर हमें यह हमेशा याद रखना चाहिए—'डिग्निटी इज मोर इंपोर्टेंट।' और हमारी तो अस्मिता भी नहीं है कोई। तुम्हारी दुनिया, समाज, परिवार और घर में मैं किस हैसियत से जाऊँगी।''

थोड़ा रुककर कबीरन बोली—''मैं तुम्हारे साथ नहीं चल सकती। मैं ही तुम्हारे समाज में क्यूँ आऊँ? तुम क्यूँ नहीं आते हमें मुक्त कराने हमारे समाज में? कितनी कबीरन यहाँ घर से, समाज से बेदखल होकर ठोकरें खा रही हैं।'' कहते-कहते पहली बार भावुक होकर रोयी थी कबीरन।

''दीदी प्लीज। लौट आओ न घर।''

भावुकता में ही कबीरन कहती गयी—''नहीं भैया, मेरा वापस लौटना तो न होगा। पर मैं तुमसे कुछ माँगती हूँ। अगर तुम चाहते हो कि कभी-भी कोई कबीरन घर से बेदखल न हो तो समाज की मानसिकता को बदलने का प्रयास करो। हम भी इंसान हैं, हममें भी साँसें हैं, सपने हैं। हम लोग तुम जैसे औरत या आदमी नहीं हैं तो क्या हुआ? तुम्हारी दुनिया हमें सामान्य नहीं मानती। जबकि तुम लोग,

तुम्हारी दुनिया सामान्य नहीं। ज़ेहनी बीमार हो तुम। कभी जात में, कभी धर्म में, कभी औरत-मर्द में भेदभाव किये रहते हो। बीमार समाज है तुम्हारा। इसकी बीमारी दूर करने की कोशिश करो। बस हमसे इंसानों जैसा बर्ताव करो। हमेशा याद रखना सुमेघ 'डिग्निटी इज मोर इंपोर्टेंट।' और हमें तो पहले अपनी-अपनी आइडेंटिटी ही बनानी है, इंसानी पहचान...।" कहते-कहते कबीरन उठी और दरवाजा खोलकर लम्बी काली सड़क पर चलती गयी। सुमेघ ने उसे पीछे से पुकारने की कोशिश की, पर उसकी आवाज भीतर ही घुट गयी और कानों में शब्द गूँजने लगे— 'डिग्निटी इज मोर इंपोर्टेंट।'

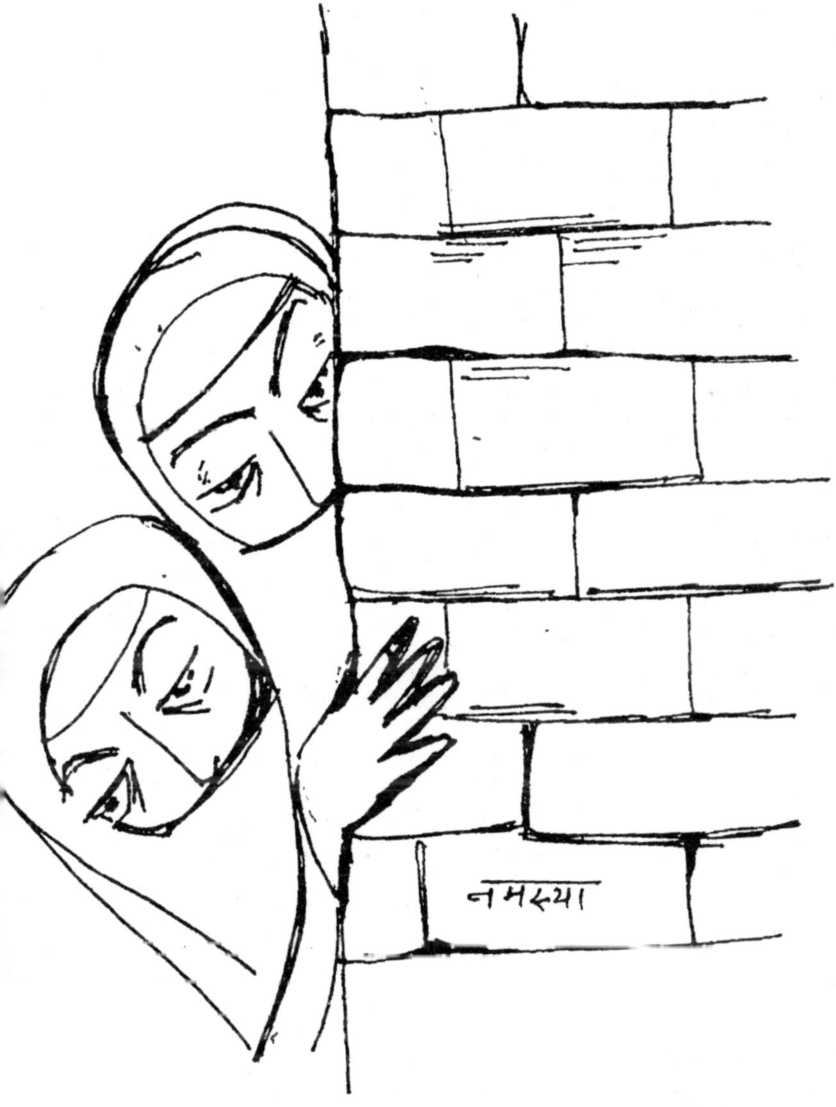
नमस्या

कामरेड का बक्सा

यह दीवार की गड़बड़ थी या विचारों की गड़बड़, कुछ समझ नहीं आता था लेकिन जब भी कोई पहली बार दीवार पर टँगी तस्वीरों की तरफ देखता तो अचरज से भर जाता। यह दीवार, दीवार न होकर विचारों की नुमाइश थी। ऐसा लगता था कि विचारों को दिमाग से निकालकर दीवार पर टाँग दिया हो या विचार तस्वीरों में बदल गये हों। क्या अजब समानता थी। दुनिया भी अजब कौतूहल का समन्दर है। जैसे—हरा समन्दर गोपी चन्दर बोल मेरी मछली कितना पानी...।

जतिन टकटकी लगाये बाबूजी की तस्वीर को देख रहा था। बाबूजी की तस्वीर दीवार पर टिकी थी, ठीक कार्ल मार्क्स की बगल में। यह अजब समानता थी। हालाँकि पार्टी के कई लोगों ने कई बार इस अजब समानता पर बहस करने की कोशिश भी की। हर बार जतिन इस बहस को टाल जाता। हालाँकि वह चाहता तो इस पर बात कर सकता था पर...।

पार्टी ऑफिस में आये जतिन को आज लम्बा अर्सा हो गया था। पार्टी के काम में वह इतना बिजी हो गया कि उसे घर की कोई फिक्र ही नहीं रह गयी। वह पार्टी का होल टाइमर बनकर आया था। यह उसका अपना निर्णय था समाज बदलने का। हालाँकि अम्मा और नीलू ने बहुत रोना-धोना मचाया था। अम्मा तो कुछ समय के बाद शान्त हो गयी थी लेकिन छोटी बहन नीलू ने भरसक कोशिश की थी कि वह घर छोड़कर न जाये। जतिन समाज बदलने की ठान चुका था, वह रिश्ते-नाते में कहाँ बँधता? वह चला ही आया।

आज उसे घर की, अम्मा की और नीलू की बहुत चिन्ता सता रही थी। कैसी होगी अम्मा? नीलू क्या कर रही होगी अब? कौन देखभाल कर रहा होगा अम्मा की...? ढेरों सवाल मन से होते हुए दिमाग में टकरा रहे थे। अगर बाबूजी होते तो चिन्ता करने की कोई जरूरत नहीं थी लेकिन बाबूजी तो आज स्मृतियों में बदल गये हैं। क्या उसने परिवार को छोड़कर अपराध किया है? सोचते-सोचते उसकी आँखों के दोनों कोरों से पानी ढुलक आया था...।

'कामरेड' रिश्ते-नाते ही हैं जो हमारे पैरों में जंजीर बने रहते हैं...। यह मोह ही इंसान को जकड़े रहता है, समाज बदलने की प्रेरणा नहीं देता...आदि-आदि। अनेक विचार सीनियर पार्टी कामरेड ने उसके सामने रखे थे...और आश्वस्त करते हुए कहा भी था—"परिवार की तुम चिन्ता मत करो उनके लिए भरण-पोषण का बन्दोबस्त पार्टी करती रहेगी।" आश्वस्त हो गया था जतिन...लेकिन कभी-कभी अकेले में उसे बाबूजी का चेहरा बहुत याद आता। बाबूजी ही तो थे उसके प्रेरणा स्रोत, आदर्श...।

बचपन की बहुत-सी बातें जतिन को आज भी याद हैं, जिसमें कुछ धुँधली हो चली हैं और कुछ बहुत गहरे में अटकी हुई हैं। बाबूजी हमेशा सीना ताने चलते थे। चेहरा हमेशा दमकता। बड़ी-सी आँखों में हमेशा सपने तैरते रहते थे। जब जतिन कुछ बड़ा हुआ तो उसने इन चमकीले तैरते सपनों में कुछ दर्द के बिम्ब भी महसूस किये थे। बाबूजी कभी-कभी किस्सों के रूप में सपनों की चमक और दर्द के बिम्बों को उकेरते। हमारे लिए तो वे महज किस्से ही थे जिन्हें सुनकर कभी हम रोमांच से भर उठते तो कभी थोड़ा उदास हो जाते। नीलू बाबूजी के कन्धों पर झूलते हुए स्टोरी सुनती तो कभी बाबूजी को पलँग पर धकेल देती और उनके सीने पर चढ़कर कहती, "अब इस्तोरी सुनाओ।"

बाबूजी नीलू के मुँह से 'इस्तोरी' शब्द सुनकर खुशी में चहक उठते। वे नीलू को छेड़ते—

"क्या सुनाऊँ अपनी बेटी को।"

"इस्तोरी सुनाओ।"

कितने दर्द के समुन्दर थे जो बाबूजी की सीने में समाये थे। उन्होंने अम्मा से बहुत कम इस दर्द को बाँटा था। हालाँकि अम्मा समझती सब थी। बहुत व्यावहारिक थी अम्मा। सुबह पाँच बजे उठ जाती थी बिला नागा। उठकर बाबूजी के लिए चाय बनाती। बाबूजी भी

जल्दी उठकर कुछ न कुछ पढ़ते रहते। छः बजते-बजते आस-पड़ोस के और दूर-देहात के लोग उनसे मिलने आते थे। अपनी-अपनी परेशानियों पर सलाह लेते, कभी-कभी रोते। गाँव से आये हुए लोग अपने साथ हुए अन्याय को बताते थे। अजीब तरह की घटनाएँ होती थीं सब। सवर्ण जाति के लोगों ने दलित महिला से बलात्कार कर दिया या किसी दलित की पिटाई कर दी। कभी वे अपने बच्चों की पढ़ाई के बारे में बात करते। बाबूजी सब की बात बड़े ध्यान से सुनते। उनके चेहरे पर कभी उदासी आती, कभी चमक। ऐसा हमने कभी नहीं देखा कि उन्होंने कभी किसी से मिलने से मना किया हो। एक बार जतिन ने उनसे कहा भी था—

"बाबूजी, आप इनसे क्यों मिलते हैं...? ये लोग हमेशा हमारे घर को घेरे रहते हैं...। क्या ये हमारे रिश्तेदार हैं?"

ढेर सारे सवाल एक साथ दागे थे जतिन ने। बाबूजी कुछ समय तक जतिन के चेहरे को मुस्कुराकर प्यार से देखते रहे थे। फिर उसे गोद में बिठाकर कहा था—

"जीतू, ये हमारे अपने लोग हैं। इन्हें हमारी जरूरत है बेटा...और अपने लोगों के लिए हमेशा तैयार रहना चाहिए।"

जब भी बाबूजी बहुत आत्मीय होते थे तो जतिन को हमेशा जीतू कहते। जतिन बहुत दिनों तक 'अपने लोगों' की इस परिभाषा को समझ नहीं सका था लेकिन बाबूजी के कहने का असर यह हुआ कि शाम को अगर कुछ लोग घर आते तो वह बाबूजी के पास जाकर कहता—

"बाबूजी, कुछ 'अपने लोग' आये हैं आपसे मिलने।"

बाबूजी एकाएक उसे हैरत से देखते और मुस्कुराकर उसके साथ चल पड़ते।

अनेक घटनाएँ हैं जो जतिन की स्मृतियों में घुली हुई हैं। बाबूजी की शिक्षा गाँव में हुई थी। जातीय दमन और अत्याचार को उन्होंने बहुत झेला था। वे जब दसवीं में थे तो शहर चले आये थे पढ़ने। पर क्या शहर और क्या गाँव? हर जगह जाति मुँह खोले खड़ी रहती। जब वे बी. ए. में थे तो दादा-दादी और बुआ भी शहर में आ गये थे। हुआ ये कि बाबूजी के छोटे भाई यानी की चाचा का ठाकुर की लड़की से प्रेम हो गया। चाचा एक दिन ठाकुर की लड़की को लेकर किसी शहर में भाग गये और वहाँ जाकर उन्होंने शादी कर ली थी। दादाजी परिवार के मुखिया थे। सारे गाँव के सामने पीटा गया था उन्हें और तीन दिन की

मोहलत दी थी। कहाँ से लाते वे चाचा को। इसलिए एक रात कुछ सामान लेकर शहर की ओर निकल आये थे। बाबूजी को उनके रहने की व्यवस्था अपने साथ ही करनी पड़ी थी। अब बाबूजी दिन में कॉलेज जाते और रात को काम करते। दादाजी पुरखों की जमीन छूट जाने से बहुत दुखी रहते। बाबूजी जब भी हमें ये घटनाएँ बताते तो उनकी आँखें कहीं खो जातीं। कॉलेज के दिनों में ही वे अम्बेडकरवादी आन्दोलन से जुड़ गये थे। 'जात मिटानी है बस... ...' यही तो सपना था बाबूजी का। हालाँकि बाबूजी चाहते थे कि जतिन भी उनकी तरह पढ़-लिखकर टीचर या कॉलेज में लैक्चरार हो जाए और 'अपने लोगों' की मदद करे पर वह बाबूजी के इस सपने को कहाँ पूरा कर पाया था? बाबूजी अम्बेडकरवादी थे और वह मार्क्सवादी। बाबूजी स्कूल में हिस्ट्री पढ़ाते थे। स्कूल के बाद वे कहीं न कहीं किसी मीटिंग या कार्यक्रम में जाया करते। शाम को ही घर लौटते थे अक्सर, कभी निराश तो कभी खुश। घर लौटकर हमेशा जतिन और नीलू को ढेर सारी बातें बताते। बाबूजी के पास एक बक्सा था, बहुत सुन्दर-सा। बक्से में ढेर सारी अखबारी कतरन, कुछ फोटो और न जाने क्या था। जतिन अक्सर उनसे कहता—"बाबूजी ये बक्सा बड़ा होकर मैं लूँगा।" सुनकर बाबूजी मुस्करा देते। इसी बीच बाबूजी की सेहत खराब रहने लगी। वे अचानक कमजोर होते गये। वे अपने स्वास्थ्य के प्रति हमेशा लापरवाही बरतते। हालाँकि दोपहर का लंच हमेशा लेकर जाते लेकिन हम जानते थे कि वे अपना खाना भी किसी न किसी को खिला देते। इसलिए शाम को घर लौटते ही अम्मा को खाना लाने को कहते। आठ बजे तक हम सभी का डिनर हो जाता था।

डॉक्टर को दिखाने पर शूगर का पता चला था। ब्लड-प्रेशर तो उन्हें पहले से ही था। डॉक्टर ने कहा भी था—"देखिए! आपको अपने शरीर और दिमाग पर ज्यादा स्ट्रेस नहीं डालना चाहिए। स्वस्थ रहेंगे तभी तो काम कर पायेंगे।" पर बाबूजी ने कहाँ डॉक्टर की बात मानी थी। वे तो पक्के सामाजिक थे। जब कोई उनसे मिलने आता तो निकल ही जाते थे घर से। इसका परिणाम यह हुआ कि उनकी सेहत लगातार खराब हाती गयी। मीठे का परहेज घर में तो हो रहा था लेकिन बाहर...।

जतिन ने बारहवीं पास करके पास के कॉलेज में एडमिशन ले लिया। वह पढ़ाई में ठीक था लेकिन बहुत इण्टैलिजेंट कभी नहीं रहा। हाँ, एक बात उसमें थी जो उसे औरों से अलगाती थी। उसका आई क्यू

बहुत अच्छा था। अपने आस-पास की घटनाओं और समस्याओं पर उसकी हमेशा अलग समझ होती। यह अलग समझ बाबूजी के प्रभाव से ही बन पायी थी और उसकी यही समझ स्कूल से लेकर कॉलेज के सभी किताबी कीड़े विद्यार्थियों से अलगाती। वैसे औरों से अलगाने के और भी बहुत से कारण थे। जैसे उसका रंग हमेशा उसे औरों से अलगाता। उसका रंग तांबदू था बाबूजी की तरह लेकिन नैन-नक्श एकदम शार्प थे अम्मा की तरह। रंग के कारण स्कूल से लेकर कॉलेज तक सब उसे कालू कहते। शुरू में उसे यह प्रदत्तनाम अच्छा नहीं लगा था लेकिन धीरे-धीरे वह इसका अभ्यस्त हो चला। वैसे शुरू मे कोई भी खराब बात हमें खराब लगती है लेकिन धीरे-धीरे मजबूरी में हम उसके अभ्यस्त होते जाते हैं। इस तरह जतिन के दो नाम हो गये थे। रंग के अलावा कुछ अन्य बातें भी अलगाने वाली थीं जैसे-उसका गम्भीर चेहरा और बतघुन्ना स्वभाव होना। बहुत कम प्रतिक्रिया देता था। लेकिन जब प्रतिक्रिया देता तो दनादन बोलता जाता था जैसे शब्दों की वोमेटिंग कर रहा हो। ऐसे समय तो वह अपने हमउम्र लोगों से ज्यादा बड़ा दिखाई देता था। उसकी भाषणबाजी से लोग हैरान होते कि बतघुन्ना आज बोल रहा है। लेकिन धीरे-धीरे बोर होकर वे उससे कट जाते थे। इस तरह क्लास में उसका कोई दोस्त नहीं बन पाया था।

जतिन उर्फ कालू उर्फ बतघुन्ना धीरे-धीरे कॉलेज के माहौल में रमने लगा था। हालाँकि बहुत दिनों तक कोई दोस्त न होने से कॉलेज जाने में उसे कोई उत्साह नहीं होता था लेकिन एक दिन उसी की क्लास में पढ़ने वाले विष्णु शर्मा जो उससे कभी-कभार हैलो करता था, उसे एक पत्रिका पढ़ने को दी थी–'सामयिक उद्घोष।' पत्रिका को जतिन ने कॉलेज की लायब्रेरी में ही बैठकर पढ़ डाला था। उसे पत्रिका में उठाये गये सवालों और मुद्दों को देखकर बाबूजी के 'अपने लोग' याद आये थे। बी.ए. सेकेण्ड ईयर में ही तो था जतिन पर 'अपने लोग' की परिभाषा अब वह समझता था। जाति शोषण को वह जान चुका था। पत्रिका पढ़ने के बाद किसान, मजदूर, सर्वहारा शब्द और उनके शोषण की नयी तस्वीर सामने आयी थी। 'व्यवस्था बदले बिना अन्याय और शोषण खत्म नहीं होगा' ऐसा उसने पत्रिका में पढ़ा था। घर पहुँचकर उसने बाबूजी को पत्रिका दिखायी थी। बाबूजी ने पत्रिका को उलट-पलटकर देखा। जतिन बाबूजी से बात करना चाहता था। उसने बाबूजी की ओर

देखा। बाबूजी समझ गये थे कि जतिन के मन में कुछ सवाल हैं। "बैठो जीतू, कुछ बात करना चाहते हो।" कहा था बाबूजी ने। जतिन बाबूजी के पास पलँग पर बैठ गया। "बाबूजी! जाति और वर्ग में क्या अन्तर है?" बाबूजी गम्भीर होकर जतिन की आँखों में देखने लगे। उन्हें अच्छा लग रहा था कि जतिन ऐसे सवालों पर बात कर रहा है। उन्होंने कहा—"बेटा! भारत में कई प्रकार के भेदभाव और शोषण हैं। जिनमें से एक जातीय शोषण है और दूसरा वर्गीय शोषण। इसे हम सामाजिक और आर्थिक श्रेणी के हिसाब से भी देखते हैं। यह मोटे तौर पर समझने के लिए है। जो यहाँ पर अछूत और छोटी जाति के लोग हैं, उनका हजारों सालों से जाति के आधार पर शोषण होता आ रहा है। जान-बूझकर उन्हें विकास की मुख्य धारा से अलग रखा गया है। इसलिए बाबा साहेब अम्बेडकर ने सामाजिक परिवर्तन की बात की थी। जहाँ तक मार्क्सवाद पर मेरी समझ है, मार्क्स ने पूरी दुनिया के मजदूरों-किसानों जिसको कि उन्होंने सर्वहारा कहा है, मेहनत करने वालों के बारे में पहली बार इतने तार्किक रूप में विश्लेषण किया है।" कुछ देर चुप होकर जतिन को देखा और फिर बोलने लगे—"लेकिन भारत में मार्क्सवादियों ने सामाजिक सवाल को नहीं उठाया। जाति के शोषण को उन्होंने वर्गीय शोषण में ही शामिल कर लिया। भारत के मार्क्सवादियों का मानना है कि व्यवस्था के बदलने से जाति के आधार पर होने वाला शोषण अपने आप खत्म हो जायेगा। लेकिन बेटा, ऐसा है नहीं। हमारे लोग मजदूर भी हैं, किसान भी हैं। ऊँची जात के भी मजदूर किसान हैं। दोनों की हालत एक-सी होने पर भी ऊँची जात के मजदूर किसान हमारे लोगों का जात के आधार पर भेदभाव करते हैं। प्राब्लम यहीं पर है जीतू।" कुछ देर का सन्नाटा पसर गया था दोनों के बीच। पुनः जतिन ने सवाल किया—"पर बाबूजी! दोनों विचारों में एका नहीं हो सकता क्या?" "हाँ, बेटा! हो सकता है लेकिन पहले ये लोग जाति के सवाल को अपने एजेंडे में शामिल तो करें।" कहा था बाबूजी ने...।

कई सारे सवाल थे जो जतिन के दिमाग में अटक गये थे। उसने सोचा था, 'मैं दोनों के बीच एका कराऊँगा।' अब जतिन विष्णु शर्मा के साथ जाति और वर्ग पर खूब बहस करता। विष्णु के अलावा वह कई अन्य लोगों से भी मिला और बातें कीं पर उसका अध्ययन अम्बेडकरवाद और मार्क्सवाद पर अभी कच्चा था। उसने मार्क्सवाद और अम्बेडकरवाद

पर ढेरों किताबें पढ़ीं। हालाँकि घर में वह दलित आन्दोलन और अम्बेडकर की जीवनी पढ़ चुका था लेकिन वह अब इनके अध्ययन पर गम्भीर हो गया। उसका झुकाव मार्क्सवाद की ओर होता गया। धीरे-धीरे वह वामपन्थी संगठन का सक्रिय सदस्य बन गया। वह बढ़-चढ़कर संगठन के कार्यों में हिस्सेदारी करता। उसकी सक्रियता देखकर संगठन के लोगों ने उसे प्रदेश छात्र संगठन का अध्यक्ष बना दिया था। सभी उसकी समझ और कार्यकुशलता से बहुत प्रभावित थे। जतिन मानता कि व्यवस्था परिवर्तन से ही समाज में परिवर्तन होगा। जातीय भेदभाव भी इसी प्रकार खत्म होगा। जाति पर उसकी समझ और सवालों से इतना अन्तर जरूर आया कि अब संगठन के भीतर जाति पर नये सिरे से बातें होने लगी थीं। अब उसके नये मार्क्सवादी दोस्त बन गये जो कभी-कभार घर पर भी आते। घर में भी अक्सर उसकी बाबूजी से मार्क्सवाद और अम्बेडकरवाद पर बहसें होतीं। अम्मा जतिन और बाबूजी को लड़ते-झगड़ते देखती। कभी-कभी तो वह डर भी जाती लेकिन कुछ देर बाद जब अम्मा बाबूजी और जतिन को खुश होते बात करते देखती तो वह भी आश्चर्य में पड़ जाती। ऐसे समय नीलू हमेशा बाबूजी के साथ खड़ी होती। वह पक्ष बाबूजी का ही लेती। कभी-कभी कहती भी, "भैया देखना, इस बहस में बाबूजी ही जीतेंगे...तुम नहीं।" नीलू की बातें सुनकर बाबूजी और जतिन दोनों मुस्करा उठते। जतिन हालाँकि बाबूजी से खूब बहस करता था लेकिन कभी भी उसने बाबूजी का अपमान नहीं किया। वही तो थे उसके 'फर्स्ट टीचर'। बाबूजी जतिन को ढेर सारी दलितों की यातनाओं की जानकारी देते। उन्होंने अपने विचार जतिन पर कभी भी नहीं थोपे थे। बहुत स्नेह करते थे नीलू और जतिन से। जतिन कभी-कभार बाबूजी का बक्सा माँगकर ले जाता जब भी उसे संगठन के काम से बाहर जाना होता।

जतिन ने बी.ए. पास कर लिया था और नीलू ने दसवीं। बाबूजी पचास पार कर चुके थे। उनकी सेहत लगातार गिर रही थी। जतिन ने कई बार कहा भी था—"बाबूजी! आप सामाजिक कार्यों में हिस्सेदारी कम कर दो न, प्लीज!" पर बाबूजी कहाँ मानने वाले थे। वो भी पलटकर प्यार से कहते, "क्या तुम कर सकते हो ऐसा। अगर तुम कर लोगे तो मैं भी कर लेता हूँ।" कहकर आराम से कुर्सी पर बैठ जाते और नीलू को पकड़कर अपने पास बिठा लेते। ऐसे में नीलू चुटकी लेना नहीं

भूलती थी। "हाँ, अब बोलो भैया, क्या कहते हो।" जतिन निरुत्तर होकर मुस्करा देता था। वह जानता था कि 'अपने लोगों' के लिए जितना दर्द बाबूजी के भीतर समाया है, वह मानेंगे नहीं। बाबूजी कई बार जतिन को कहते भी थे—"जीतू! कभी अपने लोगों के लिए भी कुछ कर लिया करो। देखो, गाँव में सरपंच ने अपने मंगलू को कुएँ से पानी नहीं भरने दिया, मन्दिर में भी नहीं जाने देते बेटा...। अपनी पार्टी में कहकर उनके लिए भी कुछ कराओ न।" सुनकर चुप हो जाता जतिन।

लेकिन संगठन और पार्टी के लोगों से वह इन मुद्दों पर बात जरूर करता। मीटिंग में इस सवाल को उठाता। कभी-कभी पार्टी के भीतर इन मामलों को लेकर प्रदर्शन और आन्दोलन की बातें होतीं, योजनाएँ बनतीं पर वे प्रदर्शन और आन्दोलन कब हुए, इसकी जानकारी जतिन को कभी नहीं मिल पायी थी। जतिन इस पर चुप नहीं बैठता था। संगठन की मीटिंग में वह जाति पर फिर से सोचने को बहस करता। उसे यह बात बहुत तकलीफ देती थी कि वही क्यूँ हमेशा जाति के सवाल को उठाता है, उस पर बहस करता है। वह तल्ख हो सोचता, दूसरी जाति के कामरेड के लिए जाति अत्याचार, भेदभाव मुद्दे क्यों नहीं बन पाते? क्या यह सिर्फ उसकी परेशानी है...उसके सवाल हैं...? इसी बीच उसने मैक्सिक गोर्की का 'माँ' उपन्यास पढ़ा। इस उपन्यास ने जतिन की पूरी जिन्दगी को बदल दिया। उपन्यास के पात्र पावेल ने उसे बहुत प्रभावित किया। 'माँ' उपन्यास की पात्र माँ निलोवना उसे अपने बाबूजी जैसी लगी थी... एकदम। उसने मन ही मन तय किया कि वह पूरी तरह से पार्टी का काम करेगा बस...।

अपने इरादे को पक्का कर वह उस दिन बाबूजी से इस पर बात करना ही चाहता था कि अचानक बाबूजी की तबीयत ज्यादा खराब हो गयी। जब वह घर पर पहुँचा तो अम्मा और नीलू रो रहे थे। बाबूजी पलँग पर चादर ओढ़े लेटे थे। घबरा गया था जतिन। क्या करे...? उसने पड़ोस के डॉक्टर को बुलाया था। वह दवा देकर चला गया लेकिन वह कह भी गया—"आज जान का खतरा है...। हार्ट अटैक हुआ है...। ध्यान रखना...। रात किसी तरह निकल गयी तो कल सब कुछ ठीक हो जायेगा।" घबरा गया था जतिन। वह बाबूजी को लेकर हॉस्पिटल की ओर दौड़ा। रात भर अम्मा और नीलू बाबूजी के साथ ही रहे थे। बाबूजी को सीने में बहुत तकलीफ हो रही थी। वे नीलू का हाथ अपने

सीने पर रखकर सहलाते रहे थे। उन्होंने जतिन से कहा था—"माँ और नीलू का खयाल रखना बेटा... ...।" माँ रो रही थी। नीलू ने रोते हुए कहा था—"आप ठीक हो जायेंगे बाबूजी, सवेरे हम घर चलेंगे।" जतिन भारी मन से सोच रहा था, किसी तरह रात निकल जाये और... पर कहाँ निकल पायी थी रात...। सुबह होते-होते बाबूजी ने अन्तिम साँस ली थी। वे एकदम शान्त पड़े थे बिस्तर पर...। जतिन को विश्वास ही नहीं हुआ था कि अब बाबूजी कभी नहीं उठेंगे...। सब तरफ कोहराम मच गया था पर आज बाबूजी चुप थे। नीलू का अधिक बुरा हाल था। वह कई बार बेहोश हो चुकी थी। उसे जब भी होश आता तो कहती...बाबूजी स्टोरी सुनाओ न प्लीज...। उठो न बाबूजी... और चीखकर फिर बेहोश हो जाती। बहुत से 'अपने लोग' आये थे दूर-दराज से। खबर फैल चुकी थी कि बाबूजी नहीं रहे। बाबूजी का बहुत सम्मान था। लोग बहुत मानते थे और प्यार करते थे उन्हें। किसी को भी विश्वास नहीं हो रहा था कि बाबूजी नहीं रहे...।

अचानक आयी परेशानी से जतिन दहल गया था। क्या करे...? उसके सारे सवालों के जवाब थे बाबूजी, पर अब किससे पूछे...? वह कैसे अपने को समझाये कि बाबूजी नहीं रहे। भावनाओं को नियन्त्रित करने की बहुत कोशिश करनी पड़ी थी उसे। वह अकेले में रो लेता लेकिन नीलू और अम्मा को समझाता। दूर जाने पर पास न होने का खयाल ज्यादा सालता है...। अब परिवार कैसे चलेगा...? एक नयी प्राब्लम ने जतिन को आ घेरा था। कहाँ वह पार्टी का होल टाइमर बनना चाहता था, अपने सपनों की उड़ान...ख्वाहिशें...जैसे सब खत्म हो गये हों। उसे ऐसा लगता...। सबसे पहले उसने बाबूजी की पेंशन को शुरू करवाने की कवायद शुरू की लेकिन पेंशन मिलने की प्रक्रिया शुरू होने में तो समय लगेगा...। फिर वह क्या करे...? उसे तुरन्त कोई नौकरी चाहिए थी। जतिन ने पार्टी के लोगों को अपनी समस्या बतायी। पार्टी के लोगों ने कई जगह बात की। पार्टी जतिन को खोना नहीं चाहती थी। पार्टी समझती थी इस बात को कि अगर इस समय जतिन की मदद नहीं की तो वह एक सक्रिय और प्रतिबद्ध सदस्य खो देगी। पार्टी और जतिन दोनों के अपने इंटरेस्ट थे। किसी तरह एक फैक्टरी में उसे स्टॉक मैनेजर की नौकरी दिलवा दी। इससे पार्टी को यह फायदा हुआ कि वहाँ पर जतिन को मजदूर यूनियन का काम सौंप दिया गया क्योंकि वहाँ सारी फैक्टरियाँ थीं और

पार्टी संगठन की मजदूर यूनियन वहाँ पर बहुत सक्रिय थी। इसी तरह जतिन को मजदूर यूनियन का कार्यभार मिल गया। बाबूजी की पेंशन भी आने लगी। जतिन ने शुरू में तो परिवार की सारी जिम्मेदारियाँ अपने ऊपर ले ली थीं लेकिन समय के अन्तराल ने उसके भीतर का 'होल टाइमर' वाला जज्बा फिर से कुलांचे मारने लगा था।

बाबूजी को स्मृति बने दो साल बीत गये थे। नीलू ने बारहवीं पास करके कॉलेज में एडमिशन ले लिया था। घर की कुछ जिम्मेदारी नीलू ने भी अपने ऊपर ले ली थी। इधर जतिन नौकरी के साथ यूनियन के कामों में लगा रहता। मजदूर बस्ती जाकर मीटिंग लेता। धरने-प्रदर्शन की योजनाएँ बनाता, पर्चे लिखता...। रात-रात जागकर किताबें पढ़ता और सवेरे उठकर फैक्टरी चला जाता। यही दिनचर्या हो गयी थी उसकी। मजदूर बस्ती और मोहल्ले में वह जब भी जाता तो जाति के आधार पर बँटे मजदूरों एवं उनके परिवारों को स्पष्ट देखता। उसने कई बार सभाओं में और अपने भाषण में यह इशारा भी किया था कि—"जाति मजदूरों की एकता में बाधक है।" सब उसकी बातें बड़े ध्यान से सुनते लेकिन घरों में वापस लौटकर पूरी जाति-व्यवस्था निभायी जाती। जतिन यह सब देखकर बहुत परेशान हो उठता। इधर घर में अक्सर अम्मा और नीलू उसे शादी करने के लिए कहते पर वह हमेशा शादी की बात को टाल जाता। नीलू कहती—"भैया, भाभी ले आओ न अब। देखो, माँ से घर का काम भी नहीं होता। मेरा भी मन नहीं लगता...।" जतिन धीरे-से मुस्करा देता और कभी कहता—"अगर शादी से इतना ही प्यार है तो चलो तेरी शादी कर देते हैं..."और इस पर नीलू चिहुँक उठती, भैया...।

नौकरी अब जतिन के कामों में आड़े आने लगी। उसने पार्टी संगठन में इस पर चर्चा की। उसने होल टाइमर बनने के अपने निर्णय को उनसे साँझा किया। पार्टी जतिन की संगठन क्षमता, कार्यशैली, प्रतिबद्धता और समझदारी से वैसे ही प्रभावित थी। पार्टी स्वयं भी चाहती थी कि जतिन को मजदूर यूनियन के मोर्चे से हटाकर किसी दूसरे मोर्चे पर लगाया जाये। पार्टी अधिक से अधिक जतिन के टैलेण्ट का इस्तेमाल करना चाहती थी। जतिन बहुत शार्प था और समझदार भी। इसलिए पार्टी को वह मजदूर यूनियन के लिए उपयुक्त नहीं लगा था। हालाँकि मजदूर यूनियन का नेतृत्व भी जतिन ने बड़ी कुशलता से किया था लेकिन कई बार जाति के कारण उसे अपमानित भी होना पड़ता।

"लो भई! अब चूड़े-चमार भी हमारे नेता बन गये। लगता है संगठन को कोई और मिला नहीं।" जतिन मजदूरों के इस कमेण्ट से तिलमिला तो जरूर जाता लेकिन तुरन्त ही भावों को काबू कर लेता। 'अपने ही लोग' हैं सोचकर चुप हो जाता लेकिन उसके 'अपने लोग' और बाबूजी के 'अपने लोगों' की परिभाषा में बहुत अन्तर था। यह जतिन ने जान लिया था।

और एक दिन जतिन ने नौकरी छोड़कर होल टाइमर बनने का निर्णय ले ही लिया। हालाँकि उसे पार्टी ने पहले ही बता दिया था कि होल टाइमर बनने के बाद उसे पार्टी ऑफिस में ही रहना होगा। परिवार छोड़ना होगा...। पता नहीं कब, किस समय पार्टी को उसकी जरूरत पड़ जाये। उसे कोर्डिनेशन का भी काम करना है। परिवार छोड़कर पार्टी ऑफिस में रहने की बात ने जतिन की परेशानी को बढ़ा दिया था। वह घर में आकर घंटों बाबूजी की तस्वीर की तरफ एकटक देखता रहता, उनसे बतियाता। "क्या मैं सही कर रहा हूँ बाबूजी...? मेरा निर्णय गलत तो नहीं है। आपकी तरह ही मैं भी समाज के लिए कुछ करना चाहता हूँ।" अपने साथ ढेर सारे सवाल पूछता...और कभी-कभी रो पड़ता। एक दिन उसने माँ और नीलू को बिठाकर अपने निर्णय की जानकारी दी थी। माँ हैरानी से जतिन का चेहरा देखती रह गयी थी। उन्हें तो विश्वास ही नहीं हो रहा था, कि जतिन उन्हें छोड़कर जाने वाला है। अम्मा कुछ नहीं बोलीं पर उनकी आँखें आँसुओं से भर आयी थीं। नीलू ने कहा था—"नहीं भैया, तुम कहीं नहीं जाओगे...। अगर तुम्हें समाज का काम करना ही है तो घर पर रहकर भी कर सकते हो...लेकिन तुम कहीं भी नहीं जाओगे।" चुप हो गया था जतिन। उसने धीरे-से दबी आवाज में कहा—"नीलू, मैं बाबूजी का सपना पूरा करना चाहता हूँ। मैं भी उनकी तरह समाज के लिए कार्य करूँगा।" फिर हिम्मत करके उसने कहा—"अगर तुम लोग मुझे रोकोगे तो बाबूजी की आत्मा को दुख होगा।" "अगर तुम हमें अकेला छोड़कर जाओगे तो क्या बाबूजी की आत्मा को ख़ुशी होगी भैया...। मत जाओ भैया, मत जाओ...। बाबूजी भी हमें छोड़कर चले गये और अब तुम भी..." फफककर रो पड़ी थी नीलू। अम्मा भी सुबकते हुए रो रही थी पर आज जतिन ठाने बैठा था। उसके भीतर कई दिनों से अन्तर्द्वन्द्व चल रहा था। वह अम्मा से बोला—"अम्मा तुम बताओ न कुछ...।" अम्मा चुप थी। वह बस

जतिन को देखे जा रही थी। "ठीक है जीतू, जो तुम्हें अच्छा लगे करो...।" कहकर वह भीतर बाबूजी के कमरे मे चली गयी। नीलू रोये जा रही थी। जतिन उठकर अपने कमरे में चला गया। उसने कुछ ज़रूरी चीजें लीं। फिर वह बाबूजी के कमरे में गया। उसने दीवार से बाबूजी की तस्वीर उतारी उसे एक कपड़े में लपेटा। फिर उसने बाबूजी का बक्सा लिया। बक्से को हाथ लगाते हुए उसे ऐसा लगा था जैसे बाबूजी ने जतिन को छुआ हो। उसकी आँखें नम हो आयीं और भीगी पलकों के साथ वह घर से बाहर निकल आया।

जतिन फिर स्मृति से लौट आया। घर से नीलू की चिट्ठी आयी थी। उसकी शादी होने की सूचना थी। आज पाँच साल हो गये थे उसे घर छोड़कर पार्टी ऑफिस में आये हुए। इन पाँच सालों में वह दो बार ही तो घर जा पाया था। एक साल पहले जब वह गया था तो माँ ने उसे बताया था कि नीलू की शादी की बात चल रही है। लड़का बहुत अच्छा है। अपनी ही बिरादरी का है। स्कूल में पढ़ाता है, जरा तुम भी मिल लो... पर कहाँ मिल पाया था जतिन। शाम को ही पार्टी ऑफिस से फोन आ गया था। एक इमरजेंसी मीटिंग थी। सूचना मिलने के तुरन्त बाद वह घर से ऑफिस के लिए निकल आया था। माँ ने उससे कहा भी था—"कल चले जाना जीतू, बहन की शादी का मामला है। आज तो रुक जाओ कम से कम..."पर नहीं रुका था जतिन। जब वह घर से चला तो नीलू ने उससे मिलने से मना कर दिया था। भावुक हो चला था जतिन...लेकिन था वह पार्टी का अनुशासित सदस्य। भावुकता को परे धकेलकर निकल ही पड़ा था घर से...। आज उसी बहन की शादी की सूचना थी। लड़के के माता-पिता नहीं थे। शादी के बाद वह घर में ही रहेगा। उसने सोचा—"चलो, माँ को भी आराम हो जायेगा।" उन्हें अकेले नहीं रहना होगा। उसने शादी में जाने का मन बना लिया। जतिन शादी से कुछ दिन पहले जाना चाहता था। उसने जाने से पहले अपने कमरे को ठीक किया और कोने में पलँग के पास रखे बाबूजी के बक्से को उठाया और उसमें कुछ जरूरी चीजें, कुछ किताबें, अपना चश्मा और कपड़े रख लिये। घर से जब वह पार्टी ऑफिस में रहने आया था तो बाबूजी का बक्सा और उनकी तस्वीर को ले आया था। बाबूजी की तस्वीर को उसने ठीक मार्क्स की तस्वीर के साथ लगा दिया था। जब भी जतिन को कहीं जाना होता तो वह बाबूजी के बक्से को ही

लेकर जाता। उस बक्से को वह ऐसे सहेजकर और सँभालकर रखता था जैसे उसमें बाबूजी की आत्मा बसी हो...।

जतिन पार्टी ऑफिस के जिस कमरे में रहता था उसमें एक खिड़की थी जो पूरब की ओर खुलती थी। खिड़की के बाहर लम्बे पलाश के कई पेड़ थे जिस पर केवल फूल ही खिलते थे लाल रंग के। पेड़ों की टहनियाँ एकदम गंजी थीं। एक भी पत्ता उन पर नहीं होता था। अगर उन पेड़ों पर फूल न हों तो वे सूखे दरख्त जैसे दिखते। जतिन अक्सर उन पेड़ों से अपनी तुलना करता। उसके भीतर की भी हरियाली जैसे सोख ली गयी हो। केवल विचारों की गर्मी रह गयी थी। घनी दाढ़ी के काले और सफेद बालों ने चेहरे को शरीर से अलगा दिया था। शरीर दुबला-पतला लेकिन क़द लम्बोतरा था। पैंतीस की उम्र में वह पचास का दिखता। गर्मी के दिनों में दाढ़ी अक्सर उसे परेशान करती। पसीने से तरबतर शरीर पर दाढ़ी के भीतर उसे खुजली होती। उँगली से या फिर नुकीली चीज से वह दाढ़ी को खुजलाता। अजब जिन्दगी थी धीर-गम्भीर कामरेड जतिन की...।

कमरे को ताला लगा जतिन नीलू की शादी में शामिल होने के लिए चल पड़ा। कई घंटों की यात्रा के बाद वह बस से उतरकर पैदल ही घर की ओर चल दिया। उसने देखा, समय की रफ्तार ने बहुत कुछ बदल डाला। सड़क को चौड़ा कर दिया गया था और किनारों पर पेड़ लगा दिये थे। उसे याद आया कि इसी सड़क से बाबूजी जतिन और नीलू को साइकिल से स्कूल छोड़ने जाते थे। रास्ते भर पूरे उत्साह से कुछ न कुछ बताते। गली के कोने पर उसने डॉ. अम्बेडकर की मूर्ति देखी थी। वह उत्साह से भर गया। अरे वाह...लोगों में इतनी चेतना और आत्मविश्वास आ गया कि उन्होंने मूर्ति लगवा ली...। वह मूर्ति के नजदीक पहुँचा। उसने देखा कि वह मूर्ति तो बाबूजी से बहुत ही मिलती-जुलती है। वह खयालों में खोया खड़ा रहा। फिर धीरे-धीरे चलकर वह घर के सामने पहुँचा। आस-पड़ोस के अपने लोग उसे पहचानने की कोशिश कर रहे थे। बढ़ी दाढ़ी और कुम्हलाये शरीर में वह मुश्किल से पहचान में आ पाता था। "अरे! ये तो जतिन बाबू हैं।" कहीं किसी कोने से आवाज आयी...।

घर में पूरे हफ्ता भर रहा था जतिन। उसे अच्छा लगा था घर में आकर। पूरे उत्साह और जिम्मेदारी से उसने शादी में काम किया। वह रग

सा गया था इस जीवन्त माहौल में। इस माहौल में उसने जिन्दापन महसूस किया। कितने दिनों तक वह अपनों से, जिन्दगी से, भावनाओं से दूर हो गया था। उसने अपने को मशीन बना डाला था। काम करने वाली मशीन... लेकिन तुरन्त उसने ऐसे विचारों को परे धकेल दिया था। अम्मा और नीलू खुश थी कि चलो वह सप्ताह भर तो रहा है घर में। लेकिन जब वह वापिस जाने की तैयारी करने लगा तो घर में फिर से सन्नाटा और उदासी घिर आयी थी। "अपना खयाल रखना बेटा...।" अम्मा ने कहा था। "देखो कितने कमजोर हो गये हो, टाइम से खाया करो... और समय निकालकर आ जाया करो...। पता नहीं मरते हुए तुम्हें देख पाऊँगी भी या नहीं..." कहकर अम्मा रोने लगी थीं। आँखें नम हो गयी थीं जतिन की। फिर नीलू ने भी उससे भावुक बातें की...। एक बार तो जतिन का भी मन हुआ कि न जाये पर... जाना तो होगा ही...। उसने सोचा था। दुखी और भावुक मन से उसने विदा ली थी।

लौटते हुए जतिन उदास था। भारी मन से वह पार्टी ऑफिस के अपने कमरे पहुँचा। कमरा खोलकर वह भीतर घुसा, कमरे में अँधेरा था, शाम घिर आयी थी। उसे लगा जैसे घिरती साँझ उसके भीतर बैठ गयी हो। बाबू जी का बक्सा पलँग के पास किनारे पर रख दिया और पलँग पर बैठ गया...। उसकी नज़र दीवार पर गयी। वह सन्न रह गया। दीवार पर बाबूजी की तस्वीर नहीं थी पर मार्क्स की तस्वीर वहाँ पर ज्यों की त्यों थी। उसे दीवार सूनी लगी थी। नंगी और भयावह सूनी दीवार...। जतिन को ऐसा लगा जैसे किसी ने जबर्दस्ती बाबूजी की तस्वीर को वहाँ से हटाया हो। उसके लिए यह जीवन का कटु अनुभव था। बाबूजी उसके लिए अँधेरे में उजाले का दीया थे...। उदास और भारी कदमों से वह शरीर को घसीटता हुआ आगे बढ़ा। उसकी उदासी गहरी हो गयी थी। बाबूजी की तस्वीर नीचे गिरी हुई थी। तस्वीर के फ्रेम पर चटकी काँच की लकीरों ने बाबूजी के चेहरे को बदरंग कर दिया था। उसकी आँखों से पानी बह निकला। वह गहरी उदासी में डूबता गया। यह लाल उदासी थी...। 'पिताजी—उसके कामरेडों की लाल खुशी में शामिल नहीं हो पाये थे' ऐसा उसने सोचा था। उसके दिमाग में एक विचार आया—"क्या अम्मा-बाबूजी हमारे संघर्ष में आदर्श नहीं हैं? क्या वे मार्क्स, लेनिन, गाँधी और अम्बेडकर जैसे प्रेरक नहीं...?" उसका माथा गरम हो गया था। उसने बाबूजी की तस्वीर को उठाकर साफ किया और

कपड़े में सहेजकर रख लिया...। वह पलँग पर लेट गया। उसे नींद नहीं आ रही थी। उसने खाने को भी कुछ नहीं मँगाया। उसे आज फिर से बाबूजी की बहुत याद आयी। उसे अपना बचपन याद आ रहा था...। बचपन की घटनाएँ...। उसे लगा जैसे बाबूजी उसके सामने खड़े हों...। बाबूजी जैसे ईसा मसीह में बदल गये हों...। उसे शब्द सुनाई दिये...। इन्हें माफ कर दो बेटा...। इन्हें पता नहीं ये क्या कर रहे हैं...? उसने चौंककर इधर-उधर देखा...। कमरे में घना अँधेरा था...। वह उठा, लाइट जलायी। बाहर का अँधेरा और घना हो गया। 'तो क्या चारों तरफ अँधेरा ही अँधेरा है...।' उसने सोचा था। उसे फिर से बाबूजी की तस्वीर की याद आयी। जतिन ने भीतर कुछ चटकता हुआ महसूस किया। आँसू उसकी आँखों के दोनों कोनों से आकर फँस गये थे। जतिन ने सभी विचारधाराओं को सोया महसूस किया। विचारों ने मनुष्य के मानवीय मूल्यों को नहीं जगाया है...। सभी विचार भीतर से एक जैसे हैं...। विचार मनुष्य की भावनाओं को क्यों नहीं जगा पाता...। क्या विचार सिर्फ हमारे दिमागी ऐय्याशियों का शगूफा भर होता है...। जो विचार मनुष्यता को जाग्रत न कर पाये उसे मर जाना चाहिए...। ढेरों बातें आज उसके भीतर उफान मार रही थीं। जतिन तो नीले और लाल रंग को मिलाना चाहता था। उसने तो बाबूजी के सपने को आकार दिया था। बाबू जी कहते थे–''जतिन हमें हकीकत की जमीन पर उगे काँटों को लहलहाती फसल में बदलना है।'' तो कभी जतिन के उदास होने पर कहते–''अधूरी जरूरतों से भरी जिन्दगी को सपनों से भरना सीखो बेटा...।'' न जाने कितने सपने देखता था वह। हमेशा जीवन के ही सपने आते थे पर आज जागते में मरने का सपना भी आया था उसे। धीरे-धीरे उसके गुस्से का उबाल शान्त हो गया था। रात को सोते समय बाबू जी अक्सर उसे और नीलू को एक गाना सुनाया करते थे। जतिन को आज भी वह याद है–

मुक्ति की राह कठिन है
इस पर चलना तुम्हें अकेले...
घना बहुत है अँधियारा
फिर भी चलना तुम्हें अकेले...
अपने भी तो दगा करेंगे
सपने भी तो छला करेंगे

डरना मत तुम मेरे साथी
न होना मत तुम कभी उदास
राह कठिन है फिर भी चलना
चलते रहना, बढ़ते रहना
रुकना तो है मौत तुम्हारी
आयेगी रोशनी एक दिन...
मुक्ति की राह कठिन है...
इस पर चलना तुम्हें अकेले।

जतिन ने मन ही मन इन पंक्तियों को दोहराया। उसे अद्‌भुत आत्मिक शान्ति मिली थी। धीरे-धीरे वह गहरी नींद में सो गया।

जतिन ने इस घटना का जिक्र किसी से नहीं किया। वह नयी ऊर्जा और जोश के साथ पार्टी के काम में लग गया। धीरे-धीरे समय बीतता रहा। वह पार्टी के काम से देश के सभी राज्यों में जाता। अब उसने अपने बक्से को अधिक सहेजकर रखना शुरू कर दिया। वह जहाँ भी जाता, ताला लगा बक्सा भी उसके साथ जाता। उसे बक्से वाला कामरेड कहा जाने लगा। सभी कामरेडों को उसके बक्से को लेकर अजीब तरह की कौतूहल होने लगी।

पैंतालिस साल का होते-होते उसका चेहरा कुम्हला गया था। दाढ़ी अधिक घनी होकर सफेद हो चली थी। शरीर और भी अधिक कमजोर हो गया था। इतने होने पर भी उसकी आँखों में चमक बरकरार थी। पार्टी ने तय किया कि जतिन में अद्‌भुत संगठन निर्माण की क्षमता है। इसलिए उसे एक ऐसे प्रदेश में जाने के लिए कहा गया जहाँ संगठन का काम कमजोर था। उसे सेंट्रल कमेटी की तरफ से प्रदेश में पार्टी निर्माण के कार्य के लिए भेज दिया गया। जतिन ने कुछ नहीं कहा पर अब उसके शरीर में पहले जैसी ताकत नहीं रह गयी थी। बहुत-सी बीमारियों ने उसके शरीर को जकड़ लिया। दूसरे राज्य में जाने के लिए जतिन ने बक्से में अपने कुछ कपड़े रखे, किताबें रखीं। कुछ अन्य जरूरी चीजों का उसने अलग से बंडल बनाया और दूसरे प्रदेश में जाने के लिए रवाना हो गया। यह एक पिछड़ा हुआ प्रदेश था जो विकास में पूरी दुनिया से लगभग कटा हुआ था।

उसके रहने का इन्तज़ाम प्रदेश पार्टी ऑफिस में कर दिया गया। नये कामरेड और पुराने कामरेड ने बहुत ही गर्मजोशी के साथ उसका

स्वागत किया था। हालाँकि पुराने कामरेड जो कि लगभग उसी की हमउम्र के थे उसे बक्से वाले कामरेड के रूप में पहले से ही जानते थे।

जतिन ने पाँच साल की कड़ी मेहनत के बाद प्रदेश में पार्टी संगठन को मजबूती दे दी थी। छात्र संगठन से लेकर मजदूर-किसान यूनियन, प्रान्तीय और जिला समितियों का नया ढाँचा बनाया गया था। नौजवान लीडरशिप पैदा की। पार्टी की सेंट्रल कमेटी उसके कामों से बहुत खुश थी लेकिन साथ ही बक्से को लेकर नये और पुराने साथियों की जिज्ञासाएँ बढ़ती ही जातीं। कई प्रकार के किस्से-कहानियाँ उसके बक्से को लेकर सुनाये जाते। कोई कहता—"पता है कामरेड के बक्से में क्या है...? कामरेड जतिन किसी पूँजीपति परिवार से हैं। पिता के मरने के बाद जब जायदाद का बँटवारा हुआ तो कामरेड के हिस्से में भी ढेर सारी पूँजी आयी थी। उस पूँजी को इन्होंने बक्से में सँभालकर रखा है...।" इस पर दूसरा कामरेड प्रतिवाद करता...। "नहीं यार ऐसी बात नहीं है...। अपने कामरेड ऐसे नहीं हैं...। अगर उनके पास जायदाद होती तो क्या वे पार्टी को नहीं देते...।" ऐसी अनेक कहानियाँ थीं जो कामरेडों के बीच चटखारे लेकर कही जातीं। एक अन्य कहानी भी थी जो बहुत ही दिलचस्प थी जिसे कभी-कभी पुराने कामरेड जब भी रंगीन माहौल में होते तो कहते...। "सुना है कामरेड जतिन का कॉलेज के दिनों में किसी बहुत ही खूबसूरत लड़की के साथ जबर्दस्त इश्क चला था। वह इनसे शादी करना चाहती थी...पर ये होल टाइमर होकर पार्टी का काम करना चाहते थे। इसलिए इन्होंने शादी नहीं की...। उसी समय के जो इश्क पत्र हैं और उसके फोटो वही अब तलक सँभाल कर रखे हैं...। इसलिए हमेशा बक्से पर ताला लगाये रहते हैं...।" इन किस्सों को सुनाते कभी भी कामरेड जतिन के सम्मान में कुछ खराब नहीं कहते थे...।

लेकिन धुन का पक्का कामरेड जतिन अपने काम में हमेशा लगा रहता। जैसे उस पर एक ही चीज सवार थी...। समाज बदलना है... बस...। जतिन का शरीर बीमारियों की कोठरी बन गया था। ठीक से इलाज भी नहीं करा पाता। न खाने की फिक्र न सेहत की चिन्ता। बस काम... लेकिन ऐसा कितने दिन चलता...। शरीर कब तक साथ देता...। उस दिन सवेरे से ही जतिन को खाँसी का असहनीय दौरा पड़ा था। खाँसते-खाँसते सीने में दर्द का गोला-सा उठता। वह दिन भर पलँग

पर ही लेटा रहा अकेला...। आज उसे अम्मा की बहुत याद आयी। बचपन में वह जब भी बीमार होता तो रात भर अम्मा पलँग के पास ही बैठी रहती। बुखार होने पर गीली पट्टियाँ रखती, सोती नहीं थी रात भर...। वह अम्मा के लिए कुछ भी तो नहीं कर पाया था। अम्मा बहुत अकेली रह गयी। बाबूजी के बाद जतिन भी तो उन्हें अकेला छोड़ आया था। नीलू के लिए भी तो कुछ करना था। वही तो था उसका पिता, भाई सब कुछ। कौन-सी इच्छा पूरी कर पाया नीलू की। उसे नीलू के शब्द याद आये—"मत जाओ भैया...हमें अकेला छोड़कर मत जाओ। बाबूजी भी हमें छोड़कर चले गये और अब तुम भी...।" सोचते हुए उसकी आँखों से पानी लगातार बह रहा था। उसे दूर होती रोशनी में, धुँधलाते बिम्बों में बाबूजी दिखे थे। उसे लगा जैसे बाबूजी उसे सीने से लगाने को बुला रहे हैं। जतिन लुप्त होती चेतना में बड़बड़ाया था—"मैं आ रहा हूँ, बाबूजी...मैं आ रहा हूँ..."और कामरेड जतिन चल बसे...। सभी के मुँह से यही सुनाई देता...। "कामरेड जतिन नहीं रहे...।" जतिन के दाह-संस्कार के बाद अब प्रदेश पार्टी के सामने एक नयी समस्या आ गयी थी। कामरेड जतिन का बक्सा...। क्या करें इसका अब...? उसमें ताला जड़ा था। मीटिंग के बाद यह तय हुआ कि कुछ सीनियर पार्टी मेम्बर की मौजूदगी में बक्सा खोला जाये। सभी के मन में बेचैनी भरा कौतूहल था। जिस दिन बक्से को खोला जाना था, नये और पुराने कामरेड्स किसी न किसी काम के बहाने पार्टी ऑफिस में आ ही गये थे। सभी के मन में एक ही सवाल था..."क्या होगा बक्से में...?"

जतिन के कमरे से बक्से को बाहर लाया गया। एक सीनियर पार्टी कामरेड ने बक्से का ढक्कन उठाया। सभी ने एक-दूसरे के ऊपर चढ़ते हुए बक्से में 'सबसे पहले मैं...सबसे पहले मैं' सोचते हुए झाँका...। बक्से में कुछ किताबें निकलीं। फिर एक करीने से तह किया हुआ नीले रंग का कपड़ा था। उसे उठाया गया और उसकी तह हटायी...। सब देखकर हैरान थे...। ये तो जतिन के बाबूजी की तस्वीर थी...। कौतूहल में उदासी पसर गयी...। जैसे कह रहे हों...खोदा पहाड़...?

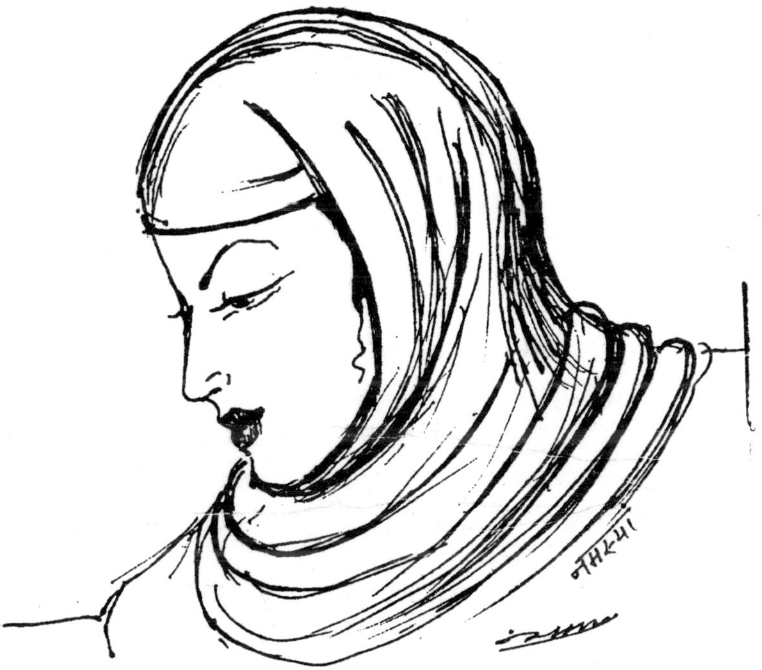

गुज्जी

"सूरज बड़त्या की कहानी 'गुज्जी' दलित जीवन को अपवार्ड मोबिलिटी में देखती है। कठिन किन्तु अप्रतिहत। गुज्जी यानी मैक का हॉटडॉग।"

(सुधीश पचौरी, वाक्-5, 2009)

हालाँकि उसका नाम गुज्जी नहीं था पर अब वह गुज्जी ही था। होश सँभालने से पहले ही उसके कानों ने अपनी पहचान का यह वाक्य भीतर जैसे जज्ब कर लिया हो। स्कूल से लेकर गली-मुहल्ले में अब यह नाम पूरी तरह पक चुका था। कच्चे में हम चाहें तो आकार-प्रकार, पहचान को मनमाफिक बना सकते हैं लेकिन क्या हम तब सयाने होते हैं? यानी कि कच्चेपन में सयाना होना निर्णायक होता है और गुज्जी सयाना कहाँ था तब। माँ-बाप ने रामदास नाम धर दिया था अपनापे में। अपनापा भी कितना भावुक होता है। गुज्जी के बड़े भाई का नाम श्याम था जिसे श्यामल पहचान मिली थी और छोटी बहन साँवली होने के कारण कल्लो भी कहलायी जाती। रूप-गुण इंसान की पहचान में हमेशा मदद करते हैं पर रामदास का नाम उसके किसी गुण और रूप-रंग से नहीं पड़ा था। उसकी एक अलग ही कहानी है। मैंने कई बार रामदास से कहा—"यार तुझे अपने बारे में सब अनुभव लिखने चाहिए।" सुनकर हैरानी से मेरी तरफ देखता..."क्यों मजाक करता है...मेरे पास ऐसा है ही क्या लिखने को जो मैं लिखूँ? मैंने अपने जीवन में कोई महान काम नहीं किया। अपने बारे में लिखने का क्या कोई बड़ा कारण होना चाहिए? छोटा कारण क्या सहायक नहीं होता। मैं सोचता छोटे और बड़े

के फासले के पीछे क्या कोई सामाजिक मंशा होती है? फिर वह बोला था "मुझे यह सब लिखना अपने बारे में थोड़ा चीप भी लगता है।" कहकर गहराई से मेरी आँखों में झाँकने लगता है। "मैं उसके झाँकने का कारण जानता था। मुझे हमेशा ऐसा लगता था कि मैं गुज्जी को समझता हूँ लेकिन यह मेरा भ्रम ही तो था।" "क्या हम इंसान के मन की थाह पा सकते हैं?" "मैंने कई बार अपने बारे में ठीक-ठीक जानने की कोशिश की थी। मैंने पाया कि कभी मैं भावुक, उदास सपने उगाकर देवता बन जाता था और तब मुझे पूरी दुनिया चालाकी और धूर्तता से भरी दिखती थी। मैं अपने को ऐसी दुनिया में अकेला पाता जहाँ सब स्वार्थी थे और मैं गुलाम। तब मैं उदास हो जाता।" "भावुकता हमेशा उदास करती है, ऐसा मैं सोचता।" कभी-कभी मैं देवालय से निकल समय के साथ मिलकर साजिशें रचता और क्रूरता का अट्टहास लगाता, तब मैं राक्षस होता। मैं सच में क्या था, समझ नहीं पाता। क्या यह सब मेरे बस में था? जब मैं अपने को ही नहीं समझ पाता तो कैसे दावा कर सकता हूँ कि मैंने गुज्जी उर्फ रामदास को जान लिया है। खैर मैं बिना दावा किये आपको रामदास की उस दुनिया में ले चलता हूँ जहाँ वह गुज्जी बना और हमारा यही गुज्जी एम.बी.ए. करके मैक्डोनाल्ड में मार्केटिंग मैनेजर बन चुका है।

दिल्ली की एक पुनर्वास बस्ती में लालकिले के पास से विस्थापित होकर यहाँ बसा था उनका परिवार। वैसे वह खुद नहीं बसा था बल्कि वहाँ झुग्गियाँ बनाकर बसे बहुत से परिवारों को जमीन से उखाड़कर बाहरी दिल्ली में ला पटका था। दिल्ली को साफ-सुथरा बनाने का अभियान चला था। शायद कोई विश्वस्तरीय खेल होने थे तब दिल्ली में। इसीलिए स्वच्छता की दृष्टि से गन्दगी जहाँ भी थी उसे हटाना जरूरी था। उसी अभियान में एक झुग्गी के बदले साढ़े बाईस गज जमीन का एक टुकड़ा मिला था परिवार को। गुज्जी के बाबूजी की तेज दिमागी ने रंग दिखाया और पड़ोस की खाली जमीन को कब्जा लिया। आज भी उस कब्जाई जमीन पर कच्चा-पक्का मकान तो बन गया लेकिन एलॉटमेंट न होने के कारण उसका कोई पत्राचार पता नहीं है। वैसे ऐसी तेज दिमागी गुज्जी के बाबूजी ने ही नहीं दिखायी बल्कि बहुतों ने ऐसा किया। इसीलिए बहुतों के पत्राचार पते कब्जाई जमीन पर नहीं हैं। यह एक जीने की व्यावहारिक समानता थी जिसके सहारे वे जीवन जीना

जान गये थे। वैसे भी असुरक्षित जीवन अपने लिए रास्ता बना ही लेता है और जो नहीं बना पाता वह अभाव में मारा जाता है। यही दुनियादारी है और जीने का सलीका भी। उस पुनर्वास बस्ती में गुज्जी के अपने समुदाय के भी बहुत से राजस्थानी रहते थे। वहीं अन्य क्षेत्रों के कुछ चमारों के परिवार थे और कुछ वाल्मीकि के। कम ही घर थे इनके लेकिन सभी ने कुछ घरों को इकट्ठा करके अपने अलग मोहल्ले बना लिये थे। सुन्दरपुरी मोहल्ले का वह 'ए' ब्लॉक छोटी जातियों का मोहल्ला भी कहलाता था लेकिन बाहरी लोगों को नहीं मालूम था कि उस छोटी जाति वाले 'ए' ब्लॉक के भीतरी कोनों में कई मोहल्ले बने हैं। वैसे उनके बीच उठना-बैठना, खाना-पीना स्वाभाविक रूप से होता था पर बाहरी झगड़े में उनकी एकता कभी भी नहीं देखी। 'बी' और 'सी' ब्लॉक में प्रायः सभी जातियों के इक्के-दुक्के घर थे। सड़क के उस ओर कुछेक मुस्लिम समुदाय के घर थे जिन्होंने आपस में मिलकर एक मस्जिद बना ली थी। कुरैशी, सैफी और अंसारी रहते थे वहाँ पर। रोज सवेरे अज़ान होती बिलानागा। मस्जिद और छोटी जात वालों के बीच एक छोटी सड़क थी जो दोनों समुदाय को अलगाती थी। छोटी सड़क थोड़ी आगे जाकर एक बड़ी सड़क में मिलकर अपना वजूद खो देती और बड़े होने का अहसास पाती। क्या अपना वजूद मिटाकर बड़ा होना अनैतिक होते जाना नहीं है? ऐसे कई सवाल मुझे घेरे रहते। उसी बड़ी सड़क पर एक बड़ा स्कूल था जहाँ दूर-दराज के गाँव-देहात के बच्चे पढ़ते। स्कूल के ठीक सामने थाना था जो सीना ताने 'दिल्ली पुलिस आपके साथ' का बड़े से कई बोर्ड को अपने सीने पर टाँगे साथ होने का भ्रामक खुशनुमा अहसास पसारता था। थाने के ठीक बगल में बहुत से फलों की रेहड़ियाँ और चलती-फिरती दुकानें सजी होतीं। इन चलती-फिरती दुकानों के पीछे एक जानवरों का अस्पताल था जिसके बाहर एक छोटा-सा बोर्ड था लेकिन वह दुकानों में ऐसा छुपा रहता जैसे उस पर ग्रहण लगा हो। ऐसे माहौल में गुज्जी कैसे मैक्डोनाल्ड में मैनेजर बन गया, आप भी कौतूहल लिये बैठे होंगे।

गुज्जी छठी क्लास में था जब वह परिवार के साथ इस मोहल्ले में आया था। यहाँ आकर उसे फिर से एडमिशन लेना पड़ा था। बड़ा भाई श्यामल आठवीं में था...। गुज्जी का परिवार एवं उन्हीं की जाति के दो परिवार सूअर पालने का कार्य करते थे। छोटी-सी एक दुकान थी उनकी

जिस पर गोश्त बेचा करते थे सूअर का। मोहल्ले के बहुत लोग लेने आते थे चोरी-छुपे, क्या ब्राह्मण, क्या बनिये। हाँ, मुस्लिम जरूर घृणा करते थे इससे।

गुज्जी के इस नामकरण के पीछे उसकी दुकान की महत्त्वपूर्ण भूमिका थी। रामदास से गुज्जी बनने के सफर की शुरुआत। गुज्जी वैसे एक खाद्य-व्यंजन है जो सूअर के गोश्त और रक्त से मिलकर बनाया जाता है। आजकल मल्टीनेशनल कम्पनियों और रेस्तराँ में यह हॉट-डॉग और सोसोज के नाम से नये रूप-शृंगार के साथ दस गुना दाम में बिकता है। गुज्जी न खाने वाले आधुनिक शिक्षित विदेशी रेस्तराँ में हॉट-डॉग खाते हुए आसानी से देखे जा सकते हैं।

रामदास उर्फ गुज्जी की गोश्त की दुकान पर हॉट-डॉग का देशी संस्करण गुज्जी के रूप में पॉकेट के हिसाब से लोग चाव से खाते हैं। गुज्जी के बनाने की रेसिपी मैं जरा आपके सामने परोसने की इज़ाजत चाहता हूँ और सूअर को जानवर कहने की इज़ाजत भी लेता हूँ क्योंकि आगे इसी नाम का जिक्र आना है। वैसे भी इसे जानवर ही कहा जाता है दलित समाज के भीतर।

हालाँकि इस जानवर का कत्ल करना कोई हँसी-खेल नहीं है। सात पुश्तें तक हिला देता है यह जानवर। ताकत ऐसी कि भीम और अली की ताकत भी मिला दो तो हाथ न धरने दे। वह तो एक खास तरकीब होती है जिससे इसे काटने के लिए पकड़ा जाता है। वैसे है तो यह जानवर लेकिन अपने जिबह होने को न जाने कैसे जान लेता। अपनी गोल भी थूथनी से सूँघ लेता होगा शायद। इस जानवर की सूँघने की शक्ति पर अभी तक शोध नहीं हुआ। हो सकता है कि कुत्ते से कहीं अधिक घ्राण शक्ति हो? आसानी से बलि का बकरा बनना इसे कतई मंजूर नहीं। कभी-कभी अनाड़ी पकड़ची को घायल भी कर देता है। आत्मरक्षा में उठा सिर कभी झुकता नहीं, कट जाता है, कत्ल होने तक प्रतिरोध नहीं छोड़ता यह। पूरे मोहल्ले को अपने कत्ल की सूचना देता है, हृदयविदारक दारुण चीत्कार हूँ...ढाँ...ढाँ...। कई लोग मिलकर निकालते हैं प्राण। कमजोर दिल के तो दहलकर भाग जायें। किसी इंसानी दंगल से कम नहीं होता, वह दृश्य। अपने को जिन्दा रखने के लिए जानवर कत्ल करते हैं दलित। शौक नहीं होता यह उनकी मजबूरी है। भयानक, त्रासद बेबसी। रामदास, उसका भाई श्यामल और बाबूजी

मोहन तीनों मिलकर ही प्रायः दुकान के लिए जानवर को जिबहा किया करते। दो जानवर का गोश्त दो दिन चल जाता और तीसरे दिन फिर। उसके बगल में चमचमाता-सा छुरा घुसेड़ा जाता था। दन्न से रक्त का फव्वारा फूट पड़ता। कभी-कभी तो पाँव न बँधा होने से छुरा लगा होने पर भी भाग खड़ा होता। तब बड़ा मुश्किल होता उसे पकड़ना। बहुत नुकसान भी होता क्योंकि सारा खून यहाँ-वहाँ पूरे मोहल्ले में फैल जाता। अगर गलती से मस्जिद की तरफ निकल गया तो दोनों ओर से लाठियाँ निकलना तय। इसलिए उसके पाँव बाँधकर ही छुरा चलाया जाता। ऐसे समय रामदास बड़ी गोल-सी परात या तसला लिये हमेशा तैयार खड़ा रहता। जैसे ही रक्त निकलता वह हाथ के तसले को नीचे लगा देता जैसे नल के नीचे पानी भरने का बर्तन लगाया हो। अगर इसमें जरा भी चूक होती तो बाबूजी का झन्नाटे-सा तमाचा गाल पर पड़ता "कुत्ता रो बच्चा...तारो ध्यान कते से "कहकर गुस्से में तमतमा उठते...। बहुत देर तक गाल सहलाता रहता गुज्जी।

जानवर के रक्त से पूरा तसला भर जाता था। उसे घर में सँभालकर रखा जाता। जानवर के गोश्त के टुकड़े करके अलग-अलग भागों में बाँटकर बेचा जाता था। जिन्दा जानवर मरने के बाद कितना ठंडा होता है शान्त। टुकड़े में कलेजी, फीफरा, कान, हाथ, पाँव, गर्दन, जीभ, थूथनी...कितना भयावह...। मांस के लोथड़ों से खून टपकता रहता। लाश ही तो थी यह, एक जानवर की लाश। तसले वाला खून सवेरे तक गाढ़ा होकर जम जाता एकदम केक की तरह। उस पर हरी मिर्च, लहसुन,... अदरक, मसाले और हरा धनिया काटकर उँड़ेला जाता। धोकर साफ की गयी आँत में उस गाढ़े-पतले लाल केक को भरा जाता। आँत के एक सिरे को मोटे धागे से बाँधा जाता और भरकर दूसरा सिरा भी बाँध देते। फिर एक बड़े-से पतीले में पानी गर्म करके उसमें लम्बी-सी ककड़ी जैसी शक्ल वाली आँत को डाल देते। उबलकर रक्त और आँत खाने लायक हो जाती। उसे गोल छोटे भाग में काटकर बेची जाती। इसे कहते गुज्जी। इसी तकनीक को आधुनिक करके यूरोप गें और अब तो इंडिया में भी हॉट-डॉग के रूप में चटखारे लेकर खाया जाता है।

रामदास के स्कूल के बच्चे दुकान के सामने से होकर गुजरते। उन्हें पता था इस दुकान के बारे में लटकती गुज्जी के बारे में। रामदास कभी-कभी अपना लंच घर रो ले जाता। अलग रो खाने के लिए क्या

बनायें। घर में गुज्जी तैयार होती, उसी के टुकड़े एक प्लास्टिक की थैली में डालकर ले जाता रामदास। हालाँकि बड़ा भाई श्यामल ऐसा नहीं करता। शायद इसलिए वह गुज्जी होने से बच गया। रामदास ने विरासत में तेज दिमाग पाया था। इसी गुज्जी के बदले वह स्कूल के अपने सहपाठियों से होमवर्क वहीं क्लास में ही करवा लेता। यादव और जाट के बच्चे गुज्जी खाने की लालच में ऐसा कर देते। धीरे-धीरे रामदास से उसका नाम गुज्जी पड़ता गया। वह भी अपना नाम भूल गया होता अगर स्कूल के रजिस्टर में रामदास नाम न लिखा होता।

बचपन की कई ऐसी घटनाएँ हैं जो रामदास ने मुझे बतायी थीं...बड़ी ही हृदयविदारक और बेबसी से भरे थे वे बिम्ब...। मेरा तो कलेजा काँप जाता, कई बार तो घिन्न भी आती। मैं सोचता कि क्या हमारे समाज के सभी रामदासों की जिन्दगी इतनी दारुण होती है? सभी तो पढ़-लिखकर मैनेजर नहीं हो जाते। आगे बढ़ने के लिए एक जज्बा भी चाहिए होता है, एक चाहत और एक माहौल भी। रामदास को कभी-कभी स्कूल से छुट्टी कराके या जबर्दस्ती जानवरों 'सूअरों' को चराने भी ले जाना पड़ता था। पास ही खाली पड़ी जमीन पर उन्मुक्त जानवर हगनाहट को चरते घूमते। खाली जमीन घरों में पाखाना न होने से बाहर हगने-मूतने का ठिकाना बनती। इंसानों की यही मजबूरी जानवरों को पास ही चरने का सुकून देती। दिनभर जानवरों को चराना पड़ता था रामदास को। इसलिए घर से वह एक थैली में अपना दिन का खाना भी ले जाता। वहीं जानवरों के बगल में उफनती गर्मी और धूल उड़ाती हवा के गर्म झोंकों में रोटी और मांस के टुकड़ों को मुँह में मसलता हुआ निगलता। जानवर रामदास को और रामदास उनकी चाल-ढाल को पहचानता था। कभी-कभी मस्ती करने के मूड में जब दो जानवर आपस में ऊपर को थूथन उठाये मस्ताई हमला करने को तत्पर दिखते तो रामदास ऐसी हाँक मारता कि सहम जाते जानवर हुर्र...होह। एक नुकीला पतला और लम्बा बाँस उसके हाथ में होता...। एक हाथ में डंडा और माथे पर मटमैली टोपी लगाये, चलते हुए किसी योद्धा से कम नहीं लगता था हमारा रामदास...। पका तांबई रंग लिये हुआ नाटा योद्धा। हालाँकि काम वह गड़रिये का ही करता पर उसे गड़रिया किसी ने नहीं माना। सूअर चराने वाला हमारे समाज में गड़रिया नहीं कहलाता। इसे मेरे साथ-साथ रामदास आज भी नहीं समझ पाता। अछूत चरवाहा होता था वह लोगों

की नज़रों में। गाय और बकरी खाने वाला समाज सूअर भी खाता। सबके सामने जिस जानवर से घृणा करते, अकेले में वह चटखारा आहार कैसे बन जाता।

दसवीं तक आते-आते रामदास जानवर चराने से बचने लगा था। अब वह जानवरों के लिए रातब (सूअर का खाना) लाने से भी कतराने लगा था। उसे याद है कि अक्सर शादियों में बड़े बॉस का एक सिरा उसके छोटे कन्धे पर होता तो दूसरा सिरा भाई श्यामल के कन्धे पर तो कभी पिताजी के कन्धे पर। दोनों कन्धों के बीच में बाँस पर दो बाल्टियाँ टँगी होती थीं...इसे लेकर रातब लेने जाना पड़ता। खाली बाल्टियों में शादियों की बची-खुची जूठन (रातब) लाते थे जानवरों के लिए। शादी के दूसरे दिन किसी ड्रम में या खुले में ही सड़ी जूठन लानी पड़ती। गर्मियों में तो उसे उठाते हुए सड़ा गन्धाता भभका नथुनों में घुस जाता था रामदास के। उबकाई आती थी उसे। पर क्या करे...बाबूजी का तमाचा एक पहचानी गाली के साथ गाल पर पड़ता। डर और बेबसी चुप करा देती उसे। जानवर शादी की बची जूठन को बड़े चाव से खाते। बाबूजी कुछ दिनों के लिए रातब खरीदने के पैसे बचा लेते। उनकी मेहनत भी कम हो जाती। वे हमेशा कहीं शादी होने का इन्तज़ार करते। रातब मिलना भी इतना आसान कहाँ था। कई परिवार उस मोहल्ले में सूअर पालते थे रहते। सभी शादियों की ताक में रहते। सवेरे चार बजे ही रातब लेने निकलना पड़ता। कभी-कभी तो इस बचे-खुचे के लिए भी आपस में सिर-फुटौवल हो जाता है। बाबूजी बहुत व्यावहारिक थे, वे शादी वाले घर में पहले ही कुछ पैसे देकर किसी को सेट कर आते। दिन के उजाले में रामदास ने रातब लाने से एक दिन इनकार कर दिया था। पड़ोस के मोहल्ले की शादी से लाना था। बाबूजी ने जानवरों के हाँकने की लाठी से धुना था उसे, "सूअर रो बच्चो—अबेज चलो जा एत्ते से न तो...। कतई ऊजी पैदा होणो थो, एते घरे में रहणो से...ई तो करणो ही पड़िये...।" घर में दो दिन तक नहीं आया था रामदास। बाबूजी ढूँढ़कर लाये थे उसे मनुहार करके। तेज दिमागी रामदास ने मौके को भुना ही लिया था, "मैं पढ़नो चाहुँ सूँ मनै कोणी करणौ इ काम...।" फिर न भाग जाये इस डर से बाबूजी ने फिर कभी उसे कभी किसी शादी में रातब लेने नहीं भेजा था। कभी-कभी वह खुद से पड़ोस में भाई श्यामल के साथ खराब हुई सब्जी लेने चला जाता, वह भी

रात-अँधेरे में। मोहल्ले में सब्जी की एक बड़ी दुकान थी। रात को खराब हुई सब्जी सड़क पर फेंक दी जाती जिसे रामदास और श्यामल ही लाते। इसके अलावा घरों में बची सूखी रोटियाँ और आटे से निकला बूर ('बुरादा') भी पिताजी और श्यामल ही छानबूर वाले से खरीद लाते। सूखी रोटियों को बड़े-से ड्रम में पानी डालकर भिगोया जाता। इसे भी जानवर बड़े चाव से खाते।

सुन्दरपुरी मोहल्ले में ही कुछ पढ़े-लिखे लोगों ने अम्बेडकर और बुद्ध के बारे में पढ़कर जान लिया था। उन्होंने चन्दा उगाहकर एक छोटा-सा बौद्ध बिहार बना दिया था। एक बड़ा-सा चबूतरा था वहाँ, अन्दर अद्भुत शान्त तपस्वी की मूर्ति स्थापना की गयी थी। पहली बार मोहल्ले में कोई सामूहिक उत्सव देखा था रामदास ने। उन्हें भी बुलाया गया था। स्कूल में रामदास के साथ पढ़ने वाले गौतम के पिताजी आये थे बुलाने। "मोहन, बौद्ध विहार में मूर्ति स्थापना है, बच्चों के साथ आइयो।" पिताजी गये भी थे। चबूतरे पर वाल्मीकि, खटीक, चमार, धानक, बंजारे सभी एक साथ बैठे थे। हर संडे को बौद्ध विहार में धम्म देशना होती। अम्बेडकर की जीवनी सुनायी जाती, बुद्ध पर बात होती। रामदास को बौद्ध विहार अपना लगा था। विहार पर रहने वाले भन्ते सुदन्तु शिक्षा पर बहुत जोर देते। रामदास के भीतर परिवर्तन होने लगा था।

स्कूल में रामदास अब गुज्जी था। हिस्ट्री के टीचर आलोक झा और पी.टी. टीचर दहिया भी उसे कभी-कभी गुज्जी ही कहते, "अबे खटीक अपने बाप से कहकर थोड़ी गुज्जी ले आया कर।" कभी कहते--"गुज्जी, आज मोहल्ले में ब्याह होगा...खाना लेने आइयो सूअरों के लिए...।" शर्म से गड़ जाता था रामदास। उसे याद है जब वह सातवीं क्लास में था तो अन्य छोटी जातियों के बच्चों के साथ होमवर्क न करने पर मुर्गा बना दिया गया था। उँगलियों के बीच में पेंसिल या पेन रखकर हाथ को दबा देते। असहनीय दर्द होता था सबको। एक-सी कराह लिये दर्द होता...साँझा दर्द...। ऐसा कभी भी जाट-गुर्जर या ब्राह्मण बच्चों के साथ होता उसने नहीं देखा था। दसवीं में रामदास ने पूरे जिले में सर्वाधिक अंक लिये थे। जल-भुन गये थे, दूसरी जाति के बच्चे। वो तो प्रिंसिपल चमार बिरादरी के बनकर आये थे स्कूल में। एसेम्बली में सबके बीच उसे सम्मान दिया था। यह अपने ने अपने को पहचाना था। अपने ने अपने का सम्मान किया था। रूम में बुलाकर

प्रिंसिपल दीनदयाल ने कहा था...''शाबाश बेटा...तुमने समूची दलित बिरादरी का नाम ऊँचा किया है। खूब मन लगाकर पढ़ो...बाबा साहेब अम्बेडकर बनना है तुम्हें।'' उस दिन रामदास को प्रिंसिपल सर बौद्ध विहार के भन्ते सुदन्तु जैसे लगे थे। बौद्ध विहार में भी रामदास को खूब शाबाशी मिली थी। बाबूजी को लोगों ने कहा भी था, ''मोहन इसे आगे पढ़ाना... फिक्र मत करना किसी बात की। ये हमारा गर्व है, दलितों का गर्व।'' सीना चौड़ा हो गया था पिताजी का उस दिन।

अच्छे नम्बरों के साथ बारहवीं पास करके कॉलेज में चला गया था रामदास...। बाकी के पाँच दलित बच्चे ही उसके साथ कॉलेज पहुँचे थे। चमार के राजेश और अनिल, वाल्मीकियों में बलवन्त और खटीकों में रामदास और धानक कपिल...। स्कूल से जाट, गुर्जर, यादव और ब्राह्मण के बच्चे बहुत-से पास हुए थे पर कॉलेज कम ही गये...। कोई आई.टी.आई. में चला गया तो कोई अपना धन्धा खोल, बैठ गया। कॉलेज में रामदास ने खुले नीले गगन में उन्मुक्त हो साँस ली थी। अन्तर्मुखी रामदास ने अपनी पढ़ाई में कभी समझौता नहीं किया...। गुज्जी और रातब उसके अनुभवों से निकल गये थे पर परिवार, मोहल्ले और समाज में तो अभी भी ये शब्द घुले हुए थे।

कॉलेज में भी रामदास पहले से थोड़ा कम लेकिन फिर भी गुज्जी बना रहा। कभी-कभी किसी कोने से एक ठहाके के साथ 'अबे ओए गुज्जी' शब्द उसके कानों से टकराकर उसके समूचे वजूद को हिला देता। 'जीवन सुधारना है' यह वाक्य उसे और दृढ़ कर देता। रामदास ने अच्छे नम्बरों से बी.ए. पास करके एम.बी.ए. में प्रवेश ले लिया।

अब उसकी पहचान बदल चुकी थी। वह नये रूप में दुनिया के सामने मौजूद था। एक समूचा दृश्य, उसके ख्वाब, जो उसने बचपन में देखे थे, वे बदल चुके थे। नये ख्वाबों ने अपने पंख खोल दिये। रामदास को अब सिर्फ उड़ान भरनी थी आकाश में। अब दूर तक फैला नीला आकाश उसे पुकार रहा था। रामदास ने उस पुकार को अपने भीतर महसूस किया था।

एम.बी.ए. के बाद अब वह किसी अच्छी बहुराष्ट्रीय कम्पनी में नौकरी करना चाहता था। वह मार्केटिंग में विशेषज्ञ था। उसने कई जगह अपना बायोडाटा ईमेल द्वारा भेजा। वह सप्ताह में तीन बार साइबर कैफे जाता। बहुत-सी मल्टीनेशनल की साइट में नौकरी तलाशता,

ई-चैटिंग करता और घर लौट आता। कॉलेज के समय से ही उसने आसपास के बच्चों को ट्यूशन देना शुरू किया था जो अब तक जारी था। इससे उसका पढ़ाई का खर्च भी निकल आता और दलित समाज के बच्चों को पढ़ा भी देता। दलित और मुस्लिम बच्चे ही आते थे पढ़ने। समय मिलने पर पास में बौद्ध विहार और दिल्ली पब्लिक लायब्रेरी में जाकर किताबें भी पढ़ता। एक दिन उसके पास मैक्डोनाल्ड से कॉल लेटर आया।

एम.बी.ए. करने के बाद उसे लगा कि अब वह अपने पूरे वजूद और नाम के साथ दुनिया के सामने मौजूद है रामदास के रूप में। एम.बी.ए. में उसे एक भी इंसान ऐसा नहीं मिला था जो उसे गुज्जी कहकर पुकारता। अब वह रामदास था, एम.बी.ए. पास...मैनेजमेंट विशेषज्ञ। गुज्जी खाने वाला, सुअर चराने वाला, रातब लाने वाला गुज्जी नहीं, निखालिस रामदास...। अब निगाहें ऊँची थीं, सीना तना था, तांबई रंग चमकने लगा था...।

आज रामदास का इंटरव्यू था मैक्डोनाल्ड में। वहाँ मैनेजर का पद खाली था। उसे लगा कि यह खाली पद उसके लिए है। उसे ही इस रिक्तता को भरना है। उसने न्यूज पेपर में देखकर फॉर्म भर दिया था। पहला ही इंटरव्यू था उसका। रहना, खाना-पीना, पहनना और बोलना अब सीख चुका था रामदास...।

वह निश्चित स्थान पर सवेरे 10 बजे ही पहुँच गया था। उत्साह घुली उत्तेजना को उसने कंट्रोल करने की बहुत कोशिश की थी। अपना नाम पुकारे जाने पर वह उठा। उठते हुए उसने अपने को उड़ता हुआ पाया था। किसी तरह दरवाजा खोलकर वह भीतर झाँका...''मे आई कम इन सर...।'' ''यस कम इन'' भीतर से एक भारी आवाज हौले से गूँजी थी। संयम रखते हुए उसने भीतर कदम बढ़ाये थे। अचानक एक अविश्वसनीय धमाका उसके कानों में गूँजा, ''अरे! गुज्जी तुम यहाँ...?'' भीतर...आँखों पर चश्मा पहने आदमी को गुज्जी ने देखा था। रामदास ने जल्द ही उसे पहचान लिया। यह तो उसके स्कूल में पढ़ने वाला दो साल सीनियर राजीव दहिया था। यहाँ भी उसका अतीत, परिवेश उसके सामने खड़ा गालों पर तड़ातड़ तमाचे मारता लगा था। वह भारी कदमों से आगे बढ़ा...। ''यस, बैठिए मि. रामदास...। तो आपने एम.बी.ए. किया है...।'' बीच में बैठे मोटे थुलथुले आदमी ने कहा था। ''हम

सबसे पहले आपको अपना परिचय करा देते हैं। मैं संजय तिवारी...ये राजीव दहिया हैं...साथ में मिस्टर अंसारी हैं, मि. जॉन हैं और ये मि. एडलर हैं। हाँ, तो मि. रामदास आप बताइए अपने बारे में...।'' रामदास ने अपने अकादमिक कॅरियर, हॉबीज आदि के बारे में बताया...। सभी ने उससे सवाल किये जिसका जवाब रामदास ने गहरे आत्मविश्वास और जोश के साथ दिया। आधे घंटे चला था उसका इंटरव्यू। '' ओ. के. मि. रामदास... यू मे गो।'' ''हम आपको इन्फॉर्म कर देंगे...।''

कमरे से बाहर आकर रामदास को उदासी ने आ घेरा...। इंटरव्यू बोर्ड वाले उसे भले लगे थे। उन्होंने उसके अतीत के बारे में कुछ भी नहीं पूछा था पर अनहोनी की आशंका से वह उदास था...। अन्दर इंटरव्यू बोर्ड में सभी रामदास की नॉलेज, हाजिर जवाबी और आत्मविश्वास से प्रभावित थे...सिवा राजीव दहिया के। उसने सभी को रामदास के बारे में बताया। उसने पूरी कोशिश की थी कि रामदास का सेलेक्शन न हो...। संजय तिवारी ने कहा था...मि. दहिया...रामदास का परिवेश...तो हमारे लिए और भी फायदेमन्द है...। मैक्डोनाल्ड में विभिन्न व्यंजनों को बनवाने में वह अधिक रुचि लेगा। वह हमारे बिजनेस के लिए फायदेमन्द रहेगा। मि. जॉन ने भी संजय तिवारी का पक्ष लेते हुए कहा था—''यस मि. तिवारी वी शुड एप्रिशिएट दैट ब्वॉय...।'' कितना स्ट्रगल करके यहाँ तक आया है...। अंसारी को भी कोई परेशानी नहीं थी। सभी को एक सुर में बोलते देख राजीव दहिया ने कहा था—''सर! मैं उसके साथ काम नहीं कर पाऊँगा। अगर उसका सेलेक्शन होता है तो मैं...आज ही रिजाइन कर देता हूँ।'' सन्नाटा छा गया था कमरे में। बहुत कोशिश की थी सभी ने राजीव दहिया को मनाने की पर...।

इस इंटरव्यू के बारे में सोच-सोचकर वह थक चुका था, दिमाग भारी था। रामदास इस इंटरव्यू को भूल जाना चाहता था पर सपने में उसे अब भी अपना वजूद गुज्जी सा लगता। शेड्यूल कास्ट...गुज्जी। नीच जाति का गुज्जी...चमार चूड़ा गुज्जी...। सूअर पालने वाला...। नींद से वह घबराकर उठ बैठता...। कभी कभी वह इतना डर जाता कि नींद में ही चीख पड़ता। ''...नहीं... मैं गुज्जी नहीं हूँ...मैं रामदास हूँ...एम.बी.ए. पास रामदास...। मैं पढ़ा-लिखा हूँ...। मैं पढ़ने के बाद भी औरों की तरह एक इंसान क्यों नहीं माना जाता?'' वह सूख गये

हलक में थोड़ा पानी गटकता और इस जातिवादी व्यवस्था को खत्म करने की शपथ लेता।

रामदास उस दिन घर में ही था। उसे एक लेटर मिला। उसने उसें काँपते हाथों से खोला था। उसमें लिखा था--''कांग्रेच्यूलेशन मि. रामदास। आपका सेलेक्शन मार्केटिंग मैनेजर पद के लिए हुआ है। आप जल्दी से ज्वाइनिंग रिपोर्ट दें।'' उसे अपनी आँखों पर विश्वास नहीं हुआ। कई बार उसने उन पंक्तियों को पढ़ा...। इन पंक्तियों ने उसके वजूद को बदल दिया था, उसका नाम अब गुज्जी नहीं था, वह रामदास था...। पढ़ा-लिखा, औरों की तरह इंसान... रामदास।

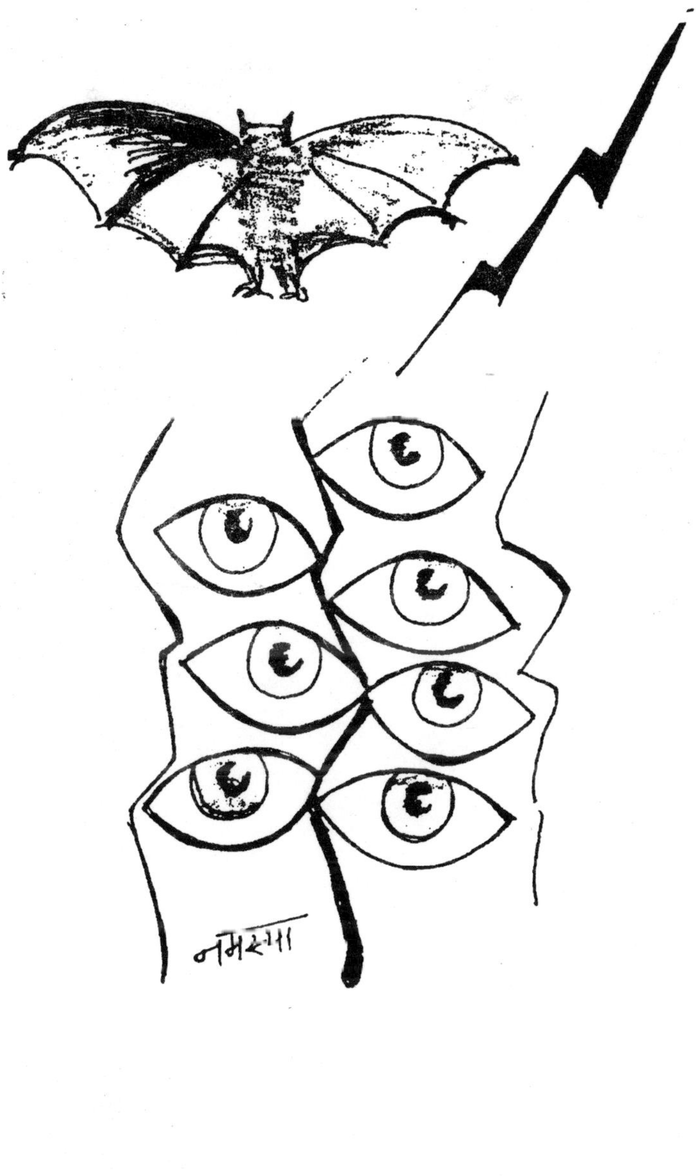

गुफाएँ

अपूर्वा ऑफिस में भी थी और बाहर भी...। उसकी मौजूदगी को ऑफिस में कोई झुठला नहीं सकता था लेकिन अपनी चेतना के साथ बाहर होने की बात अपूर्वा भी झुठला नहीं सकती थी। मन का द्वैत ही तो था यह। जीवन की रोशनी ने उसे अँधेरे में ला पटका था...। घर से वह ऑफिस पहुँचती और फिर न जाने कब समय की चौखट लाँघकर 'अपने' अतीत के घर में जा पैठती। उसका मन अतीत में अधिक रमता। वह स्मृतियों को आज के झरोखे में टटोलती तो बदरंग अतीत निराश भी करता कभी-कभी। रोज वह इस पर न सोचने का प्रण करती और अगले ही दिन इसे तोड़ डालती। स्मृतियाँ उसके लिए यातनाघर थीं पर उनमें घुसना उसे सुकून देता। स्मृतियों में रवानगी का सफर कभी-कभी नागवार गुजरता और ऐसा तब होता जब अमन का चेहरा उसके सामने आ जाता।

अपूर्वा और अमन के पारिवारिक जीवन की सुबह सिर्फ आठ महीने में ही साँझ में ढल गयी थी। आठ महीने भी कहाँ चल पाये थे दोनों साथ और फिर समय ने सम्बन्धों के अस्त होने का ऐलान कर दिगा। समाज बदलने की अमन की चाहतों ने परिवार को पहले तोड़ डाला। सभ्य, शिक्षित और विचारों से वामपन्थी अमन घर में कितना संकीर्ण था यह बात अपूर्वा जल्द ही जान गयी थी। अमन ने कहा था—"मैंने शादी घरवालों के दबाव में की है, मुझसे ज्यादा उम्मीद मत रखना।" कहाँ ज्यादा उम्मीदें रखी थी अपूर्वा ने?

वह बचपन से देखती आयी थी कि पिताजी अगर माँ को डाँटते

थे तो फिर शाम को घर जल्दी आकर उन्हें मनाते भी थे। उनके मनाने का अद्भुत तरीका था। सभी को बाहर घुमाने ले जाते जैसे अपराधबोध से निजात पाना चाहते हों। खूब सैर-सपाटा...। रात का खाना बाहर ही होता। पिताजी अच्छे खाने के शौकीन थे। करोलबाग का एक ढाबेनुमा रेस्तराँ 'आँगन' पारिवारिक माहौल के चलते बहुत भाता। चार थाली लेकर पाँच जन उसमें आराम से खा लेते और फिर घर लौटते हुए मानुषी आइसक्रीम की जिद करती। छोटी बहन मानुषी और विवेक हमेशा अम्मा-पिताजी के झगड़े का इन्तज़ार करते। झगड़े का कितना सुखद अन्त था...।

माँ अक्सर अपूर्वा को समझाती, "पति की बातों को दिल से नहीं लगाते, उनसे जीवन बँधा होता है और जहाँ पति है वहीं जीवन है।" अपूर्वा समझ नहीं पाती कि अमन के साथ जीवन है या...। जीवन की आस में इंसान मृत्यु तक मोह में फँसा रहता है। फिर दाम्पत्य जीवन...?

अपूर्वा का पढ़ा-लिखा शिक्षित परिवार था। बाबा साहेब के विचारों में जीवन की सार्थकता तलाशता हुआ। जैसे पिताजी 'शिक्षित बनो' के मन्त्र को घोलकर पी गये थे। पिताजी के पिताजी यानी दादाजी ठेठ अँगूठा छाप थे लेकिन उन्हें पंचायती का शौक था। पंचायत में फैसले सुनाते-सुनाते जीवन की व्यावहारिकता को समझ लिया था। पिताजी बताते हैं कि एक बार दादाजी कहीं से सुन आये थे—"अगर जीवन सुधारना है तो पढ़ना होगा और शहर जाना होगा।" दादाजी ने आकर पिताजी को बताया था कि अपने लोगों के लिए ऐसा किसी अपने नेता ने कहा है। उस समय पिताजी छोटे थे, वे क्या समझते...? दादा जी ने कहा—"इस उम्र में मैं क्या पढ़ूँगा...पर महेशी तुझे पढ़ाऊँगा मैं" और उन्होंने यह किया भी था। कुछ ही दिनों बाद पंचायती झगड़े के कारण दादाजी पिताजी को लेकर दिल्ली चले आये थे। दादी तो थीं नहीं...। वो पिताजी के पाँच वर्ष का होते ही एक बीमारी में चल बसी थीं। एक ही बेटा था उनका। दादाजी, दादी को बहुत चाहते थे। पिताजी ने अक्सर उन्हें दादी की तस्वीर से अकेले में बात करते देखा था। वे दादी के इस स्केच को सहेजकर रखते जो गाँव में उनके दोस्त कालू बंजारे ने बनाकर दिया था। तब से उसी को सँभाले थे। अब तो वह एक कागज का टुकड़ा था जिस पर आड़ी-तिरछी रेखाएँ तैरती हुई दिखती थीं।

सबके लिए भले ही वे आड़ी-तिरछी रेखाएँ हों लेकिन दादाजी के

लिए जीवन का उत्स थीं। मानो रेखाओं की अस्पष्टता से भी जीवन को ताप मिलता था। स्पष्ट जीवन के अनुभव काले-धब्बों से हमेशा सालते साथ रहते। अपूर्वा के लिए स्मृतियाँ कभी उत्सव के रूप में आतीं, कभी एक खौफनाक तल्खी लिये। ऑफिस में उसकी मेज के ठीक सामने दीवार पर एक कैलेंडर टँगा था। वह रोज उसे देखकर तारीख के अपने अनुमान को दुरुस्त करती। कई बार वह सोचती कि कैलेंडर को वह पीछे या आगे ले जाकर तारीखों को बदल सकती है पर क्या वह ऐसा अपनी ज़िन्दगी की तारीखों में भी कर सकती है?

पिता महेश प्रसाद ने दिल्ली यूनिवर्सिटी से बी.ए. किया और बैंक में क्लर्क लग गये थे। आज वे बैंक में मैनेजर हैं। तीनों बच्चों को उन्होंने मुक्त नीले आकाश को छू लेने के सपने के साथ पाला था। बुद्ध से लेकर कबीर, रैदास, मीरा, फुले, सावित्री बाई और बाबा साहेब की जीवनियाँ उन्हें कंठस्थ थीं। अपूर्वा को सपने में पिता की बातें चलचित्र की तरह दिखतीं। पिता कहते—''सम्मान कमाने के लिए मरना पड़े तो मर जाओ। बिना सम्मान कोई कुछ नहीं''...और कभी कहते—''सपनों से जेबें भरी रहनी चाहिए।'' तब इनका अर्थ समझ नहीं आता था पर अब लगता है कि पिताजी 'सम्मान' और जीवन की आशा की चमक हमारी आँखों में देखना चाहते लेकिन अपूर्वा द्वारा राजन से शादी के लिए कहने पर पिताजी, मामाजी के साथ कैसे उबल पड़े थे यह बात अपूर्वा के लिए हैरत में डालने वाली थी। अपूर्वा ने पहली बार पिताजी को कड़ाहे में खौलते पानी-सा पाया था।

अपूर्वा का परिवार जाति से दलित और उपजाति से चमार था। अपूर्वा और भाई-बहनों के जाति प्रमाण-पत्र के जातिसूचक कॉलम में यही लिखा था। उसे क्या मालूम था कि चमार और जाटव भी ब्राह्मण और शूद्र की तरह आपस में ब्याह नहीं करते। क्या दोनों की सामाजिक श्रेणी में अन्तर है? राजन चमार नहीं जाटव था। 'सभी दलित एक हैं' पिताजी का यह वाक्य उसे झूठा लगा था। बचपन से पिताजी यही तो सिखाते आये थे कि—''जाति तोड़नी है तो एका करना होगा। सभी दलित एक-सा अपमान सहते हैं इसलिए बिना एका हुए सम्मान नहीं होगा।'' क्या यह वाक्य बनावटी था...? सोचते हुए अपूर्वा की आँख भर आती। आँखों के दोनों कोरों से ढुलककर कुछ बूँदें उसके मुँह के कसैलेपन को गाढ़ा कर देतीं। उसकी स्मृतियों में अमन के साथ गुजारे

लिजलिजी अन्तरंगता के चित्र घुले होते तो कभी राजन के साथ पंख लगाकर उड़ती चाहतों के बिम्ब। यह सब समय ने उसकी पकड़ से बाहर कर दिया था। दाम्पत्य जीवन की यादें उसके कसैलेपन को गाढ़ा ही तो करती हैं। उसके जीवन में सवालों और द्वन्द्वों का एक अनवरत सिलसिला इन दिनों शुरू हुआ जो आज इतना विकराल हो गया है कि वास्तविक दुनिया और लोगों के भीतर के यथार्थ के बीच सामंजस्य बहुत मुश्किल से होता।

अपूर्वा और राजन की मुलाकात लायब्रेरी में हुई थी। परीक्षा के दिनों में अपूर्वा सवेरे घर से निकलकर लायब्रेरी चली जाती। वहीं पर राजन भी आता। शुरू में अपूर्वा ने कोई विशेष बात नोट नहीं की थी जिससे उसका ध्यान राजन पर जाता। हम विशेष का ही नोटिस लेते हैं और सामान्य हमारी पकड़ में मुश्किल से आता है। क्या विशेष सम्बन्ध बनने का प्रारम्भ सामान्य से ही होता है? शायद ऐसा ही है। कम से कम राजन के सिलसिले में तो ऐसा ही था। सामान्य मुलाकातों के क्षणों ने विशेष सम्बन्ध को रचा था लेकिन अगर इसका प्रतिलोमीकरण करें तो अमन के साथ विशेष सम्बन्ध उसे बना-बनाया मिला था। धीरे-धीरे वह सम्बन्ध विशेष से सामान्य की ओर होता गया।

राजन से संवाद की शुरुआत अचानक ही हुई। एक दिन उसे लायब्रेरी जाने में देरी हो गयी। जब वह लायब्रेरी पहुँची तो घड़ी के ग्यारह बजाने की घोषणा के साथ ही लायब्रेरी की सभी सीटों को भर दिया था। उसने इधर-उधर निगाह दौड़ायी लेकिन कोई भी सीट ऐसी नहीं थी जिसके सामने स्टडी टेबल पर किताबें या बैग न रखे हों। कुछ पल वह यूँ ही खड़ी रही और मायूस होकर बाहर की तरफ जाने लगी। उसने देखा कि लायब्रेरी में बैठा एक लड़का उसे बुला रहा है। पहली पुकार को उसने नोटिस नहीं किया लेकिन उसने पाया कि इशारे में बदतमीजी नहीं थी बल्कि अबकी बार उसने अपने दायें हाथ की उँगलियों से उसे पास आने का संकेत किया। वह झिझकी... लेकिन उस लड़के ने एक कुर्सी से बैग हटाकर संकेत किया तो अपूर्वा खाली सीट पर जा बैठी। उसने लड़के को थैंक्स कहा था। वह दोपहर का लंच साथ ही लेकर जाती थी। खाने का कोई निश्चित समय नहीं था। पढ़ते-पढ़ते वह जब भी थक जाती या ऊँघने लगती तो उठकर बाहर आती और छोटे-से बने पार्क में नीम के नीचे बैठकर रोटियों को हौले-हौले कुतरते हुए खाती।

लायब्रेरी के आस-पास के लोग और वहाँ के माहौल में वह अभी अजनबी ही थी। वहाँ आने वाले अधिकतर समूह में बैठकर खाना खाते और समूह में ही चाय पीते हुए चर्चा करते। अप्रैल आते ही दिल्लीं का मौसम आग उगलने लगता। दोपहर की गर्म हवा पौधे से लेकर जीव-जन्तुओं तक को झुलसाती। पार्क के जिस कोने में अपूर्वा खाना खाती वहीं बीचों-बीच एक अधखुला नल लगा था जिसमें से पानी रिसकर नीचे छोटे-से गड्ढे में भर जाता। प्यासी चिड़ियाँ अक्सर उस गड्ढे के चारों ओर बैठकर पानी पीतीं, थोड़ा इधर-उधर फुदकतीं, चहकतीं और किसी आहट पर फुर्र से उड़कर पेड़ पर जा चढ़तीं। कभी-कभी चिड़ियों की कोई टोली उस पानी भरे गड्ढे में डुबकियाँ लगातीं। इन दृश्यों को देखकर दिमागी थकान दूर हो जाती। वैसे थकान दूर करने के लिए लायब्रेरी के बाहर पार्क के कोने में करीम चाय वाले की एक स्टोव, पतीला, दो डिब्बों और कुछ काँच के गिलास के साथ खुले आकाश के नीचे दुकान थी। अक्सर लोगों की आवाज़ वह सुनती, "करीम दो बटा तीन लाना। करीम भाई चार बटा सात देना, इधर... थोड़ा जल्दी।" चहल-पहल के साथ करीम और उसके साथ काम करने वाले दो छोकरे चाय देने और खाली काँच के गिलास को ढूँढ़ते, भागते फिरते। उन दोनों छोकरों के नाम शायद किसी को मालूम न थे। उन्हें कोई छोटू कहता तो कोई 'ऐ इधर आ' से बुलाता।

राजन भी प्रायः अकेला ही खाना खाता, चाय पीता। कभी-कभी उसका एक दोस्त साथ दिख जाता। एक दिन जब अपूर्वा लायब्रेरी में बैठी पढ़ रही थी तो राजन ने उसके पास आकर धीरे से कहा—"क्या आप चाय पियेंगी?" अकबका गयी थी अपूर्वा। उसके अकबकाने का एक कारण यह था कि वह प्रेमचन्द का 'गोदान' पढ़ रही थी और पढ़ते हुए विचारों में खोयी थी। अचानक आये प्रस्ताव को वह सुन नहीं पायी। उसने केवल राजन के होठ हिलते देखे। वह समझ गया कि वह उसे नहीं सुन पायी। उसने पुनः दोहराया था..."चाय पिओगी...?" अपूर्वा कुछ नहीं बोली मगर उठकर लायब्रेरी से बाहर आ गयी।

बाहर निकलकर राजन ने करीम से दो चाय लाने को कहा और उसकी ओर देखकर कहा—"मेरा नाम राजन है और मैं लॉ सेकेंड ईयर में हूँ।" कुछ पलों के लिए दोनों के बीच चुप्पी पसरी रही।

"आपका क्या नाम है...?"

"अपूर्वा"

"आप किस ईयर में हैं...?" पूछा था राजन ने।

"बी.ए. सेकेण्ड ईयर" बताकर अपूर्वा ने राजन की आँखों में उगते सवालों को एक निगाह देखा।

करीम का एक छोकरा चाय के गिलास में आधी से थोड़ी ज्यादा भरी हुई चाय दोनों के हाथों में थमा गया। चाय पीने का उसका बिल्कुल मन न था। उस दिन दी गयी सीट के एवज में व्यावहारिकता के चलते वह चाय पीने चली आयी थी।

समय ने दोनों के सामान्य परिचय को विशेष में कब बदल डाला, दोनों ही नहीं जान पाये। समय ने सम्बन्धों को स्वाभाविक रूप से गाढ़ा किया था। अब लायब्रेरी में अपूर्वा और राजन आमने-सामने की सीट पर ही बैठते। दोनों के बीच एक लम्बी स्टडी टेबल ही तो थी। राजन जल्दी आकर पहले से निश्चित सीट को अपूर्वा के लिए रिजर्व कर लेता। वह थोड़ी देर से आ पाती थी। घर और लायब्रेरी की दूरी पच्चीस किलोमीटर की थी। इतना लम्बा फासला तय करना शुरू में तो उसे परेशान करता। कभी-कभी बसों की धक्का-मुक्की और मनचलों की फब्तियाँ उसके न जाने का कारण बन ही जातीं पर राजन से परिचय होने के बाद वह बिला नागा लायब्रेरी जाती। अब तो वह संडे को भी जाने लगी थी। लायब्रेरी पहुँचकर वह सबसे पहले राजन के साथ चाय पीते हुए ढेरों बातें करती...। सहज रूप से घर, आस-पास के माहौल और अखबार में पढ़ी किसी खबर पर...।

राजन बोलता कम और सुनता अधिक था। वह जब भी राजन से कुछ पूछती तो यही कहता—"अच्छा तुम बताओ इस पर।" वह जानती थी कि राजन उसके बोलते रहने पर उसे एकटक निहारता रहता। अपूर्वा बोलते हुए राजन की आँखों में कभी-कभी तैरती हुई उदासी और चमक को पकड़ लेती। राजन की आँखें और होठ उसे बहुत सुन्दर लगते। उसने कई बार कहा भी था—"तुम्हारी आँखें बहुत सुन्दर हैं लेकिन इनके भीतर की उदासी से डर लगता है।" सुनकर हौले से दाँत निपोर टाल जाता था वह। कभी राजन बोलता, "अपूर्वा इंसान कितनी मुश्किल से जन्म लेकर बड़ा होता है, उसके बनने में क्या अकेले उसी का अधिकार है। क्या औरों का...माँ-बाप, भाई-बहन या समाज का कोई उत्तरदायित्व नहीं। हम क्यों अपने जीवन पर केवल

अपना अधिकार समझ खत्म कर देते हैं। पीछे क्या होगा वह हम क्यों नहीं सोचते? क्या आत्महत्या जीवन से पलायन नहीं है? हम क्यों जीवन से पलायन करें? हम उन परिस्थितियों के खिलाफ लड़ते क्यों नहीं? लड़कियों को संघर्ष करना सीखना होगा।'' कहते हुए वह अवसाद से भर जाता...। आँखें उग आये काले धब्बों से डरावनी हो जातीं...। अपूर्वा को लगता कुछ और पूछने पर आँखें बरसने लगेंगी...। ऐसे में ध्यान हटाने के लिए आइसक्रीम खाने को ले जाती। उसने कई बार आँखों में मँडराये काले धब्बों का कारण पूछा था लेकिन हमेशा वह इसे टाल जाता। बाद में पता चला कि उसकी बहन के साथ रेप हुआ था और उसके बाद उसने आत्महत्या कर ली थी। अपूर्वा के बोलते रहने पर कहता—''अपूर्वा तुम बोलते हुए अच्छी लगती हो पर हमारे समाज में लड़कियों को सुनता कौन है...वह तो सिर्फ सुनाने के लिए बनी हैं।'' इतना पेशेंस तुम लोग लाती कहाँ से हो?

सावित्रीबाई, अम्बेडकर, रैदास, वाल्मीकि...सभी जयन्तियों पर बिला नागा राजन के एस.एम.एस. आते...बधाई के साथ किसी कार्यक्रम की सूचना भी होती...। ऐसे ही एक बार एस.एम.एस. भेजने पर अपूर्वा को राजन की जाति जानने की जिज्ञासा हुई थी। जाति पूछने की हिम्मत तो नहीं जुटा पायी वह लेकिन एक दिन लायब्रेरी पहुँचने पर अपूर्वा ने राजन को नहीं पाया। उसका बैग वहीं था लेकिन वह नदारद...। ऐसा पहली बार हुआ था। वह चिन्तित होकर बाहर निकल आयी। करीम चाय वाले के पास खड़े देखा था राजन को। अपूर्वा को देखकर वह उसके पास चला आया...। बहुत संयम रखने के बावजूद राजन की आवाज में एक तल्खी को महसूस किया था अपूर्वा ने...। राजन ने कहा था...''नागपुर की घटना मालूम चली।'' समझ गयी थी अपूर्वा कि, वह खैरलांजी के बारे में पूछ रहा है...।

''हाँ, कल टी.वी. पर देखा।'' एक गहरी उदासी और भारी मन के साथ उसने बाहर को शब्द उड़ेले।

''अपूर्वा'' कहकर फिर अपने को संयमित करते हुए बड़ी मुश्किल से बोला था वह। ''क्या हम लोकतान्त्र में रहते हैं...? क्या मनुष्य सचमुच सभ्य हो गया है...? हरामियों ने हमारी माँ-बहन के साथ रेप कर दिया...। हमारे लोगों की...'' कहते-कहते रो पड़ा था राजन...। अपूर्वा बडी मुश्किल से चुप करा पायी थी। फूटकर रोया था

राजन। ''अपूर्वा...? मैं नहीं जानता कि तुम्हारी जाति क्या है पर मैं आज तुम्हें अपने बारे में बताना चाहता हूँ...।'' ''मैं दलित हूँ''..., कहकर थोड़ा रुका और एक गहरी लम्बी साँस लेकर पुनः बोला—''शायद तुम दलित का अर्थ न समझ पाओ...। मैं शेड्युल्ड कास्ट हूँ। वे मेरे लोग थे जिनकी चाहतों और सपनों को मसल दिया गया। उनका क्या कसूर था? क्या इस समाज में दलितों को जीने का भी हक नहीं...। कभी-कभी तो मन करता है कि आग का बदला आग...मौत का बदला मौत हो...तभी मानेंगे ये... अब हम कमजोर नहीं हैं।''...कहते हुए तमतमाने लगा था...। गर्म माहौल को कुछ हल्का करना चाहा था अपूर्वा ने...। ठिठकी खामोशी को धकेलते हुए अपूर्वा ने कहा...''राजन...मैं भी एस.सी. हूँ।'' सुनकर चौंका था राजन और अपूर्वा ने उसके विकृत चेहरे पर एक खामोश शान्ति को धीरे से फैलते देखा...।

राजन ने कुछ शान्त होकर बताया, ''कल एक मीटिंग है...मैं नहीं आ पाऊँगा।''

अपूर्वा को राजन के शब्द अपने कानों में गूँजते महसूस हुए थे—''आग का बदला आग....मौत का बदला मौत...।'' दिनभर दोनों लायब्रेरी में बैठकर पढ़ नहीं पाये थे...। वे उन लोगों को नहीं जानते थे, कोई रिश्ता भी नहीं था। फिर यह अपनापा कैसा था? क्या सभी शोषितों के बीच ऐसा ही अपनापा होता है, सोचा था अपूर्वा ने...। तुरन्त ही इस पर दूसरे विचार चढ़ आये थे...''सभी शोषितों के बीच अपनापा नहीं हो सकता...। जाति अपनापे में बाधा है तब क्या शोषितों के बीच ही अपनापा होगा? हिन्दूओं ने हमारे लोगों के घर जलाये थे।'' उसे पिताजी के शब्द यकायक याद आये....''बेटा हम हिन्दू नहीं, बौद्ध हैं, बाबा साहेब ने ऐसा ही बताया है। हिन्दू धर्म आततायियों का है... ।'' फिर अपूर्वा को कुछ दिन पहले हिस्ट्री के पेपर की तैयारी के दौरान हिन्दू धर्म के बारे में पढ़ते हुए अबुल फजल का कथन याद आया—''हिन्दू अनुकूल आचरण करने वाले और सबके प्रति दयालु होते हैं। उनका संसार में किसी से बैर नहीं...।'' अगर ऐसा है तब गोहाना में हमारे लोगों के घर क्या मुसलमानों या इसाइयों ने जलाये थे? फिर बाबरी मस्जिद तोड़ने वाले या उड़ीसा में फादर स्टेंस को जलाने वाले कौन थे...। अपूर्वा की चेतना ने पंख फैलाने शरू किये। पिताजी की बतायी बातें उसके अवचेतन से निकलकर सामने आती जा रही थीं।

"हम हिन्दू नहीं हैं...और जो हिन्दू नहीं वह इस देश में असुरक्षित है।" लेकिन पिताजी ने यह भी बताया था कि यह देश हमारा है...। 'हमारे पुरखे रहते हैं यहाँ।' हिन्दू आततायियों की कोई टोली यहाँ चली आयी थी। हमारे पूर्वज तो अहिंसक थे और शान्ति से रहते थे। गुलाम बना लिया था हमें। फिर हमारे लोग मुस्लिम और ईसाई बन गये। सोचते-सोचते उलझती गयी थी अपूर्वा...। अचानक एक विचार कौंधा—तो क्या इसलिए मुसलमानों, दलित और ईसाइयों को बारी-बारी से जलाया जाता है? उसे लगा जैसे उसने अन्याय की जड़ों को पहचान लिया। तब तो भारत में मुस्लिम और ईसाई अपने ही हैं...हमारे अपने पूर्वज, मन ही मन बुदबुदायी। तो क्या हम अपने देश में भी असुरक्षित हैं? वह सोचकर सिहर उठी थी। उसे बुद्ध के विचार याद आये—"जो हिंसा में विश्वास रखते हैं, मानवता के दुश्मन हैं...।"

अगले दिन वह भी लायब्रेरी नहीं जा पायी...उसका मन नहीं हुआ था। उन अनजाने अपने लोगों के दुख से वह दुखी थी। दूसरे दिन सवेरे अपूर्वा जल्दी ही लायब्रेरी पहुँच गयी। आज उसने राजन के लिए सीट आरक्षित की थी और ऐसा पहली बार हुआ था। सीट पर बैठकर हिन्दी साहित्य की किताब निकालकर पढ़ने लगी। भक्तिकाल का सन्त साहित्य उसे अधिक भाता। वहाँ उसे अपनापा लगता और जहाँ अपनापन लगता है इंसान वहीं सहज होता है। अपूर्वा भी राजन के साथ अब अधिक सहज हो गयी थी। उसने राजन के प्रति अपने मन को मुक्त कर दिया था। उसे अब राजन पर प्यार आता था। उसमें वह अपने को तलाशती।

अपूर्वा ने राजन को लायब्रेरी में घुसते हुए देखा। हाथ के इशारे से उसने राजन को सीट के बारे में बताया। फिर उठकर राजन के साथ बाहर चली आयी। उसने राजन के चेहरे पर उदासी देखी थी। वह तनाव में था लेकिन शान्त था। आँखें लाल पथरायी हुई-सी जान पड़ीं...। आँखों से नमी का निकलकर पथरा जाना बहुत ही भयावह होते जाने का संकेत है। उसके चेहरे की शान्ति भीतर के भूचाल को बता रही थी। चाय का ऑर्डर दे शुरुआत अपूर्वा ने ही की थी—"कैसा रहा कल?" चेहरे पर तेजी के साथ चढ़ते-उतरते भावों को देखा था...। तमतमा उठा वह...। पूरे गाँव में नंगा घुमाकर रेप किया था...। "हमदर्दी के नाम पर लोग नेतागीरी करने पहुँच रहे हैं...। हमारे लोग रो रहे हैं, हमारी समृद्धि

बर्दाश्त नहीं कर पाये...वो... ।" लाख संयम रखने के बावजूद सहज नहीं हो पाया था। सवर्णों की तरह क्या ओ.बी.सी. से अब हमें लड़ना होगा? पूरे देश में कभी यादव, कभी जाट और गुर्जर हमें मार रहे हैं? जिन्हें ब्राह्मणवाद से लड़ने के लिए हमारे साथ आना था वही अन्याय करने पर आमादा हैं... । 'अब हमें सोचना होगा।' कुछ दिन बहुत ही बेचैन और परेशान रहा था राजन। बड़ी मुश्किल से उसे सहज कर पायी थी अपूर्वा। राजन किसी संगठन के कार्यक्रमों में हिस्सेदारी करता... । वह अपूर्वा को भी चलने को कहता। कभी वह टाल जाती तो कभी ज्यादा मनौव्वल करने पर चली भी जाती। सच तो यह था कि राजन जब भी मनौव्वल करता उसे बहुत अच्छा लगता।

सितम्बर के पहले सप्ताह का अन्तिम दिन था। पिछले तीन दिनों से बारिश के कारण अपूर्वा लायब्रेरी नहीं जा पायी थी। जाती भी तो कैसे, पिताजी घर पर मानुषी और विवेक के साथ छुट्टी किये बैठे थे। खाने के शौकीन पिताजी ने कभी पकौड़े, कभी कचौरी और कभी पराँठे की फरमाइशों से घर के रूटीन को उलट डाला था। बहुत दिनों के बाद बाहर की भागमभाग से घर का माहौल खुशगवार हुआ था। तीन दिनों तक तला हुआ खाने से अब उसे देखते ही उबकाई आती थी... । पूरे घर में तेल की महक अब भी तैर रही थी। अपूर्वा बाहर निकलना चाहती। वैसे भी तीन दिन तक राजन से न मिलने पर वह बेचैन हो उठी। जैसे ही चौथे दिन आकाश थोड़ा खुला वह जल्दी तैयार होकर घर से निकल गयी। उसे डर था कि कहीं हल्की-सी बारिश शुरू हुई नहीं कि उसका निकलना आज भी मुश्किल हो जायेगा। बारिश से मौसम तो खुशनुमा हो गया लेकिन जमीन पर चलना दूभर। बड़ी मुश्किल से पाँव जमाते हुए वह बस स्टैंड तक आयी थी। प्रायः वह पौने नौ की ही बस लेती लेकिन आज वह आठ बजे ही स्टैंड पर पहुँच गयी थी। उसे ज्यादा इन्तज़ार नहीं करना पड़ा। उसने जल्दी ही बस में चढ़कर सीट ली और राजन की स्मृतियों से जुड़ती चली गयी।

यूनिवर्सिटी का नाम सुनकर वह झटके से खयालों से निकली और जल्दी से बस से उतर गयी। वह पंख लगा उड़कर लायब्रेरी पहुँचना चाहती थी। वह जानती थी कि राजन दस बजे से पहले लायब्रेरी नहीं आयेगा और उसमें अभी आधा घण्टा बचा है लेकिन चाहतों पर किसका बस... । उसने सोचा...'क्या पता राजन आज जल्दी आ गया हो... ।' अपूर्वा के लायब्रेरी

पहुँचने के बीस मिनट बाद आया था राजन। इस दरम्यान किताब खोले हुए कनखियों से न जाने कितनी बार आँखें बाहर दरवाजे का मुआयना कर चुकी थीं। राजन को देखते ही अपूर्वा की हार्टबीट बढ़ गयी। रोमांचित होते हुए भी उसने मनोवेगों को काबू कर लिया था जबकि राजन ने लायब्रेरी में बैठे अन्य लोगों का ध्यान रखते हुए हौले से शिकायती लहजे में कहा था—"तीन दिन के बाद आज बादलों से चाँद कैसे निकल आया है...?" कुछ बोल नहीं पायी थी अपूर्वा...। वह उठकर लायब्रेरी से बाहर निकल आयी। करीम को चाय के लिए बोला। "कैसे आती...? तीनों दिन पिताजी, भानु और विवेक घर पर थे...। तुम लड़कों को क्या डर...? जब चाहो मुँह उठाकर बिना कहे निकल जाओ... कौन पूछता है तुम्हें...?" राजन समझ गया कि अपूर्वा नाराज हो गयी है...। उसने बनावटी शिकायत का झीना पर्दा डाले हुए ही कहा—"ऐसा पहली बार हुआ है कि मेरा बैग लायब्रेरी में था और मैं बाहर। क्या करता तुम्हें देखे बिना कहाँ सुकून...?" "बस रहने दो ज्यादा डायलाग नहीं" कहा था अपूर्वा ने...। झेंपते हुए राजन ने कहा—"क्यों न आज कहीं घूमने चलें? जहाँ तीन दिन नहीं पढ़े वहाँ एक दिन और सही।" सुनकर कुछ देर चुप रही थी अपूर्वा। राजन दोबारा पूछने की हिम्मत जुटा ही रहा था कि अपूर्वा ने कहा—"चलो...पर कहाँ?" "तुम बैग तो उठाओ...चलते-चलते सोच लेते हैं।" और सचमुच बस स्टैंड तक आते-आते सोच लिया था राजन ने...। बस लेकर दोनों पुराना किला पहुँचे...। अपूर्वा ने झील में भरा हुआ पानी देखकर मचलते हुए कहा था—"राजन, आओ बोटिंग करते हैं।" आज अपूर्वा को आकाश पहले से नीला दिखा था...रोमानी नीला। पानी का रंग भी तो आज नीला था। कहीं यह उसकी आँखों का दोष तो नहीं। सोचा था उसने। बोट में बैठते हुए पानी के तल में भी नीलाई को महसूस किया था। उसने राजन से पूछा—"आज मुझे सब कुछ नीला क्यों लग रहा है?"

"यह हमारी मुक्त चाहतों और सपनों का रंग है..." कहा था राजन ने। "क्या खैरलांजी के लोगों की चाहतों का रंग भी नीला था, हमारी चाहतों जैसा?" अपूर्वा ने फिर पूछा था...अपूर्वा ने राजन को विचारों की गहराई में डुबकियाँ लगाते हुए जाते देखा। वह समझ गयी कि उसने राजन के भावुक घावों को कुरेद डाला है। उसने बोट में राजन की बगल में बैठते हुए उसका हाथ अपनी दोनों हथेलियों के बीच में रख अपनी दाहिनी हथेली से सहलाकर राजन की आँखों में झाँकते हुए पूछा था—"राजन इन बातों का क्या भावुक होने से कोई सोल्यूशन

निकल आएगा? भावुकता हमारी ऊर्जा को सोख लेती है। हमें संयत होकर सोचना होगा। ठण्डा लोहा ही गर्म लोहे को काटता है...। भावुकता गर्म हवा का झोंका ही तो है जो झुलसाता है, परेशान करता है।" वह अपनी रौ में न जाने क्या-क्या बोलती गयी और...कहते-कहते एकटक अपने को निहारते अपूर्वा रुक गयी थी। राजन की आँखों में शरारत के बादलों को घुमड़ते हुए पाया था, उसने बेचैनी को पढ़ लिया...। राजन ने उसके हाथ को अपने हाथ में लेते हुए उसकी गरमाहट और संवेदना को महसूस किया।

दोनों आज पहले से कहीं अधिक करीब हो चले थे। पहली बार दोनों घूमने निकले थे। पहली बार आदर्शों की घटाओं से निकलकर सहज मानवीय जमीन पर उतरते थे। क्या आदर्श हमारे मानवीय होने में बाधा है? बेहतर होने की चाह हमारी मानवीय इच्छाओं को ढाँप लेती है। अनेक प्रश्न कौंधते और सोल्यूशन के रूप में जवाब भी साथ ही तैरते आते...। राजन ने पूछा था—"क्या इन पलों को हम परमानेंट नहीं बना सकते?" सुनकर अपूर्वा ने अपने को बोट के एक कोने में समेटा और अपने दायें हाथ को पानी में उतार दिया था। उसने पानी के भीतर ही अपनी हथेलियों को खोल दिया। पानी उसकी उँगलियों के बीच से निकल रहा था। उसने हथेलियों को बन्द करके पानी को उसमें कैद करना चाहा था। उसे लगा कि उसके भीतर बैठी चिड़िया उड़ना चाहती है, दूर असीम...मुक्त नीले आकाश में। चिड़ियाँ चहचहाने लगी हैं, होठों को बुदबुदाते हुए महसूस किया था...।

अपूर्वा ने बी.ए थर्ड ईयर पास करके एस.एस.सी. की परीक्षा दी थी। आज उसी का रिजल्ट आना था। शाम होते-होते उसने जान लिया कि वह एस.एस.सी. की परीक्षा में पास हो गयी। उसने राजन को लैंडलाइन फोन पर इसके बारे में उत्तेजित होते हुए बताया। उसने यह भी बताया था कि कुछ दिनों तक वह लायब्रेरी नहीं आ पाएगी। उदासी को राजन की आवाज में पकड़ लिया था अपूर्वा ने। "कुछ ही दिनों की तो बात है, फिर...हो सकता है कि..." कहकर शरारत करते हुए चुप हो गयी थी अपूर्वा। "फिर क्या?" बेचैनी से पूछा था राजन ने...."हो सकता है कि मुलाकात के पल स्थायी हो जायें...।" कहकर अपूर्वा ने उधर से राजन की तेज साँसों को सुना था। वह कुछ दिनों तक नौकरी की औपचारिकताओं को पूरा करने में लगी रही। उसे नियुक्ति पत्र भी

मिल गया। उसकी नियुक्ति बाल कल्याण मन्त्रालय में हुई थी।

इसी बीच अपूर्वा ने राजन के साथ सम्बन्ध को एक आकार देने के लिए माँ से बात की। बात तो पिताजी से वह सीधे भी कर सकती थी पर अपने बारे में, वह भी अपनी ही शादी की बात। इसीलिए उसने राजन के बारे में माँ को सब कुछ बता दिया था। सुनकर माँ चौंक गयी थी। उसे एकबार को तो विश्वास ही नहीं हुआ था। दिनभर माँ चुप रही थी...। अपूर्वा माँ के स्वभाव को जानती थी। माँ का चुप हो जाना उनके अशान्त और बेचैन मन का संकेत था। किसी बात पर सहमत न होने पर भी वह चुप हो जाती थी। लाख कोशिशें करो पर मज़ाल है कि कोई उन्हें बुलवा पाये। अपूर्वा ने माँ को राजन के बारे में बता तो दिया था पर अब वह पछता रही थी। "क्या जरूरत थी माँ को बताने की। पिताजी से डायरेक्ट भी तो कहा जा सकता था। ऐसा न हो कि माँ के संस्कार, लेकिन माँ ऐसा क्यों करेगी? क्या दुनिया की कोई भी माँ अपने ही आँचल की खुशियों का गला दबायेगी।" ऐसे अनेकों विचार अपूर्वा के मन में चहलकदमी करते डरा रहे थे।

माँ का परिवार दिल्ली के करोलबाग में ही रहता था। दसवीं में फेल होकर माँ ने जब आगे न पढ़ने की घोषणा की थी तब किसी ने दबाव भी नहीं डाला था आगे पढ़ने को। लड़कियों को दबाव देकर पढ़ाता भी कौन है? वह तो पिताजी...। माँ देखने में जितनी सुन्दर थी, उतनी ही व्यावहारिक भी। करोलबाग के आँगन रेस्तराँ का रास्ता माँ ने ही तो दिखाया था पिताजी को। माँ बताती थी—"तू जब मेरे पेट में थी तो हर हफ्ते खाने जाते थे वहाँ।" माँ गोरी थी नानी जैसी लेकिन कद नाना जैसा लम्बा। अपूर्वा ने भी माँ की तरह कद काठी पायी थी पर रंग में पिताजी जैसी तांबई थी।

शाम घिरते ही अपूर्वा की बेचैनी बढ़ गयी थी। वह अपने कमरे में बैठी पत्रिका के पन्ने उलट रही थी। नौकरी ज्वाइन करने के बाद आज उसकी पहली छुट्टी थी। फिर से माँ को पिताजी से बात करने को कहने की उसकी हिम्मत नहीं हुई। पिताजी दूसरे कमरे में मामाजी के साथ किसी गम्भीर बातचीत में मग्न थे। वैसे मामाजी घर पर कम ही आते थे। बिजनेस के सिलसिले में उन्हें अधिकतर दिल्ली से बाहर ही रहना पड़ता। फलों के थोक व्यापारी थे वे। वे प्रत्येक सीजन फल के लिए कभी नागपुर, कभी यू.पी., कभी शिमला जाकर फलों को पसन्द

करते, पेशगी देते और वापिस चले आते। वहाँ से व्यापारी ट्रकों में माल लादकर आज़ादपुर मंडी में भेजते जहाँ पर मामाजी उन्हें बेच देते। वे जब भी घर आते थे ढेरों सीजनी फल लाते। कभी लीची की पेटियाँ तो कभी सन्तरे, अनानास या आम। सेब और अंगूर मानुषी को बहुत अच्छे लगते तो अपूर्वा को सन्तरे और आम। विवेक सभी फलों को खा लेता। मामाजी चार महीने बाद घर आये थे। जून में जब आये थे तो आम और खरबूजे लाये थे। हफ़्ते भर सब उन्हें खाते रहे थे...। अब की वे सेब और अंगूर लाये थे। पिताजी और मामाजी में खूब छनती थी। बिजनेसमेन होते हुए भी मामाजी सामाजिक कार्यों में रुचि लेते। वैसे भी करोल बाग जहाँ वे रहते, दिल्ली की दलित राजनीति और गतिविधियों का केन्द्र माना जाता। सभी दलित जातियाँ वहाँ थीं लेकिन सभी अपनी-अपनी उपजातियों के खोल में सिमटी, दलित आन्दोलन चलाती हुई।

अपूर्वा की नौकरी लगने के बाद मामाजी का यह पहला आगमन था। वे आकर सबसे पहले बच्चों से ही मिलते थे।

अपूर्वा ने माँ को पिताजी और मामाजी के पास भीतर जाते हुए देखा था। घंटा भर होने को आया लेकिन बाहर नहीं आयी। उसने कभी भी भीतर होती बातों पर ध्यान नहीं दिया था। आज वह आँखें और कान दरवाजे पर ही गड़ाये थी। वह आज सब कुछ सुनना चाहती थी। आज की चर्चा का विषय अपूर्वा ही थी। अपने बारे में जानने की चाहत इंसान के धैर्य को क्षीण कर देती है। समय एक भार जैसा लगा था उसे। उस भार को परे ढकेलना अपूर्वा के बस से बाहर था। कभी उसे कमरे में एकदम शान्ति सुनाई देती तो कभी मामाजी और पिताजी की तेज आवाजें।

अपूर्वा ने माँ को कमरे से बाहर निकलकर आते देखा। माँ का चेहरा तनाव में खिंचा हुआ दिखाई दिया था। "तुम्हारे पिताजी बुलाते हैं" उन्होंने हल्के रुँधे गले से कहा। अनिष्ट की आशंका ने अपूर्वा की धड़कनों की रफ्तार को बढ़ा दिया, चाहतें डूबने लगी थीं। कुर्सी से खड़ा होने में पूरी ताकत लगानी पड़ी थी उसे। क्या होगा...? सोचा था उसने। कमरे में घुसते हुए मामाजी को दायीं तरफ खिड़की के पास सोफे पर बैठे पाया और पिताजी ठीक उनके सामने थे। उनके पीछे की दीवार पर बुद्ध और अम्बेडकर की बड़ी-सी तस्वीर लगी थी। बीच टेबल पर दो खाली चाय के कप रखे थे जिनके भीतर चाय के सूखने पर हल्के पीले

धब्बे उसने देखे थे। अपूर्वा पहली बार पिताजी का सामना करने में घबरायी थी। आज उसके जीवन का फैसला था। तब क्या पिताजी और मामाजी आज जज बन गये थे...क्या माँ भी उनके साथ शामिल हैं? सोचा था उसने। इंसान अपने भविष्य का फैसला खुद क्यों नहीं कर सकता...? वह सोचते हुए खाली कुर्सी पर धँसती चली गयी थी। माँ अभी खड़ी थी...''तुम भी बैठ क्यों नहीं जाती...'' रूखी आवाज में कहा था पिताजी ने। अपूर्वा के भीतर की चिड़िया ने सहमकर पंखों को समेट लिया था। गहरी अवसाद भरी खामोशी पिताजी ने ही तोड़ी, ''अपूर्वा तुम्हारी मम्मी ने बताया था।'' सर्द लहजे में कहकर चुप हो गये थे। ऐसा लगा जैसे बाकी शब्द गले में अटककर रह गये हों। ''किसी लड़के का जिक्र किया था।'' कहकर जैसे जोर लगा मुँह से बाहर शब्दों को थूका। उसने पिताजी की ऐसी आवाज पहले कभी नहीं सुनी। बात फिर से ठहर गयी थी। इस बार मामाजी ने ठहराव को तोड़ा था। ''अपूर्वा...देखो लड़का है तो अपना ही...लेकिन हमारा समाज इसके लिए अभी तैयार नहीं होगा। हम मान भी लें...लेकिन आगे मानुषी...क्या होगा उसका? तुम्हारी तो शादी, चलो हो जाएगी, समाज की नाराज़गी को हम झेल लेंगे...। मामला सिर्फ यहीं तक का तो नहीं।'' कहकर मामाजी चुप हो गये थे। अपूर्वा ने नज़रें उठाकर पिताजी को देखा था। वे गर्दन झुकाये बैठे थे...। अपूर्वा उनकी आँखों में देखना चाहती थी। क्या यही विचार पिताजी के भी हैं...? उसे विश्वास नहीं हो पाया था। सपनों और चाहतों को उगाने वाले पिताजी इतने संस्कारधर्मी और भीरु कब से हो गये। उसे माँ की आँखों में झाँककर देखने की इच्छा हुई थी। माँ को कातर निगाहों से अपनी ओर ही देखते पाया था उसने...। तो क्या माँ भी शामिल थी बेटी के पंख कतरने में। माँ खामोश थी, हमेशा की तरह असहमति में या नाराज़गी में। पर आज तो उन्हें बोलना चाहिए, सोचकर अपूर्वा ने याचक के रूप में आँखों से अपनी चाहतों का दामन माँ के सामने फैलाया। अपूर्वा को अपनी ओर देखते हुए माँ ने पिताजी को ओर देखा। खामोशी बहका न दे यह सोचकर मामाजी ने अपूर्वा से कहा—''यह मत सोचना अपूर्वा कि हम तुम्हारी खुशियाँ नहीं चाहते। हमसे बढ़कर बच्चों की खुशियाँ कौन चाहेगा...? अगर मामला सिर्फ तुम्हारी खुशियों तक सीमित रहता तो कोई बात नहीं थी लेकिन आँच तो हमारे घरों तक भी आयेगी। अगर दीदी और जीजाजी मान जाते हैं

तो ...तुम्हारे नाना-नानी और हम तो शादी में शामिल नहीं होंगे...। हमें अपने बच्चों के बारे में भी तो सोचना है।" कहकर ढीले होते शिकंजे को उन्होंने कसने की कोशिश की थी। मामाजी को डर था कहीं पिताजी राजी न हो जायें...। "नहीं होते हैं तो न हों नाना-नानी और मामा-मामी शामिल...कौन-सी आफत आ जायेगी।" मौन चीत्कार भीतर गूँजा था अपूर्वा के। "रही बात मानुषी की तो वह भी पढ़कर आत्मनिर्भर होकर अपने लिए चुनाव खुद ही कर लेगी।" मामाजी फिर बोले—"देखो अपूर्वा! कहने को तो सभी दलित एक ही हैं लेकिन जो लड़का तुमने पसन्द किया है वह जाटव है और हम चमार...। हालाँकि ब्याह-बेटी के सम्बन्ध जाटवों ने ही हमसे खत्म किये हैं। अब अगर हमारी लड़की जाटवों के यहाँ ब्याही जाएगी तो क्या इसमें हमारी नाक नीचे नहीं होगी। समाज में जाति न हो तब इसे मानना पागलपन है लेकिन जब सारे काम जाति देखकर ही होते हैं तो...।" अपूर्वा के लिए दलितों के भीतर जाटव और चमार का झमेला एकदम नया था। हाँ, चमार-चूढे...धानक, खटीक, डोम, पासी, महार और बंजारे आदि दलितों की उपजातियाँ उसे मालूम थीं। 'इन्हीं के बीच तो एकता की बात बाबा साहेब ने की थी।' पिताजी बचपन से यही सब तो बताते आये थे।

अपूर्वा ने कभी नहीं सोचा था कि चमार और जाटव का झगड़ा सबसे पहले उसके सपनों को ही खा जायेगा। उसने राजन से कभी नहीं पूछा था उसकी उपजाति के बारे में। वह तो संयोग से एस.एस.सी. का फार्म भरते समय कास्ट सर्टिफ़िकेट की जीरॉक्स कॉपी करते हुए राजन की नजर उपजाति वाले कॉलम पर पड़ी थी, "अच्छा तो तुम चमार हो और हम जाटव हैं...।" कहा था राजन ने... पर अपूर्वा के लिए तो सभी दलित एक ही हैं। यही सब तो उसने बचपन से सीखा है। आज पिताजी का यह दोहरा व्यवहार क्यों? पिताजी कुछ बोलते क्यों नहीं...वह मामाजी को डाँट क्यों नहीं देते। लगता है अपूर्वा के खिलाफ षड्यन्त्र रचा जा चुका है...। इसके सूत्रधार मामाजी ही लगे थे...। 'शिक्षा हमें सही गलत में चयन का विवेक देती है... हमारी ऊर्जा को दुगुना कर देती है...।' उसे बचपन में सिखाये गये पिताजी के ये वाक्य स्मृति से बाहर निकलकर गूँजते दिखे थे...। यह क्या हो गया आज पिताजी को...इतने रेडिकल...लेकिन आज, आज वे अन्य पिताओं जैसे संस्कारी और जातिबद्ध हो गये थे...। समाज को बीमारियों की बताने वाले

पिताजी आज खुद कैसे सामाजिक व्याधियों से घिरे थे...। उसे पूरी दुनिया खोखली नज़र आयी थी...बाहर विचारों से हृष्ट-पुष्ट दुनिया संस्कारों में कितनी पुरातन है। तो क्या पिताजी की सोच अभी भी पुरातन है? वे क्या सिर्फ कहने में रेडिकल हैं? उसे पूरी दुनिया संस्कारी लगी थी। ऐसे में समाज कैसे बदलेगा उसने सोचा।

दोहरे व्यक्तित्व में जीते हैं हम...। निर्णायक पल ही हमारे विचारों की असली कसौटी हैं? क्या सही है और क्या गलत यह विचार नहीं बल्कि सामाजिक संस्कार ही तय करते हैं। अपूर्वा ने पिताजी को देखते हुए कहा—"पिताजी क्या आप भी यही चाहते हैं?" उसे मामाजी की आवाज़ फिर सुनाई दी थी—"जीजाजी आप ही बता क्यों नहीं देते सब कुछ।" पिताजी ने चेहरा ऊपर उठाकर सख्त होने की कोशिश की। बहुत मेहनत करनी पड़ी थी उन्हें इसके लिए...। "अपूर्वा, तुम्हारे मामाजी ठीक कहते हैं...अभी हमारा समाज तैयार नहीं है। भले ही हम कितने प्रगतिशील हो जायें...लेकिन रहना तो हमें अपनी जात में ही है। हमें जाति तोड़नी होगी लेकिन अभी थोड़ा वक्त लगेगा। बाकि तुम्हारी मर्जी है। मैं तुम्हें रोक नहीं रहा लेकिन...।" कहकर चुप हो गये थे। उसे आज पिताजी ऐसे कसाई लगे थे जिसने अपने घर में ही किसी मेमने को प्यार से पाला हो और अन्त में खुद ही उसकी गर्दन को दबोच लिया हो। अब माँ ही बची थी जो पिताजी को मना सकती थी लेकिन वह तो खामोश थी...। दुनिया की सभी औरतों ने खामोशी का वरण क्यों किया? औरतें कब खामोशी को तोड़ेंगी? अपूर्वा ने माँ की पलकों के कोरों से आँसुओं को ढुलकते हुए देखा।

"अपूर्वा हमारी सोच असली जीवन से आगे की होती है। हम सोचते हैं आदर्श लेकिन हमें सच का दामन कभी नहीं छोड़ना चाहिए। जीवन का सच आदर्श से कहीं अधिक क्रूर है। हम केवल अपने बारे में ही तो नहीं सोच सकते। शिक्षा हमारे निजत्व का ही विकास नहीं करती बल्कि वह हमें सामाजिक और पारिवारिक जिम्मेदारियों को भी उठाना सिखाती है। अगर तुम परिवार और भाई-बहनों की चाहतों की बलि देकर व्यक्तिगत जीवन को बेहतर करना चाहो तो करो पर मैं तुम्हें इसकी इजाजत हरगिज नहीं दूँगा।" कहकर पिताजी कमरे से बाहर निकल गये थे...। मामाजी ने एक ठण्डी लम्बी साँस ली थी। उनके भीतर कुछ अटका हुआ था जो अब धीरे-धीरे सामान्य हो चला था। माँ

का लेकिन रो-रोकर बुरा हाल था। मामाजी बहुत देर तक कमरे में खामोश बैठे रहे थे...। उनके संस्कार जीते थे...पर रिश्ते के ताप और आदर्शों को कमजोर करके। धीरे से बिना कुछ बोले वे उठकर चले गये...। माँ को अकेली छोड़ अपूर्वा अपने कमरे में चली आयी थी।

अपूर्वा ने होश सँभालने के बाद पहली बार इतना भार मन और दिमाग पर महसूस किया था। जब भी वह परेशान होती या कहीं उलझ जाती तो तुरन्त पिताजी के पास चली जाती थी समझने या समाधान के लिए लेकिन आज...अब वह कहाँ जाए? सुलझाने वाले ने ही तो उलझाव पैदा किया है...। रोती रही थी अपूर्वा रात भर। चिड़ियों के चहचहाने ने अँधेरे के जाने और उजाले के आने की सूचना दी थी...। सुबह को रोशनी से महसूस किया था उसने...लेकिन यह सब बनावटी लगा था उसे। उसके भीतर घिर आये अँधेरे को यह उजाला रोशन नहीं कर सकता था। उसे यह सुबह अपनी नहीं लगी थी। तो क्या स्त्री की सुबह और उजाले अलग-अलग होते हैं? वह राजन को क्या जबाव देगी, क्या उसे मना कर दे? क्या वह घर से चली जाये, क्या वह झुककर सब कुछ मान ले? सबके जीवन की छद्‌म खुशियों और परिवार को बचाने के लिए क्या वह अपनी चाहतों को बदरंग बना दे। माँ ने आकर आँखें बन्द किये जागती अपूर्वा को जगाने के लिए पुकारा था। उसने अधखुली पलकों से माँ को देखा। सिरहाने बैठकर माँ ने उसके बालों को हाथों से सहलाते हुए कहा—उठ जा बेटी...मैं जानती हूँ कि यह गलत है...लेकिन हमारी किस्मत में केवल निर्णयों को मानना लिखा है। हमें अपना निर्णय कहाँ लेने देता है समाज। कहीं भी चले जाओ सभी पुरुष एक-से होते हैं।" अपूर्वा ने अपनी आँखों के कोरों से गर्म बूँदों को गालों से फिसलते महसूस किया। वह माँ के सीने से लग फफक पड़ी। माँ-बेटी की रुलाइयों से कमरा भी एक बारगी दहलने लगा था।

अपूर्वा ने हफ़्ते भर राजन से कोई बात नहीं की। कितनी बार उसका फोन ऑफिस में और घर के फोन पर आया था। न होने का उदास बहाना कहलवाया था उसने। वह जानती थी कि राजन का सामना वह नहीं कर पायेगी। घर में पिताजी उसका सामना करने से बचते रहते। ऑफिस से आकर वह अपने कमरे में चली जाती और कोई किताब या पत्रिका लेकर उसके पन्ने पलटते सोचती जाती। उसने मौन प्रतिरोध करने का फैसला किया था। वह जानती थी यह गलत है पर वह इसे तय कर चुकी थी।

एक दिन सुबह ऑफिस जाते हुए उसने अपनी पूरी ऊर्जा को इकट्ठा करके आवेगों को संयमित कर राजन को फोन किया था—"हैलो...हाँ राजन, मैं अपूर्वा! कैसे हो?" राजन के लिए यह अप्रत्याशित था। अनहोनी की आशंका से न जाने क्या सोचे बैठा था। "हैलो...अपूर्वा, कहाँ चली गयी थी तुम? न कोई फोन... न...क्या हो गया? तुम्हें मैंने कितनी बार फोन किया...कितना परेशान रहा मैं?" ढेरों सवाल राजन दनादन बेचैनी के साथ उड़ेलता गया था। सुनकर अपनी आवेगी साँसों को संयमित करते हुए अपूर्वा ने कहा था—"राजन, मैं अब मिल नहीं पाऊँगी तुमसे...हमें अब..." "लेकिन क्यों?" अपूर्वा की बात को बीच से चीरते हुए कहा था राजन ने। "अपूर्वा क्या बात है? क्या हम एक बार मिल नहीं सकते...प्लीज।" राजन की आवाज में याचना को महसूस किया था अपूर्वा ने । "ठीक है, लंच के बाद मैं आज हाफ लिव ले लूँगी। कॉफी हाऊस में मिलते हैं।" कहकर अपूर्वा ने सख्त होने की कोशिश की लेकिन उसकी आँखों में गर्म पानी भर आया था। "आखिर राजन की क्या गलती है? वह क्यों उसके सपनों को मार रही है?" फोन का रिसीवर पकड़े ही वह सोचती रही थी। फोन बूथ से निकलकर उसने मेट्रो ली।

अपूर्वा को मेट्रो में सीट मिल गयी थी। मेट्रो ठीक उसके ऑफिस के पास से गुजरते हुए आगे बढ़ जाती थी। इंडिया गेट से एक स्टॉप पहले पड़ता था उसका ऑफिस। विचारों में खोयी अपूर्वा ने उद्घोषणा सुनी। 'अगल स्टेशन राजीव चौक...द नेक्स्ट स्टेशन इज राजीव चौक...।' राजीव चौक से उसे दूसरी मेट्रो चेंज करनी पड़ती। मेट्रो चेंज कर वह ऑफिस पहुँची। अपूर्वा ऑफिस में कोई काम नहीं कर पायी थी। पिताजी द्वारा बताये ढेरों उदाहरण उसे याद आ रहे थे। "बेटा, अब दलित एक हो रहे हैं। वे आपस में शादी-ब्याह करने लगे हैं। देखो, जो रीयल अम्बेडकरवादी हैं, बौद्धिष्ट हैं वे विचारों को जीवन में उतार रहे हैं। बहुत से चमार समुदाय के लोगों ने वाल्मीकि, खटीक या फिर धानकों से शादी की है। वाल्मीकि समुदाय के पढ़े-लिखे लोगों ने उपजातियों के बन्धन को तोड़ा है।" पिताजी ऐसे ढेरों उदाहरण उन्हें बताते लेकिन उसे शब्द याद आता 'रीयल अम्बेडकरवादी' तो क्या पिताजी रीयल अम्बेडकरवादी नहीं हैं? मामाजी के घर जब भी वह जाती थी तो उनकी बेटी आशिमा उसे बताती, "दीदी पड़ोस में

रहने वाली सरोज ने धानकों के लड़के से शादी कर ली, कोई झगड़ा नहीं हुआ।'' कभी कहती, ''अपूर्वा दीदी पता है मेरे मामाजी के लड़के ने वाल्मीकि लड़की से शादी की थी। हम भी गये थे वहाँ...बड़ा मजा आया था...।'' ऐसी शादियाँ करने वाले ही क्या रीयल अम्बेडकरवादी हैं? क्या कभी जाति हमारे समाज से खत्म हो पायेगी...? उसने ऑफिस से आधे दिन की छुट्टी ली और भारी कदमों से कॉफी हाऊस की तरफ चल पड़ी। ऑफिस से ज्यादा दूर नहीं था कॉफी हाऊस। उसने पैदल चलकर पहुँचना ही मुनासिब समझा। कॉफी हाउस में भीड-भाड़ ज्यादा थी। दोपहर को आस-पास सरकारी एवं प्राइवेट ऑफिसों से घिरे कॉफी हाउस में लोग लंच करने चले आते। एक तो यहाँ लम्बे समय तक बैठने का पूरा मौका रहता, दूसरा पॉकेट की रेंज के कारण एक खुशनुमा बड़े होने का अहसास भी। मन में फूटती कोंपल लिये युवक-युवतियाँ भी बेधड़क आते थे। यहाँ उन्हें एकान्त भले ही न मिले लेकिन किसी कोने की सीट तलाश वे एकान्त बना ही लेते। यहाँ पत्रकारों, लेखकों और बहुत से व्यावसायिक या सामाजिक संगठनों की गोष्ठियाँ भी खूब होतीं। कॉफी की प्यालियों में बहुत-सी चाहतें और सपने परवान चढ़ते। क्रान्ति की घोषणाएँ कॉफी की चुस्कियों के साथ जज़्ब होतीं। विचारों के साथ खेलने का अड्डा भी था यह। साउथ इण्डियन खाना खाने वालों की भी यहाँ भरमार होती। लाल और नीले रंग की कुर्सियाँ, पेप्सी और कोक वाले अपने प्रचार के लिए मुफ़्त में दे जाते जिन पर लोग लम्बे समय तक धँसे रहते। कॉफी हाउस में घुसते कार्नर में बैठा दिखा था राजन। अपूर्वा ने धड़कनों की बढ़ी रफ़्तार को पूरी ऊर्जा के साथ ब्रेक लगाकर धीरे किया था। राजन की आँखें हमेशा की तरह उदास थीं और चेहरा शान्त। 'चेहरे पर किसी भाव का न होना क्या भावशून्य हो जाना है?' तुरन्त ही दूसरा विचार पहले वाले पर चढ़ आया। इंसान चेतना खोकर भी भाव शून्य होता है तो क्या राजन चेतना खो बैठा। सोच कर एकबारगी थरथरायी थी वह। ''हैलो राजन, हाउ आर यू?'' अन्तरंगता को औपचारिकता में लपेटकर उसने कहा। ''हैलो'', संयत हो पूछा था राजन ने...''कॉफी लोगी या ठण्डा?'' ''कॉफी लूँगी।'' राजन दो कॉफी ट्रे में लिये चला आया। कुछ इधर-उधर की बातचीत करते औपचारिक हुए रिश्ते को सामान्य करने की कोशिश की। बात अपूर्वा

ने ही शुरू की, "राजन हमारा अलग उपजाति से होना, पिताजी और मामाजी ने एकदम से मना कर दिया है। हकीकत की जमीन पर काँटे उगे हैं। हमारे अपने रेडिकल लोग भी उन काँटों को खाद-पानी दें रहे हैं। मुझे माफ कर देना राजन, मेरे सपने तो खैर कोई बात नहीं लेकिन तुम्हारे सपनों को तोड़ने की मैं ही अपराधिनी हूँ। लड़कियों के सपने की क्या कीमत है यहाँ? जाति तोड़नी है बस इन्हें। खुद मुक्त होना है। दलित औरतों को गुलाम बनाकर ही रखना है। एक गुलाम दूसरे गुलाम की मदद क्यों नहीं करता? दलित पुरुष तो मुक्त हो ही जायेंगे एक दिन लेकिन हम दलित औरतों की गुलामी का क्या? बाबा साहेब ने कहा था—वे हिन्दू जाति में पैदा हुए हैं, हिन्दू जाति में मरेंगे नहीं लेकिन हम औरतें कहाँ जायें? जहाँ देखो वहीं...।"कहकर डबडबाई आँखों को साफ किया था उसने। राजन खामोश था जैसे हमेशा की तरह कह रहा हो—"अच्छा तुम बताओ इस पर।" खामोशी को शब्दों से मुक्त किया था राजन ने, "तो क्या तुम भी पिताजी और मामाजी के फैसले को मान रही हो? सब कुछ समझते हुए अगर तुम्हारी जैसी लड़कियाँ ऐसा करेंगी तो नासमझ लड़कियों का क्या होगा। समाज में उगे उन्हीं काँटों को तो उखाड़ना है अपूर्वा। तुम्हें तो एग्जाम्पल बनना चाहिए अपूर्वा।" "एग्जाम्पल बनना चाहिए।" अपूर्वा ने मन ही मन दोहराया। झुरझुरी-सी हुई थी देह में। तुरन्त भीतर कहीं डेरा जमाये खौफ ने पंख फैलाये थे।

"नहीं राजन, एक रिश्ते को बनाने के लिए मैं ढेरों रिश्तों को नहीं काट सकती। उनका क्या कसूर है? मानुषी का क्या होगा? मामा के बच्चों का क्या होगा...? माँ से तो हमेशा के लिए...।" कहकर चुप हो गयी थी अपूर्वा। राजन ने बहुत कोशिश की थी अपूर्वा को कनविन्स करने की पर भावुकता की जकड़न तर्कों को कहाँ जगह देती है। "ठीक है अपूर्वा" भारी मन से कहा था राजन ने। "पर मैं तुमसे उम्मीद करूँगा कि तुम फिर से सोचना।" अपूर्वा जाना नहीं चाहती थी। उसका मन किया दहाड़ें मारकर रो दे। अपने सपनों की फसल को खुद ही तो आग लगायी थी। उसे लगा कि उसके भीतर की चिड़िया ने चहचहाना बन्द कर दिया है। कहीं वह मर तो नहीं गयी? सोचकर डर लगा था उसे। वह उठकर राजन के साथ बाहर निकल आयी। उसने ऑटो लेकर अन्तिम बार राजन के भोले-उदास चेहरे को देखा। मुस्कुराकर बाय

कहने की भरसक कोशिश करते राजन की आँखों में भरे पानी को उसने देखा था। उसे राजन के सीने पर सिर रखकर रोने का मन हुआ। बहुत कंट्रोल किया था उसने। ऑटो वाले ने ही मदद की थी। "चलें मैडम... ।"

"चलो", कहकर हाथ हिलाया था उसने राजन की ओर।

एक सम्बन्ध के अन्त ने दूसरे सम्बन्ध के आने का रास्ता बनाया था। मामाजी और पिताजी ने पूरी कोशिश की थी और ऐसा लड़का ढूँढ़ा था जो पढ़ा-लिखा, प्रगतिशील और सामाजिक सक्रियता वाला हो। मामाजी ने ही एक दिन उसके पास आकर कहा था—"अपूर्वा तुम्हारी शादी के लिए लड़का ढूँढ़ा है। चाहो तो मिल लो उससे।" "मेरी चाहतों की कितनी फिक्र है, मेरी चाहत का चयन मुझे पूछे बिना हो। मामाजी मैं कुछ नहीं बोलूँगी, पहले भी तो आपने ही तय किया था। आप लोग ही सब कुछ तय करते हैं। हमारी किस्मत में तो सिर्फ उसे मानना लिखा है।" कहकर चुप हो गयी थी वह। पिताजी अब उससे बात करने में कतराने लगे थे। माँ ने शादी के मसले पर कभी मत नहीं की थी... । उनके बीच माँ-बेटी से ज्यादा एक औरत होने का अपनापा गाढ़ा हो गया था।

शादी की सारी तैयारी मामाजी और पिताजी ने ही पूरी की थी। मामाजी तो शादी जल्दी करके भार और अपराध से शायद मुक्त होना चाहते थे पर पिताजी चाहते थे कि एम.ए. की परीक्षा दे ले। इसलिए जून तक इन्तजार करना पड़ा था। अगस्त में अपूर्वा की शादी सजातीय समुदाय के अमन से हो गयी थी या कर दी गयी थी।

बिना सपने और चाहतों को पाले अपूर्वा ने शादी के बाद ही अमन को देखा था। बातचीत में आधुनिक ही लगा था। परिवार पुरातन खयालों का ही था इसे अपूर्वा ने हफ्ते भर में ही जान लिया। ऑफिस से पन्द्रह दिन की छुट्टी ले रखी थी अपूर्वा ने। अमन के कमरे में ढेर सारी किताबें थीं। मार्क्सवाद और ढेरों राजनीति-सामाजिक विषय की किताबें। अम्बेडकर, बौद्ध, फुले या दलित आन्दोलन की कोई किताब नहीं दिखी थी। अमन स्कूल में हिस्ट्री का टीचर था... । शादी के कुछ दिनों बाद स्कूल जाने लगा था। अपूर्वा दिनभर अकेले बोर होती। घर में किससे बात करे? अमन स्कूल से सीधे संगठन के ऑफिस जाता या फिर कार्यक्रम में। अपूर्वा को वह इसकी सूचना देता और कभी-कभी तो उसकी भी जरूरत नहीं समझता। छुट्टियाँ खत्म होने पर जब अपूर्वा

ऑफिस पहुँची तो उसे मुक्त होने का अहसास हुआ था—जैसे बँधे खूँटे से गाय खुलकर भागी हो लेकिन यह मुक्ति का अहसास अस्थायी था। शाम होते ही उसे फिर से बँधना होगा। दाम्पत्य जीवन क्या औरत को कैद करता है? अपूर्वा ने सोचा।

शादी को पन्द्रह दिन गुजरे थे। घर से दूसरे या तीसरे दिन पिताजी या माँ का फोन बिला नागा आता। हर बार वे अमन के व्यवहार और घर के माहौल के बारे में जानना चाहते। उन्हें लगता कि पति का अच्छा व्यवहार और घर के अच्छे माहौल में ही औरत खुश रहती है...। इसमें औरत की अपनी चाहतों का कोई मोल नहीं। अपूर्वा को अमन जितना आधुनिक लगा था उतना वह स्वभाव में नहीं था। घर में वह केवल पुरुष था, हिंसक पुरुष। घर आते ही उसे समय पर खाना मिलना चाहिए। कपड़े प्रेस किये हुए चाहिए थे। स्त्री-पुरुष समानता की बात कहने वाला घर में उसे एक दासी से ज्यादा क्या समझता? कभी-कभी वह अच्छे मूड में होता तो अपूर्वा को समाज में अमीर वर्ग और गरीब वर्ग के बीच अन्तर का कारण बताता। अन्याय की जड़ें समझाता। ऐसे में जब भी अपूर्वा जाति की बात करती तो कुछ समय वह धैर्य से सुनता लेकिन अन्त में झल्ला जाता, "तुम भी पता नहीं किस दुनिया में रहती हो। अब उतना जातिभेद नहीं होता और अगर कहीं है भी तो वह क्रान्ति के बाद व्यवस्था बदलने के साथ खत्म हो जायेगा।"

बाबा साहेब के बारे में कहता, "अम्बेडकर बड़े दार्शनिक थे पर समाज बदलने की कोई वैज्ञानिक समझ उनके पास नहीं थी। जाति, वर्ग का ही एक हिस्सा है। जाति समाज का मूल आधार नहीं बल्कि अधिरचना है। सारा दलित आन्दोलन जाति की राजनीति कर रहा है। दलित लेखन, दलित आन्दोलन, राजनीति सब साम्राज्यवादी साजिश है।" अपूर्वा के भीतर आक्रोश पनपता पर वह उसे दबोचे रखती। कभी अमन कहता, "अपूर्वा औरत भी शोषित वर्ग का हिस्सा है, पुरुष प्रधानता भी व्यवस्था बदलने पर ही खत्म होगी। औरत को भी समाज बदलने में अपना योगदान देना चाहिए।" लेकिन जब अपूर्वा को महीने की पगार मिलती तो उसे अमन की माँ यह कहकर ले लेती, "तुम क्या करोगी बेटी इसको मैं रख लेती हूँ। जब जरूरत हो माँग लेना।" और अपूर्वा के जरूरत पड़ने पर कहती, "खर्च हो गये सब, घर में इतना खर्चा है कि बस।" कई बार तो उसके पास ऑफिस जाने के लिए किराये

को भी पैसा न होते। वह अमन से कहती तो वह कहता, "क्या करोगी पैसे का, चलो मैं तुम्हें ऑफिस तक स्कूटर से लिफ्ट दे दूँगा..।"

अमन के दोस्त भी कभी-कभार घर आते...। मीटिंग होती। लड़कियाँ भी आतीं। देश-समाज पर क्रान्तिकारी विचार दिमाग से निकलकर घर के माहौल में तैरते रहते। उनकी सारी आवभगत अपूर्वा को ही करनी होती। छुट्टी वाले दिन ही होती थी यह चर्चा। एक छुट्टी होती और उसे भी समाज बदलने वाले क्रान्तिकारी विचार लील जाते...। आदमी और औरत की समानता जैसी अनेक शब्द किचन में काम करते उसके कानों में गिरते। अपूर्वा को पिताजी, मामाजी और अमन सभी एक जैसे लगे थे। चेहरों पर अलग-अलग विचारों का नकाब लगाये समान संस्कारधर्मी पुरुष। "पुरुष विचारों में कितना रेडिकल होता है लेकिन विचारों की वास्तविक कसौटी क्या घर नहीं होता।" घर के कामों में भी उसका बिल्कुल भी मन नहीं लगता...।

अमन को एक बार अपूर्वा पर बहुत प्यार आया। वह उसे रोमानी बातें करते-करते आदर्श को आकार देने लगा था, "औरतें कितना कष्ट सहती हैं समाज में, पहले पिता के घर में, फिर पति के घर में। न जाने कब ये समाज बदलेगा? कब हम बेहतर समाज में साँस लेंगे? अच्छा, अपूर्वा एक बात बताओ, क्या कभी तुम्हारी दोस्ती किसी लड़के से हुई थी?" अपूर्वा को चुप देखकर फिर कहा—"देखो मैं वैसा संस्कारी पुरुष नहीं हूँ जो कुछ पता चलने पर नाराज हो जाऊँ। अच्छा चलो, मैं ही बताता हूँ। हमारे संगठन की एक लड़की है करुणा। मैं उससे शादी करना चाहता था पर कुछ कारण ऐसे बने कि करुणा तैयार नहीं हो पायी।" "क्यों?" पूछा था अपूर्वा ने। "वह पढ़ना चाहती थी और संगठन का काम भी करना था। इधर माँ का दबाव, रिश्तेदारों के ताने। फिर तुम्हारे बारे में सुना और मैंने हाँ कर दी।" "करुणा की जाति क्या थी।" पूछा था अपूर्वा ने...। "अरे! ऐसी कोई बात नहीं है। वैसे करुणा चक्रवर्ती है। जाति संगठन में किसी के लिए महत्त्व नहीं रखती। सब एक-दूसरे के घर आते-जाते हैं, खाते-पीते हैं। अभी उस दिन आयी तो थी अपने घर जो गुलाबी रंग का सूट पहने थी। पिछले हफ्ते संगठन के ही अमित राय से शादी कर ली। लड़कियाँ भी कभी-कभी अजीब-सा व्यवहार करती हैं। साल भर पहले शादी न करने का कहकर और अब शादी...।" बाकी शब्दों को मुँह में चबाता रहा था अमन। अपूर्वा ने

सोचा कि क्या अमन सच में नहीं समझ पा रहा? क्या वह नहीं जानता कि करुणा ने उससे शादी क्यों नहीं की? जाति सभी के लिए इम्पोर्टेंट है। चाहे वह कम्युनिस्ट हो या समाजवादी, अम्बेडकरवादी हो या गाँधीवादी। जाति अमीर और गरीब में कोई भेदभाव नहीं करती। दलित अमीर हो या गरीब...वह सबकी नज़रों में घृणित है। कुछ घृणा के बिम्ब आँखों में उभर आते हैं और कुछ नहीं। ''अच्छा इसे जाने दो, तुम बताओ अपूर्वा। तुम्हारा भी कोई ऐसा अनुभव है क्या?'' अपूर्वा ने समानता की बात करने वाले अमन द्वारा बार-बार पूछने पर राजन के बारे में बता दिया। ऐसा कुछ था भी नहीं जो बताने लायक न हो। सुनकर अमन कुछ देर चुप रहा, ''अच्छा तो अगर तुम्हारे मामाजी बीच में न आये होते तो तुम आज राजन के आगोश में होती।'' कहकर बेहुदगी से दाँत निपोरे थे। ''भई, तुम्हारे मामाजी का तो मुझे अहसान मानना चाहिए।'' अपूर्वा ने अमन के भीतर कुछ अटका हुआ महसूस किया। आँखों में काले बादल उगते हुए दिखे। अपूर्वा को डर लगा था।

अब अमन उससे खिंचा-खिंचा-सा रहने लगा। एक बार अपूर्वा ने उससे बात करनी चाही तो अमन ने उसे झटक दिया था। ''वहीं जाओ अपने उस अम्बेडकर के पास। मेरे पास क्या है?'' अपूर्वा ने फिर से बात करने की कोशिश की तो अमन ने उबलते हुए अपूर्वा को चाँटा मारा था, ''हरामजादी, पता नहीं और क्या किया था उसके साथ।'' कहकर परे धकेला था।' अपूर्वा ने भीतर चिड़िया की बैचेन चिल्लाहट को महसूस किया। वह सन्न रह गयी। उसका मन दहाड़ें मारने को हुआ। अगले दिन वह चुपचाप ऑफिस के लिए तैयार हुई। अमन और उसके बीच कोई बात नहीं हुई। आज उसके पास किराये के पैसे भी नहीं थे। उसने कमरे में सब जगह तलाश किया। उसे अलमारी में कागज के नीचे दबाकर रखे हुए दस के दो नोट मुड़े हुए मिले थे। घर से निकलकर वह फोन बूथ तक आयी थी। पहली बार था कि उसने घर पर फोन करके कुछ पैसे ऑफिस में आकर देने के लिए पापा को कहा था।

शादी के दो महीने में पहली बार ऐसा हुआ कि अमन घर नहीं लौटा था। उसने अमन की माँ से चिन्तित होते हुए पूछा। ''अरे, आ जायेगा, बच्चा तो है वहीं, अपने किसी दोस्त के घर रुक गया होगा। वह पहले भी ऐसा करता रहा है, कोई नयी बात नहीं है। फिर अब तो यह तुम्हारी

जिम्मेदारी है कि वह बाहर न रुके। मुझसे तो वह बहुत गुस्से में रहता है कि ऐसी बहू ला दी, न तो सुन्दर है न इसे कुछ आता है।'' कहकर वह चली गयी। हफ्ते भर तक घर पर नहीं आया था अमन। अब यह उसका रुटीन हो गया था। वह घर आता, कुछ औपचारिक बातें करता, घर से धुले कपड़े लेता और चला जाता। अमन की माँ पूरी पगार झपट लेती। अपूर्वा का चेहरा कुम्हलाने लगा था। आँखों में एक तय उदासी घिर आयी थी। उसे अपने खर्चे के लिए पिताजी से पैसे मँगाने पड़ते।

एक शाम जब वह ऑफिस से लौटी तो उसने अमन को घर पर ही पाया। वह कोई किताब पढ़ रहा था। ''क्या चाय बना दूँ।'' उसने पूछा था। अमन कुछ नहीं बोला। अपूर्वा ने चाय बनायी। अमन को चाय देकर वह पास की कुर्सी पर बैठ गयी। ''मैं तुमसे कुछ बात करना चाहती हूँ।'' ''हाँ, बोलो।'' ''ऐसा मैंने क्या कर दिया है जो तुम ऐसा व्यवहार कर रहे हो। ऐसा कब तक चलेगा?'' ''कैसा कब तक चलेगा।'' अमन ने कहा। खीज को भीतर बड़ी मुश्किल से रोका था। ''क्या तुम्हें नहीं पता मैं क्या पूछ रही हूँ।'' भरसक पोलाइटनेस रखते हुए पूछा। अमन ने कहा—''मुझे कैसे पता तुम क्या जानना चाह रही हो? मैं कोई ज्योतिषी तो हूँ नहीं। इतने दिनों बाद आज आया हूँ और आते ही तुमने बखेड़ा खड़ा कर दिया।'' अमन ने चिल्लाते हुए कहा। ''क्या मैंने ही बखेड़ा खड़ा किया है, क्या तुम्हारे घर से बाहर रहने का कारण मैं ही हूँ? अगर ऐसा है तो...'' बोलते-बोलते रुक गयी अपूर्वा। ''हाँ-हाँ, बोलो क्या कहना चाहती हो। मुझे तो कई बार ऐसा लगता है कि तुम अब भी अपने उस...जाकर मिलती हो...। तुम अगर जाना चाहो तो...'' एक तीखी तल्खी के साथ कहा था अमन ने। ''चुप करो अमन तुम अपनी बकवास।'' कहकर रोने लगी थी अपूर्वा।

अमन ने उसके कपड़े अलमारी से निकालकर बाहर फेंक दिये थे और बाहर जाते हुए बोला, ''चली जाना अभी, नहीं तो...।'' अमन के जाने के बाद वह सोचती रही...। अनेक प्रकार के विचार उसके दिमाग में आ रहे थे। वह बेचैन हो गयी। खुद को संयमित किया। अपूर्वा ने फैसला कर ही लिया। उसने अपना सामान समेटा...और घर से बाहर निकल आयी। लेकिन वह कहाँ जाये...? क्या पिता के घर... लेकिन क्या वह घर उसका अपना है या पति का घर उसका अपना था? पहले पिता ने शादी करके उसे निकाला था और अब अमन ने। औरत का

अपना घर कौन-सा है? उसने पति के घर से निकलकर पिता के घर भी न जाने का फैसला किया। वह अपनी एक दोस्त के घर पहुँची और कुछ दिन ठहरने को कहा था...।

अपूर्वा अब अँधेरे को चीरना चाहती...। अँधेरे जीवन में सुबह के लिए बेताबी उसने महसूस की। यह एक विराट महाकाव्यात्मक परिवर्तन का आगाज था जिसकी रोशनी उसके भीतर उग आयी थी। लेकिन...क्या यह समाज, संस्कारी पुरुष, जाति व्यवस्था उसके रोमानी सपनों को उगने देंगे? सोचकर सर्द हो थरथरायी। वह करे क्या? ऐसे चौराहे पर वह खड़ी थी जिसके सभी रास्तों पर अलग-अलग विचारधाराओं के मास्क लगाये संस्कारी पुरुष खड़े थे जिनमें अपने भी शामिल थे और कुछ अजनबी चेहरे भी। अपनी मुक्ति का रास्ता उसे कहीं नज़र न आता। अन्धकार उसका गहराता जा रहा था। उसका अपना क्या है? न घर है, न सपने, न चाहतें...। वह उड़ना चाहती थी लेकिन उसके पंख कुतर दिये गये थे। सपने बदरंग हो चुके थे...चाहतें कैद हो गयी थीं।

वह गहरे अवसाद से घिर आयी। तीखे द्वन्द्व से दिमाग फटने लगा था किधर जाए...? एक तरफ माँ-बाप और उनका प्यार तो दूसरी तरफ व्यावहारिक जिन्दगी में उनकी जड़ताएँ जो जीवन के नये धरातल पर इस डर से नहीं उतरते कि उनकी अपनी ज़मीन खोखली है। एक तरफ पीछे छूट गया प्रेमी और दूसरी तरफ सामन्ती पौरुष का प्रतिनिधि अमन और विचारधाराएँ। न कोई बाहर, न कोई घर में लेकिन आज अपूर्वा के पैरों के नीचे अपनी जमीन है, नौकरी है। सभी को परख भी लिया है। अपना रास्ता अब वह स्वयं चुनेगी। उसने तय किया कि नयी दुनिया के ख्वाबों की ताबीर के लिए वह अतीत की स्मृतियों को विस्मृत कर देगी। वह नयी दुनिया बनाने की राह पर निकल पड़ी। उसने संकल्प किया और राजन का फोन डायल करने लगी...।

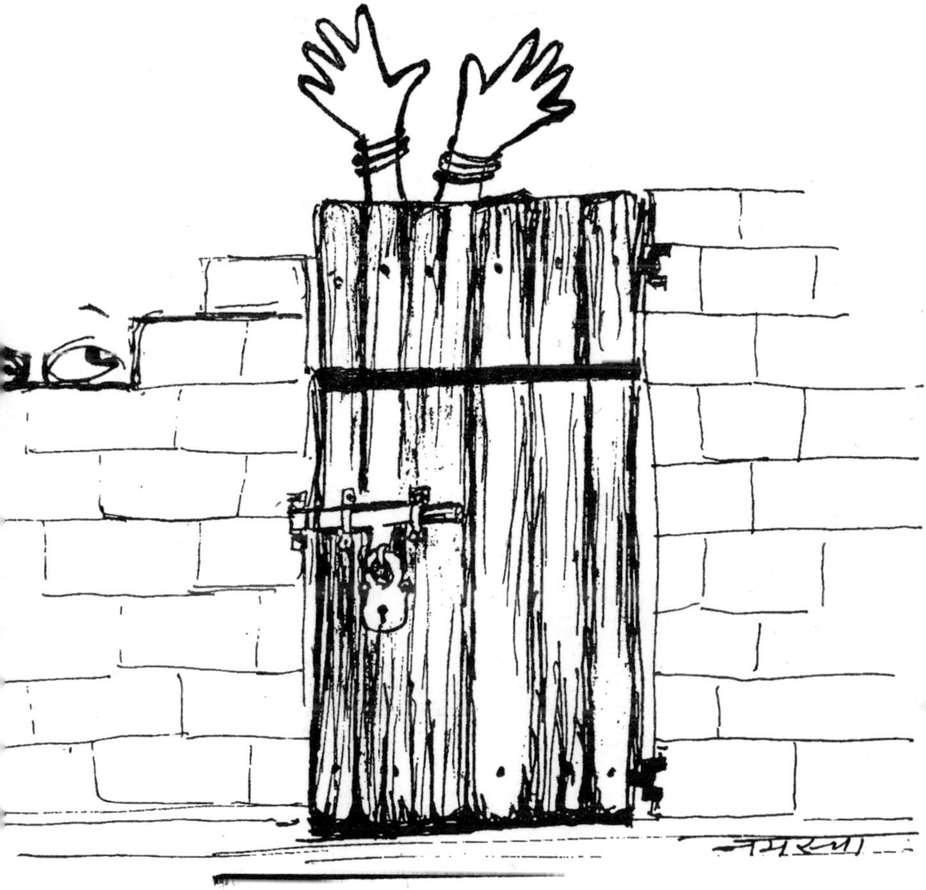

फीलगुड

टी.वी. पर सरकार द्वारा प्रचारित 'फीलगुड' का विज्ञापन लगातार पुनः लौटकर दिखाया जा रहा था। सरकारी आँकड़ों और नयी घोषणाओं-योजनाओं द्वारा पिछले पाँच साल का लेखा-जोखा हर चैनल पर विस्तार से परोसा जा रहा है। एक बेचैन और पैनी खामोशी के बीच बैठा गौरव लगातार इस 'फीलगुड' के विज्ञापन और अपनी स्थिति पर विचार कर रहा था। सिर के ऊपर घूमते 'सीलिंग फैन' की घर्र...घर्र...से उसका दिमाग भी चकरघन्नी की तरह घूमता प्रतीत होता। उसका समूचा व्यक्तित्व इस समाज के मूल्यों और राजनीति के प्रतिनिधियों पर थूक देना चाहता था। वह सवाल बार-बार उसके दिमाग में कौंध उठता जब कैंटीन में लोकेश शर्मा, जयराम और भूपिन्द्र के बीच बैठे हुए मनीष ने उससे पूछा था...।

सर्दी अपने उफ़ान पर थी। जनवरी का अन्तिम सप्ताह...यानी उफ़नती सर्दी का अन्तिम पड़ाव। चाय की चुस्कियों का आनन्द लेते हुए कैंटीन में गरमागरम बहस चल रही थी। प्रेम पर चर्चा होने से सबके दिलों में एक गुदगुदाहट-सी होने लगी। इस बीच जयराम शर्मा द्वारा कहे अन्तिम वाक्य से गौरव चौंका और उस तरफ ध्यान केन्द्रित किया। जयराम शर्मा कह रहा था...''हम तो ब्राह्मण हैं यार, लड़कियों की सेवा करना हमारा कर्त्तव्य है।''

और इतना कहकर वह भोंडे तरीके से हँसने लगा। धीरे-धीरे चर्चा खिसककर जाति-प्रजाति पर होने लगी। शाम का अँधेरा अपने पाँव पसार रहा था और चर्चा जोरों पर थी...। तभी मनीष ने भी कहा कि—''मैं भी तो ठाकुर हूँ यार...। और भूपिन्द्र तू तो यार सिक्ख है...।''

फिर मनीष की निगाहें गौरव की तरफ उठ गयीं...।

"अच्छा गौरव... बुरा मत मानना यार..., लोकेश शर्मा है, मैं क्षत्रिय हूँ और भूपिन्द्र सिक्ख है...। तुम्हारा 'सरनेम' क्या है?"

गौरव ने थोड़ा झिझकते हुए अपना नाम बताया—"गौरव कुमार।"

लोकेश ने मुस्कुराते हुए कहा—"गौरव कुमार,...यह क्या नाम हुआ भई...कुछ 'सरनेम' भी तो होगा तुम्हारा...?"

बड़ी असमंजस में फँसा था गौरव। नये माहौल, नये परिवेश में आकर उसने सोचा था कि चलो अच्छा है यहाँ उसे कोई नहीं जानता, इसलिए यहाँ वह अपनी जाति और पहचान से बच सकेगा। यहाँ आने से पहले उसने जो कल्पना की थी, वह रेत के टीले-सी भरभरा के ढह गयी। उसने सोचा था कि, चलो पत्रकारिता की क्लास में जागरूक लोग मिलेंगे...जो समाज को बेहतर बनाने की ख़्वाहिश लिये, आदर्शवादी सपनों के साथ आये होंगे...। बड़ा मजा आयेगा...लेकिन...यहाँ तो ठीक उल्टा हुआ। जाति न बताने की हीनग्रन्थि और पता चलने पर होने वाले व्यवहार की कल्पना से ही उसके सारे शरीर में झुरझुरी होने लगी। फिर उसने सोचा..."चलो, कुछ ही दिन की तो बात है, इसलिए अर्द्धसत्य बताकर छुटकारा पा लिया जाये...।" जब मनीष ने उससे पुनः वही सवाल पूछा तो उसने थोड़ा झिझकते हुए कहा..."गौरव कुमार यादव नाम है।" और...फिर सब चाय की प्याली में सुपड़...सु...प...ड़ कर चाय पीने लगे।

यूनिवर्सिटी कैंटीन सर्दियों में हमेशा भीतर से खाली रहती। कैंटीन के बाहर ढेरों रंग-बिरंगी बहुराष्ट्रीय कम्पनियों द्वारा उपलब्ध करायी गयी कुर्सियाँ मौजूद रहतीं। इन बहुरंगी कुर्सियों पर सूर्य देवता की कृपा का आनन्द उठाते छात्र-छात्राएँ विभिन्न विषयों पर चर्चा करते या मूँगफली चबाते अक्सर दिखाई देते। वहीं पर कुछ लड़कों का झुण्ड प्रायः लड़कियों पर अश्लील फब्तियाँ कसता...ठहाके लगाता...और कहता, वाह—'फीलगुड'।

गौरव ने अपने को 'यादव' तो बता दिया लेकिन...लेकिन उसे ऐसा लगने लगा, जैसे उसके भीतर कुछ अटक-सा गया हो...। उसे अपनी साँसें थमती-सी लगने लगीं। वह सोचने लगा कि जब उस जैसे दलित की जो कि पढ़ा-लिखा है, ये हाल है, तो बेचारे अपढ़-देहाती की क्या स्थिति होती होगी...। ऐसा लग रहा था जैसे आज भी गुरु

द्रोणाचार्य के वंशज जाति के नाम पर सभी शिक्षण-संस्थानों से दलितों को बाहर कर देना चाहते हों...। उसे याद आया है, अपनी एम.एम. की पढ़ाई का वाक्या...वह अपने अतीत में झाँकने लगा...।

गौरव ने एम.एम. के परीक्षा परिणाम में पूरे विश्वविद्यालय में सर्वोच्च अंक हासिल किये थे...। और रचना ने आकर उसे बताया..."गौरव आज कंजूसी नहीं चलेगी...। तुम्हें ट्रीट देनी पड़ेगी।" तो गौरव ने पूछा था—"क्यों आज क्या कुछ खास बात है, जो तुम्हें ट्रीट देनी पड़ेगी...।" रचना ने बड़ी गर्मजोशी और तत्परता से बताया..."तुम्हें नहीं मालूम...तुमने सारी यूनिवर्सिटी में टॉप किया है...।" कैसी बेचैनी और उत्तेजना से भर गया था गौरव। मन किया...कि रचना को अपने आगोश में भरके... उसका हाथ अपने हाथ में लेकर जोर से चिल्लाये...नाचे...गाये... याहऽ...ऽ...ऽ...हू... किन्तु अपनी भावनाओं को संयमित करते हुए वह केवल हौले से मुस्कुराया भर था...। पहली बार ऐसी सफलता का अहसास उसके रोम-रोम को पुलकित कर रहा था...और...इसी सबके दरम्यान एक ऐसा कुछ घटा कि सारी खुशी...सारी पुलकन फुर्र...से हवा हो गयी। गौरव की क्लास में मीनाक्षी शर्मा नाम की लड़की पढ़ती थी। मीनाक्षी बी.ए. के तीनों वर्ष की यूनिवर्सिटी टॉपर रही थी तथा वह आस लगाये बैठी थी कि एम.ए. की परीक्षा में भी उसका परिणाम बेहतर ही होगा...। रचना और गौरव लॉन में बैठे चाय की चुस्कियों का आनन्द ले रहे थे...। उसी दरम्यान मीनाक्षी शर्मा आयी...और...आकर बधाई देते हुए हौले से बोली—"अच्छा गौरव तुम्हारी जाति क्या है...?" और फिर स्वयं ही उत्तर भी दिया..."मुझे लगता है गौरव तुम ब्राह्मण ही होगे... क्योंकि ब्राह्मण ही पढ़ने-लिखने में होशियार होते हैं...।"

उसके ऐसा कहने भर से समूचा वजूद छिन्न-भिन्न हो गया था गौरव का...। जोशीला व्यक्तित्व जो अभी रचना को साथ लिये कुलाँचे मारने का स्वप्न देख रहा था...आकाश में उड़ना चाहता था...ऐसा लगा जैसे धड़ाम से इस परम-पावन मनु की धरा पर पटक दिया गया हो। कैसा अहसास था वह? पूरे शरीर में बिजली का करंट प्रवाहित होता हुआ लगा...जैसे...मनु ने आकर कान में फिर से पिघला शीशा उड़ेल दिया हो...। ऐसे समय में रचना ने ही सहारा दिया था गौरव को...। रचना जो स्वयं उसी तथाकथित ऊँची ब्राह्मण जाति से सम्बन्धित थी...। कहा था—"गौरव तुम्हें इसी जाति आधारित तथाकथित काबिलियत के भ्रम

को तोड़ना है...। इस अनुभव से हताश नहीं होना है बल्कि आगे जाना है...।'' कितना आगे जा पाया...गौरव...?

अपने अतीत में झाँकते गौरव को लगातार बहुत-सी घटनाएँ चलचित्र की भाँति सामने घटित होती दिखतीं...। एक शॉट के बाद दूसरा शॉट...तीसरा...चौथा...खट...खट... करता उसकी आँखों में उतर आता। आँखों की पुतलियाँ कभी फैलती जातीं जैसे आकाश के विस्तार को समा लेना चाहती हों तो...कभी सिकुड़कर अँधेरे में विलीन-सी हो जातीं...। कितने अनुभव हैं उसके पास...? अच्छे और बुरे...। हमेशा ही अच्छे अनुभवों पर निराश लम्हें हावी होते रहे हैं। निराशा के लम्हों की शक्ति से परास्त अच्छे लम्हों की संख्या भी तो थोड़ी ही है...। बुरे अनुभवों और घटनाओं का कारण भी तो गौरव स्वयं ही रहा है...विशेषकर रचना के सन्दर्भ में...। आज उसके पास कहने को केवल स्मृतियाँ ही तो शेष हैं...उसकी...केवल स्मृतियाँ। एक और घटना थी अतीत में जिससे वह लगातार मथता रहा था अपने को...। रचना की बेस्ट फ्रेंड थी एक...। शायद...अनु ठाकुर नाम था उसका। अनु ठाकुर ने रचना से कहा था—''रचना...तुम गौरव से शादी क्यों करना चाहती हो? वह तो एस.सी. है...।'' जैसे...जैसे गौरव की ज़िन्दगी की सारी विफलता और अभिशाप था उसका एस.सी. होना...। शिव ने विष को पीकर अपने को महान बनाया था किन्तु क्या गौरव इस जाति के विष को पीकर कुछ बन पाता...? दिमाग की नसें तड़-तड़ कर चटक उठतीं। आँखों की चमक कहीं गहरे दफन हो जातीं... लेकिन...फिर से रचना ने ही तो सँभाला था उस दिन भी...। छोड़ो उसे...उससे हमें क्या लेना-देना...?

तमाम मित्र थे गौरव के उन दिनों...वामपन्थी, प्रगतिशील, फ्री थिंकर्स,...दलित, चिन्तक...प्रगतिशील...समाजवादी इत्यादि-इत्यादि...। किन्तु अधिकांश अपनी तमाम प्रगतिशीलता और बौद्धिक कवायदों के बावजूद सवर्ण ही तो बने रहे...निखालिस सवर्ण...। अपनी अधिकांश ऊर्जा को गौरव ने इन्हीं के साथ मिलकर रचनात्मक कार्यों में लगाया था...लेकिन अधिकांश बुद्धिजीवी अपने तिवारीवाद, सिंहवाद जैसी सँकरी 'सरनेमी' गलियों से कभी भी निकल नहीं पाये। ये सभी-सभी वामपन्थी, बुद्धिजीवी, एक्टिविस्ट... 'समानता' का बिगुल बजाने वाले आज तक अपने नाम के पीछे से 'सरनेम' या जाति सूचक शब्द क्यों नहीं हटा पाये...? न हटा पाने का कारण...कहीं 'फीलगुड' ही तो नहीं...।

अतीत में झाँकता हुआ गौरव पुनः उदास मन से वर्तमान में लौट आया और उसका लौटना था, कि... उसकी आँखें फिर से टी. वीं. पर टिक गयीं। फिर...वही 'फीलगुड' और भारत उदय का विज्ञापन मुँह बिचकाकर उसे चिढ़ाता हुआ लगा...। इसी 'फीलगुड' के विज्ञापन के दरम्यान उसने जी.न्यूज पर नीचे लिखी हेडिंग पढ़ी...जहाँ लिखा था—''कानपुर में एक ईंट के भट्ठे पर चार दलित महिलाओं से बलात्कार...'' और फिर चुपड़...हा...हू...विज्ञापन। कूल्हे मटकाती सुन्दर मुखड़े को अधिक सुन्दर बनाने का विज्ञापन करती महिला...वाह...। ''अगर अपने चेहरे को सुन्दर बनाना है, तो...यह क्रीम लाओ...''और फिर, ...'फीलगुड' का भगवा प्रचार...। गौरव का मन जोर से चीखने को हुआ... आवाज थी कि कहीं भीतर ही दफ़न थी...। सीने पर नश्तर की चुभन का अहसास...। जाति छुपाने का अपराधबोध लगातार उसे खाये जा रहा था...। वह उठकर कमरे से बाहर आया और काली वीरान सड़क के साथ निकलती पगडंडियों के मध्य चलने लगा। आज वह अकेला है...बिल्कुल अकेला...। रचना एक हकीकत से तीखी वेदना भरी 'स्मृति' में बदल गयी है...। और वह इस निराशापूर्ण समय में अकेलेपन का दंश झेल रहा है...। इसी अपराधबोध के साये में, पैरों से परम पूजनीय पावन धार्मिक धरती को रौंदते कई मन्दिरों, धर्मशालाओं, सड़कों को पार करता हुआ बहुत दूर निकल आया। जब ध्यान लौटा तो उसने अपने को मनीष के घर के पास पहुँचा पाया...। वह क्या देखता है, कि...'मनीष और लोकेश दूर से चहलकदमी करते उसी ओर आ रहे हैं...।' दूर से ही मनीष ने गौरव को देखकर कहा—''अरे! यादव साहब...यहाँ क्या कर रहे हैं आप...?'' उसका यादव कहना था कि गौरव के नथुने फड़फड़ाने लगे...। वह जोर से चीखना चाहता था...वह कहना चाहता था...''मैं यादव नहीं ऽऽऽ...''लेकिन उसके शब्द होठों तक आकर ही ठहर गये...। इस ठहराव ने ही उसके अकेलेपन को और अधिक गहरा कर दिया। दिन भर चली 'पत्रकारिता' की भिन्न प्राध्यापकों की कक्षा में गौरव उनके सम्मुख अपनी प्रतिभा का सिक्का जमा चुका था। उसके द्वारा पूछे गये प्रश्नों से प्राध्यापक भी बेचैनी महसूस करते हुए कहते—''इन प्रश्नों पर क्लास के बाहर बात करेंगे''... और बाहर बात करने पर...''अभी समय नहीं है...''

कहकर टाल जाते...और...तब तो उसके आश्चर्य की सीमा न रही जब 'पत्रकारिता' विभाग के एक समर्थ प्राध्यापक ने गौरव से कहा—"अच्छा गौरव, इन्हें संक्षेप में, आकर समझाओ कि ध्वनि का संचार में क्या उपयोग है...?...और यह भी बताना कि समाज के लिए मीडिया की क्या भूमिका होनी चाहिए...?" इस अप्रत्याशित निमन्त्रण से वह अपने को गौरवान्वित महसूस कर रहा था। उसे लगा...'चलो किसी ने तो उसकी प्रतिभा को पहचाना...।' उसके द्वारा दिये गये वक्तव्य से क्लास में उसके प्रशंसक बढ़ गये...लेकिन भीतर कहीं गहरा अपराधबोध...उसे कचोटता। जाति छुपाने की हीनग्रन्थि से वह चाहकर भी उबर नहीं पाया...। वह अपने आस-पास ऐसा दमघोंटू माहौल महसूस करता है, कि उसे घुटन होने लगती...। वह भाग जाना चाहता...लेकिन कहाँ...? लोगों की उठती निगाहों के प्रश्न...और वह अपराधी-सा...एकान्त में रहने की कोशिश करता।

रात भर गौरव सो नहीं पाया था...। जाति छुपाने की पीड़ा लगातार गहरी होती जाती। उसे कुछ न सूझता। ऐसे में रचना का चेहरा उसे बार-बार याद आता...। उसकी बेचैनी बढ़ती गयी और ...सवेरे के उजाले के साथ ही आज गौरव ने ठान लिया कि वह मनीष, जयराम आदि को अपनी 'जाति की सच्चाई' बताकर ही रहेगा...।

भोर की वेला के आगमन की दस्तक...प्रकाश की किरण से उसके भीतर भी कुछ बुन चुका था। इस नयी ऊर्जा के अहसास मात्र से वह अपने भीतर कहीं ठंडा और सुकून-सा महसूस करने लगा। चिड़ियों की चहचहाहट...हल्की बारिश के बाद गीली हुई धरती की सोंधी महक आज कुछ अलग अहसास दे रही थी। जल्दी-जल्दी रचना की पसन्द की नीली शर्ट पहनी। वह अक्सर कहा करती थी—"गौरव नीली शर्ट तुम पर फब्ती है...।" आज उसके भीतर कहीं कुछ अलग घट रहा था। तैयार हो ऑटो स्टैण्ड पर आया और जल्दी से वह कैम्पस पहुँच जाना चाहता था। आज वह उत्तेजित था। कैम्पस पहुँचते-पहुँचते उसे सिगरेट और चाय की तलब होने लगी...और उसने देखा कि कैंटीन में तो पूरी की पूरी मण्डली पहले से ही विराजमान है। दूर से ही जयराम शर्मा ने कहा—"यार यादव...जब देखो सिगरेट से अपना दिल फूँकते नज़र आते हो...भई क्या बात है...?" इतने पर मनीष ने कहा—"छोड़ो यार...। यादव ये बताओ कि पेपर में

नम्बर कैसे आयेंगे?" और...फिर गौरव उनसे एग्जाम से सम्बन्धित बात करते-करते देश-दुनिया के बारे में बात करने लगा। धीरे-धीरे वह अम्बेडकर के योगदान के बारे में बताने लगा। अम्बेडकर का नाम सुनना था कि पूरी छात्र-मण्डली कुछ सचेत-सी नज़र आ रही थी। घास तोड़ती सुरेखा भी...जो अभी तक उदासीन थी...उसके चेहरे पर भी चौंकाने के भाव साफ दिख रहे थे। ठंडी होती चाय की चुस्कियों को मुँह में भरते हुए गौरव ने कहा था—"डॉ. अम्बेडकर, भारत के सबसे बड़े बुद्धिजीवी, क्रान्तिकारी और समाज सुधारकों में से एक हैं।" रक्ताम

इतना सुनना था कि सुरेखा ने तेजी से चिल्लाते हुए कहा—"गौरव...व्हाट आर यू टॉकिंग...? हाउ केन यू...से...ऽऽ स्टूपिड...थिंग्स...।"

गौरव भी उत्तेजित होकर कहने लगा—"वे एन्थ्रोपॉलिजी, पॉलिटिक्स, हिस्ट्री, इकोनॉमिक्स, फिलॉसफी और लिटरेचर आदि विषयों के विद्वान थे। उनके रिसर्च और दलितों के लिए किया गया कार्य आज भी भारतीय समाज के इतिहास में महत्त्वपूर्ण योगदान रखता है।" बस्स...इतना सुनना था कि सभी के चेहरे तमतमा गये...। चाय की मिठास में वर्णसंस्कारों की कड़वाहट घुल गयी। उठती साँसों के उतार-चढ़ाव से खामोशी और भी भयावह रूप लेने लगी...। इतने में मनीष ने खीजकर कहा—"गौरव कहीं तुम एस...सी...तो नहीं...?" सबकी निगाहें गौरव की तरफ उठ गयीं...। गौरव ने बहुत ही आत्मविश्वास और सहजता के साथ कहा—"हाँ, मैं एस.सी. ही हूँ...और तुमसे अधिक योग्य भी...। तुम लोग सिर्फ जाति के आधार पर अपनी योग्यता का प्रमाण-पत्र नहीं दे सकते...अगर काबिलियत है तो सिद्ध करो।" गौरव का इतना कहना था कि सभी के चेहरे तमतमा गये...। चारों तरफ एक ठंडी और मुर्दा खामोशी पसर गयी...। अस्त होते सूर्य की आहट इस ठण्डक और खामोशी को भयानक रंग देती प्रतीत हुई। घास के तिनकों को उँगलियों से मसलती सुरेखा..., रक्ताम चेहरे से एक ओर टकटकी बाँधे निहारता मनीष ...सभी खामोश थे और...गौरव सच कहने के बाद अपने भीतर अधिक ताजगी महसूस कर रहा था। एक बोले हुए अर्द्धसत्य के अपराधबोध से वह निकल आया था।

सरकार द्वारा प्रचारित फीलगुड का यथार्थ रह-रहकर उसके सामने आता...। फीलगुड के भगवा प्रचारकों पर तमाचा मारने का मन करता।

आखिर क्या है, 'फीलगुड'? क्या फीलगुड करते उदय होते भारत का यही यथार्थ है, जहाँ आज भी जाति उत्पीड़न कायम है। कैसा 'फीलगुड' करता है एक दलित जब उससे, उसकी सारी काबिलियत भुलाकर पूछा जाता है–"क्या तुम एस.सी. हो?"

□□

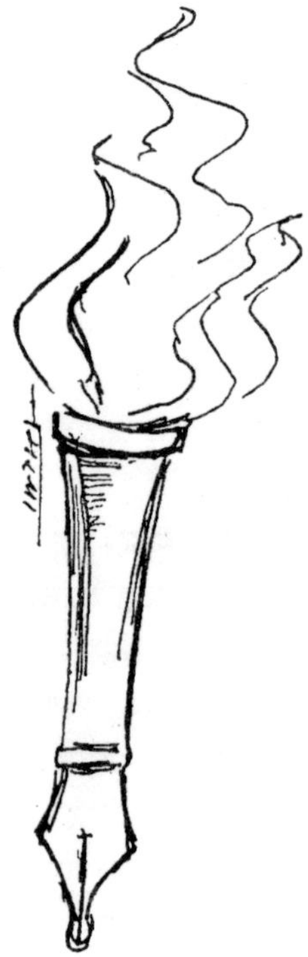